Dieses Buch
ist den Menschen
in Bosnien-Herzegowina
gewidmet.

Herausgegeben von: Stefan Warken
Elisabeth von Wedel
Sonja Weinmann
Homöopathen ohne Grenzen e.V.

Fotos: Steffen Jung (38 Bilder)
Carmen Blaschke (1 Bild)
Birgit Espenberger (1 Bild)
Sonja Weinmann (1 Bild)

Lektor: Georg Burkard

Layout & Satz: Christian Korn, Altostraße 49, 82319 Starnberg

Verlag & Vertrieb: Peter Irl, Homöopathie Fachverlag und Vertrieb
Neurieder Str. 8 • 82321 Buchendorf bei München
Tel.: 089/893563-0 • Fax: 089/89305321
Internet: www.irl.de • e-mail: info@irl.de

ISBN: 3-933666-03-1

1. Auflage 2003

Printed in Germany 2003

Warum?

Warum macht ihr das?

war meine erste Frage an Steffen, der seine Mostar-Erfahrung schon hinter sich hatte. Warum?
Damals konnte ich es nicht begreifen.

Sechs Wochen später war ich selbst am Ort: Kriegs- und Krisengebiet, zerbombt, zerfallen, zerrissen: Bosnien. Die Luft, die du atmest, ist schwer, der Blick auf die dunklen Ruinen schmerzt, die Wehmut in den Augen der Menschen zerreißt das Herz.
Die Arbeit beginnt im Chaos, kein Winkel der Praxis ohne Zugluft, feuchte Kälte umgibt dich, die Arbeitsstätte provisorisch wie alles in dieser Zeit, an diesem Ort. Und dann begegnest du den Menschen - ein Zusammentreffen, das du nie wieder vergisst. Abenteuerlust? Oder?
Es ist die Begegnung mit Licht und Schatten des Lebens, mit den Grundbedürfnissen des Lebens, mit menschlicher Schwäche und menschlicher Stärke. Der Mensch, getreten und geschlagen, hilflos verloren und doch hoffnungsvoll auferstanden.
Du wirst Zeuge - von Greueltaten, von Gewalt, von Unrecht, von Verzweiflung - und von der Hoffnung auf ein liebendes Miteinander.
Du wirst zurückgeworfen auf Urbedürfnisse des Lebens und eingebunden in das Leben an sich.

Jeder von uns hat seine eigenen Erfahrungen und Erlebnisse von Mostar mit nach Hause gebracht. Ihnen soll hier ein wenig Platz eingeräumt werden.

Doris Krummenauer

Inhaltsverzeichnis

1. Projekt: Idee – Entstehung – Verlauf 1

2. Posttraumatische Belastungsstörung (PTSD) 10
2.1. Eine Definition 10
2.2. PTSD in Bosnien-Herzegowina 13
2.3. Homöopathie bei PTSD 14

3. Fallbeschreibungen 17
3.1. Einleitung 17
3.2. Kasuistiken 18
3.2.1. Raserei nach einem Schockerlebnis 18
3.2.2. Knalltrauma 20
3.2.3. Flüchtlinge zu Besuch in der Heimat 21
3.2.4. Vorher war ich gesund wie ein Bär 24
3.2.5. Psychosis schizoaffectiva 27
3.2.6. An Vergangenem festhalten 31
3.2.7. Halbseitenlähmung, Weinkrämpfe 35
3.2.8. Flucht und die Folgen 39
3.2.9. Husten beim Anblick von Gewalt 45
3.2.10. Kopfschmerz seit Lagerhaft 47
3.2.11. Folgeerscheinungen von Demütigungen im KZ 50
3.2.12. Post-Traumatic Stress Disorder bei einem Frontsoldaten 52
3.2.13. Halbseitenlähmung nach Verlust eines Teils der rechten Hirnhälfte 57
3.2.14. Post-War-Syndrom, Kopfschmerzen, Erschöpfungszustände 63
3.2.15. Mein Herz wird von schönen und von traurigen Dingen angegriffen 68
3.2.16. Beschwerden durch Todesnachrichten 72
3.2.17. Herzinfarkt nach Vertreibung 77
3.2.18. Retraumatisierung einer Schwerstbehinderten 79
3.2.19. Wenn Freunde zu Feinden werden 81
3.2.20. Das Leid der Überlebenden 87
3.2.21. Keine Luft zum Atmen 89
3.2.22. Mein Haus bekomme ich nicht wieder 92
3.2.23. Atemnot mit Panikzuständen 96

4. Projektdokumentation **102**

4.1. Die Entstehung 102

4.1.1. Vorgedanken und Problematik 102

4.1.2. Ziele 103

4.1.3. Die Umsetzung 103

4.1.4. Der Arbeitsbeginn 104

4.2. Falldokumentation - eine Datenbank und ihre Möglichkeiten 105

4.2.1. Die Datenbank 105

4.2.2. Erläuterungen zu den einzelnen Datenbankfeldern 106

4.2.3. Die „Abfragen“ 107

4.2.4. Übersicht Abfragen 108

4.2.5. Ausblicke 110

4.3. Die Datenbank - die Ergebnisse aus Mostar 111

4.3.1. Informationen über Patienten 111

4.3.2. Informationen über Therapeuten 113

4.3.3. Informationen über die homöopathischen Verordnungen 113

4.3.4. Therapieerfolg 116

4.3.5. Informationen über Diagnosen 117

4.3.6. Informationen über subjektive Beschwerden und Symptome 118

4.3.7. Informationen zu schulmedizinischen Mitteln 121

4.3.8. Informationen über die Verwendung der Datenbank zu Unterrichtszwecken 122

5. Reise- und Erlebnisberichte **123**

5.1. Reise ins Ungewisse 123

Bilder-Teil - 20 Seiten 130

5.2. Bilder aus Mostar, Januar 1997- Juni 1999 150

5.3. Ein Tagebuch aus Mostar, August 1997 153

5.4. Ein Arbeits- und Erlebnisbericht 161

5.5. Vom Abflug bis zur Rückkehr 167

5.6. Momentaufnahmen aus dem Tagebuch in Mostar 172

6. Homöopathie im Praxisalltag **174**

7. Projektkritik und Blick in die Zukunft **176**

7.1. Blick in die Zukunft 182

8. Die Geschichte Mostars und des Staates Bosnien-Herzegowina (BiH) 184

8.1. Das „Pulverfass Balkan“ 184
8.2. Bosnien und Herzegowina im Mittelalter, die bosn. Kirche 185
8.3. Die Zeit der osmanischen Herrschaft 186
8.4. Das Ende der Türkenherrschaft 188
8.5. Die österr.-ungarische Herrschaft und der 1. Weltkrieg 189
8.6. Das Königreich der Südslawen 190
8.7. Der Zweite Weltkrieg 191
8.8. Im sozialistischen Jugoslawien 192
8.9. Krieg und Nachkrieg 194
8.10. Konsequenzen 196
Karte 198

9. Krieg und Nachkriegszeit in Mostar 199

9.1. Die Kriegszeit 199
9.2. Die Nachkriegszeit in Mostar 202

10. Abkürzungen 210

10.1. Arzneimittelnamen 210
10.2. Sonstige Abkürzungen / Begriffserklärungen 211

11. Therapeutenliste 212

Danksagung 213

Homöopathen ohne Grenzen e.V. 214

Das Mostar-Projekt

Die Homöopathie
zwischen
Krieg und Hoffnung

Mostar

Wenn man in Mostar übernachtet,
ist es nicht der Klang,
der einen morgens weckt,
sondern das Licht.
Das Licht empfing mich, als ich in Mostar ankam,
begleitete mich während meines Aufenthaltes,
vom Morgen bis zum Abend,
und später, nach meiner Abreise,
blieb es als das Eindrucksvollste in meiner Erinnerung zurück.
Es schien mir immer,
als ob das, was diese Stadt erleuchtet,
ein besonderes Licht sei,
ein durchdringendes Licht in seiner Art und Intensität.
Ich spürte immer,
dass dieses Licht die Menschen
mit Liebe, Tapferkeit, Lebensfreude und Kreativität erfüllt.
Durch dieses Licht blieb mir die Erinnerung an Mostar.

frei übersetzt nach Ivo Andric

1. Projekt: Idee – Entstehung – Verlauf

Noch während der Krieg in Bosnien-Herzegowina Unheil verbreitete, gab es Menschen, die, durch ihren Glauben, ihr Mitgefühl und persönliches Engagement getrieben, versuchten der notleidenden Bevölkerung auf dem Balkan Hilfe zu leisten.

So auch die tatkräftige, ehemals als Krankenschwester ausgebildete Friedegund Kumrow. Häufig reiste sie nach Mostar, organisierte private Hilfslieferungen mit Kleidung, Nahrungsmitteln, Spielzeug, vermittelte Patenschaften, um vom Schicksal getroffene Familien finanziell unterstützen zu können. Sie knüpfte durch ihre außerordentlich mutigen Einsätze in dieser Zeit viele Kontakte in der Stadt. Durch ihre langjährige Tätigkeit in der Psychiatrie hatte Frau Kumrow einen geschulten Blick für die psychischen Leiden, die besonders nach Beendigung des Krieges deutlich wurden. Psychologische Betreuung wurde zu der Zeit in Mostar nur in sehr begrenztem Umfange angeboten und die Menschen hatten häufig eine hohe Hemmschwelle, sich in eine Behandlung zu begeben. Die eigenen Erfahrungen mit der Klassischen Homöopathie brachten sie auf die Idee, die homöopathische Öffentlichkeit in Deutschland um Unterstützung der bosnisch-herzegowinischen Bevölkerung zu bitten. So wandte sie sich zu Beginn des Jahres 1996 mit einer Anfrage an das Homöopathie-Forum in München. Oliver Müller, ein Mitglied des damaligen Vorstandes, erklärte sich bereit eine erste Sondierungsreise nach Mostar zu unternehmen. Frau Kumrow stellte den Kontakt zwischen den Homöopathen und der Frauenvereinigung Zena BiH her. Zena BiH war ein Zentrum von Frauen für Frauen und machte es sich hauptsächlich zur Aufgabe, von Missbrauch, Folter und dem Verlust ihrer Familie gezeichneten Frauen neuen Lebensinhalt durch Arbeit zu geben. In den Räumen der Zenas lernten die Frauen nähen und stricken und hatten die Möglichkeit, mit Hilfe von gespendeter Wolle oder Stoffen modische Kleider herzustellen, die später verkauft wurden. So erhielten die Frauen ein kleines Auskommen und eine neue Perspektive.

Uns stellte das Zentrum einen Raum und eine Übersetzerin für die homöopathische Arbeit zur Verfügung. So waren bereits die ersten Voraussetzungen für uns geschaffen. Jedoch galten unsere ersten Besuche zunächst der Erkundung der Lage in Bosnien-Herzegowina.

So ergab sich folgendes Bild:

Große Teile der ursprünglichen Bevölkerung Mostars waren vor dem Krieg oder während des Krieges geflohen, viele der jetzigen BewohnerInnen waren als flüchtendes Landvolk aus den umliegenden Dörfern in die Stadt gekommen. Der östliche, hauptsächlich von Moslems bewohnte Teil der Stadt zeigte die schwersten Zerstörungen. Hier lebten die Menschen zusammen auf engstem Raum unter armseligen Verhältnissen, häufig ohne regelmäßigen Strom und fließend Wasser. Die einstmals wunderschöne Altstadt mit der über 400 Jahre alten Brücke war zerbombt, die Straßen durch Granaten aufgerissen. Wasser floss aus geborstenen Leitungen; Sandsäcke, ausgebrannte Autos und Müllberge kennzeichneten das Straßenbild.

Die Luft war erfüllt vom Geknatter der Hubschrauber des internationalen Militärs, die emsig oft bis in die Nacht hinein im Einsatz waren.

Verschiedenste Hilfsorganisationen aus der ganzen Welt waren in Mostar vertreten. Alle taten ihr Möglichstes um das Leiden der Menschen in Bosnien zu lindern und bei den Wiederaufbauarbeiten zu helfen.

Wir begannen unsere Arbeit mit Besuchen in den Büros der WHO , UNHCR und bei den Ärzten ohne Grenzen um uns einen Überblick über die derzeitige medizinische Versorgung der Bevölkerung in Bosnien-Herzegowina und unsere Einsatzmöglichkeiten zu verschaffen.

Wir stießen dabei auf Menschen, die begeistert von der Homöopathie uns in dieser schwierigen Einstiegsphase hilfreich zur Seite standen. Um ein solches Projekt in einem fremden Land zu realisieren sind die richtigen Kontakte zur rechten Zeit die wichtigste Grundvoraussetzung.

Wir erfuhren, dass eine große Zahl der ortsansässigen Ärzte geflohen war. Die zurückgebliebenen arbeiteten für wenig oder gar ohne Lohn. In allen Bereichen fehlte es an geschultem Personal. Die Organisation des Gesundheitssystems war zusammengebrochen. Die medizinische Basisversorgung wurde durch den Einsatz der medizinischen Hilfsorganisationen so gut wie möglich sichergestellt. Derzeit dringend notwendige psychologische Betreuung konnte allerdings nur in sehr geringem Umfang angeboten werden. Die Menschen bemühten sich ihre seelischen Wunden zu kaschieren und einen ganz normalen Alltag zu spielen. In den zerstörten Straßen flanierten Männer und Frauen in sorgsam gewählter und gepflegter Kleidung. Die Frauen stark geschminkt und gut frisiert, scheinbar sorglos miteinander plaudernd. So füllten sie das Viertel der Altstadt, die Männer saßen in den Cafés und rauchten, weil es nichts gab, womit sie die Zeit sonst hätten füllen können. Es ist schwer vorstellbar, wie es den Menschen gelang, trotz der oft schäbigen, beengten Wohnverhältnisse eine derart gepflegte Erscheinung nach außen zu zeigen. Hunger, Schrecken und Entbehrungen waren auf den ersten und zweiten Blick kaum zu erkennen.

Nach den ersten Besuchen wurde Ende 1996 eine vorläufige Projektbeschreibung entwickelt, die alle Kriterien und Ziele des Projektes enthalten sollte, somit einen roten Faden für uns bildete und eine Verlaufskontrolle ermöglichte.

Als Ziele wurden die humanitäre Hilfe für traumatisierte Menschen formuliert, mittel- und langfristig die Vermittlung von homöopathischem Fachwissen an ortsansässige Ärzte, Psychologen, medizinisches Fachpersonal sowie an Laien, ferner die Verbreitung der Klassischen Homöopathie in Bosnien-Herzegowina und ihre Etablierung im medizinischen System des Landes.

Humanitäre Hilfe sollte durch den Betrieb einer Praxis gewährleistet werden, welche durchgehend in einem rotierenden System von erfahrenen TherapeutInnen aus Deutschland betreut werden sollte. Diese Hilfe sollte kostenlos sein. Durch die Arbeit in der Praxis einerseits, durch Vorträge, Interviews, Zeitungsartikel anderseits sollte für die Verbreitung der Klassischen Homöopathie gesorgt werden.

Neben der Tätigkeit in der örtlichen Praxis sollte es Aufgabe der HomöopathInnen sein, einen qualifizierten Ausbildungsgang für Interessierte ins Leben zu rufen und zu betreuen.

Diese erste schriftlich formulierte Projektbeschreibung diente als Grundlage um Sponsoren für das Projekt zu finden und Öffentlichkeitsarbeit in Deutschland zu machen. Es mussten Artikel für die homöopathische Fachpresse geschrieben werden um KollegInnen zur Mitarbeit zu gewinnen. Diese mussten den Anforderungen an Qualität (mindestens 5 Jahre eigenverantwortliche Praxisführung) und an Persönlichkeit (Offenheit, Eigenständigkeit, Kooperationswille) entsprechen. Zudem sollten sie gewillt sein das zeitliche Opfer zu bringen und alle drei Monate für ein bis zwei Wochen nach Mostar zu fliegen.

Das Projekt Mostar schien von Anfang an unter einem strahlenden guten Stern zu stehen. Alle Widrigkeiten, die sich einer ungewöhnlichen Sache anfangs gern in den Weg stellen, ließen sich am Ende lösen.

Beispielsweise die Fragen: Wie bekommen wir finanzielle Unterstützung für etwas, was noch nicht existiert? Wie lässt sich etwas aufbauen ohne Geld, damit wir etwas vorzuweisen haben, wofür wir dann womöglich Sponsoren finden können? Wer soll in einem Land wie Bosnien-Herzegowina eine Erlaubnis erteilen für etwas, das es dort noch nie gegeben hat? Wer oder welche Organisation erklärt sich bereit ein solches Projekt voller Ungewöhnlichkeiten (Klassische Homöopathie) unter seine Fittiche zu nehmen und die

Verantwortung zu tragen? Die Klassische Homöopathie ist in dieser Hinsicht bisher zu sehr Randbewegung gewesen, als dass es sich damit so einfach in die Welt gehen ließe.

Die Katze der Unmöglichkeit schien sich immer wieder in den Schwanz zu beißen.

Den Startschuss zur Ermöglichung dieses Projektes gab die Mitgliederversammlung des Homöopathie-Forums mit dem Beschluss, diese in der Luft schwebende Idee mit DM 15.000 Vorfinanzierung auf den Boden der Realität zu holen.

Ausgestattet mit dieser Deckung, war ich im Herbst 1996 in der Lage, Räumlichkeiten für die anvisierte Praxis zu mieten, einen Dolmetscher und eine Praxishilfe anzustellen.

Sogar die ersten Flüge für unsere zukünftigen Kollegen konnten damit finanziert werden.

So fanden sich im Herzen der Altstadt im Osten Mostars, direkt neben dem Markt gelegen, 40 m^2 Räumlichkeiten, die multifunktional als Praxis, Büro und Schlafstelle für die Therapeuten dienen sollten.

Der Osten Mostars, nun hauptsächlich von Moslems bewohnt, wurde von uns mit Bedacht für unseren Standort gewählt. 70 % der Zerstörungen betrafen diesen Teil der Stadt. Das Elend, die psychischen wie materiellen Nöte als Folge des Krieges, fand hier sein größtes Ausmaß. Die wenigen noch intakten Gebäude beherbergten viele tausend Flüchtlinge moslemischen Glaubens aus der Umgebung. Für die Bewohner dieses Stadtteils war es nahezu unmöglich, gefahrlos in den Westen der Stadt, der nun hauptsächlich von Kroaten bewohnt war, zu gelangen. Umgekehrt jedoch war es deutlich einfacher für die Kroaten, den Osten zu betreten.

Die Konsequenzen unserer Entscheidung sollte ich schon wenige Monate später erfahren, bei dem Versuch, über die Arbeit in der Praxis in den westlichen Medien zu berichten. Zunächst deutliches Interesse erlosch, sobald die Berichterstatter den Standort der Praxis erfuhren. Die Kooperationsbereitschaft sämtlicher Entscheidungsträger im westlichen Stadtteil war gleich null.

Unter dem guten Stern des Projektes gesellten sich zwei Mitarbeiter zu uns, die in der Lage waren, die Energie vor Ort zu bewahren. Wie durch Zufall lernte ich durch eine gemeinsame Bekannte Nusret Hodzic kennen. Er war gerade arbeitsuchend mit seiner Familie aus Dänemark heimgekehrt. Während des Krieges hatte er als moslemischer Soldat an der Seite der Kroaten seine Heimatstadt verteidigt, um dann in der zweiten Hälfte des Krieges die Waffen gegen die Moslems, also auch gegen sich, erhoben zu finden.

So kam es für ihn zu monatelanger Gefangenschaft in einem kroatischen Konzentrationslager.

Ausgestattet mit diesen Erfahrungen und guten englischen Sprachkenntnissen und einer sehr sensiblen, aufmerksamen Persönlichkeit, wurde er unser Dolmetscher und Helfer in allen kritischen Situationen. Er kannte die Gepflogenheiten des Landes und dessen Behörden. Ausländer, denen diese Kenntnis fehlt, haben große Schwierigkeiten.

Lucija Kelava, eine junge Frau kroatischer Abstammung, in Deutschland aufgewachsen, hatte just das Gymnasium absolviert. Sie war bereit, ein Jahr in eine sinnvolle Tätigkeit für ihr Land zu investieren, und stellte sich als Dolmetscherin gegen Unterkunft und ein Taschengeld zur Verfügung.

Diese zwei Menschen bildeten in unserer Praxis die Brücke zwischen den verfeindet lebenden Religionsgruppen. Sie zeigten der Umwelt, dass es sich harmonisch zusammenarbeiten lässt, dass Vertrauen und offene Begegnung möglich sind, ganz gleich, welcher Herkunft die Menschen sind. Diese Zusammensetzung unseres Teams war ein wichtiges Erlebnis für viele Patienten.

Nun fehlte nur noch das engagierte Kollegium, um die Arbeit endgültig beginnen zu lassen. Durch Zeitungsartikel und Aufrufe auf Seminaren fanden sich dann etwa 10 HomöopathInnen aus ganz Deutschland zu einem ersten Treffen in Fulda zusammen.

Zehn Menschen mit reichlich Erfahrung auf dem Gebiet der Klassischen Homöopathie, aber von unterschiedlicher Herkunft, was ihre Ausbildung angeht: Vithoulkas-Anhänger, Sankaran-Jünger, Ghegas-Schüler, Bad-Boll-Geprägte, Miasmatiker der alten Schule.

Ihnen gemeinsam war die Freude, aus der Schatzkiste der Homöopathie zu schenken, die Neugier auf ein unbekanntes Betätigungsfeld, die Offenheit für Zusammenarbeit und die Unkenntnis dessen, was auf sie zukommen sollte.

Unter diesen KollegInnen entfaltete sich von Anbeginn an eine Gruppendynamik, wie sie noch keiner von uns jemals zuvor erlebt hat. Es ist uns gelungen, uns in unseren Eigenheiten und Gegensätzlichkeiten zu akzeptieren und zu schätzen. Mit diesem Feedback war jeder einzelne in der Lage, über einen langen Zeitraum einen maximalen persönlichen Einsatz zu leisten. Jeder stellte seine individuellen Fähigkeiten zur Verfügung.

Viele Hürden, die sich im Laufe der Zeit ergaben, konnten nur durch den Einsatz der ganzen Gruppe bewältigt werden.

Ab Januar 1997 wurde die Praxis in Mostar ständig von einem oder zwei KollegInnen besetzt. Mehrere Radio- und Fernsehinterviews wie auch Vorträge trugen rasch dazu bei, dass sich die Praxis mit Patienten füllte. Die schnell sichtbaren Heilerfolge taten ihr Übriges zu der Bereitschaft der Menschen, sich auf etwas vollkommen Unbekanntes einzulassen. Selbst wenn sie dafür viel von sich erzählen mussten.

Der Einsatz in Mostar bedeutete für uns z.T. Arbeit im 12-Stunden-Takt unter primitivsten Bedingungen. 1997 war Strom im Osten der Stadt noch ein Privileg, das nicht 24 Stunden täglich verfügbar war. Im Herbst und Winter sind die klimatischen Verhältnisse in Mostar recht extrem. Scharfe kalte Winde, heftigste Regengüsse verwandelten die zerstörten Straßen immer wieder in Schlammrutschen. Die regelmäßig brennenden Mülltonnen vis-à-vis der Praxis und ringsumher veränderten die Luft atemberaubend, was bei einigen hartnäckige Bronchitiden zur Folge hatte. Die räumlichen Verhältnisse waren sehr beengt, so dass es keine Rückzugsmöglichkeit gab. Vor allem in diesem ersten Jahr kam es immer wieder zu Schusswechseln in der Stadt, wobei uns völlig die Erfahrung fehlte, wie damit umzugehen sei. Die Arbeit mit Dolmetschern, die dennoch auftretenden Verständigungsschwierigkeiten, der Ansturm von PatientInnen, die Fülle der bedrückend grausamen Geschichten, die Härte der Pathologien stellten hohe Ansprüche an die Ausdauer und Flexibilität der TherapeutInnen.

Dennoch fühlten sich alle Beteiligten durch ihre Erfahrungen so beseelt, dass sie bereit waren auch in Deutschland großes Engagement aufzubringen, um auftauchende Probleme zu bewältigen.

Während des ersten Jahres lag der Schwerpunkt unserer Arbeit in humanitärer Hilfeleistung und Aufklärung. Kontakte wurden geknüpft oder vertieft unter anderem zum örtlichen Hygieneinstitut, welches uns später die Räumlichkeiten für den Unterricht zur Verfügung stellte. Die Praxis wurde fast vier Jahre von uns in einem rotierenden System betreut. Das bedeutete: Die KollegInnen wechselten wöchentlich oder in vierzehntägigem Rhythmus und kamen in die Stadt ca. dreimal im Jahr. Um eine möglichst gute Kommunikation zu gewährleisten versuchten wir Übergabezeiten einzurichten, in denen die neu angekommenen KollegInnen in die aktuelle Situation eingewiesen wurden. Ein Tagebuch, unser „Logbuch", wurde in der Praxis deponiert, welches für Neuankömmlinge brauchbare Informationen über die Stadt lieferte. Hier war Platz um Erlebnisse zu schildern, Frustration auszudrücken oder gute Tips für die KollegInnen zu hinterlassen. In Momenten der Einsamkeit half die Lektüre dieses Buches über das Gefühl hinweg, denn es war deutlich: es ging allen mal so. Das Team traf sich in diesen Jahren zwei- bis dreimal jährlich in Deutschland, um gemeinsam anstehende Probleme zu lösen. Bei diesen Treffen wurden Strategien zur verstärkten Öffentlichkeitsarbeit entwickelt und Finanzproblemen begegnet. Ein wesentlicher Bestandteil dieser Zusammenkünfte war unser fachlicher Austausch. Viele Homöopathen bedeutet viele unterschiedliche Vorgehens- und Bewertungsweisen. Durch das Rotationssystem wurden Patienten zwangsläufig stets von unterschiedlichen KollegInnen betreut. Diese Tatsache führte zunächst häufig zu heftiger Kritik untereinander. Doch die Arbeit in der Praxis lehrte uns, zunehmend respektvoller mit Verordnungen der Kollegen umzugehen. Wie häufig erlebten wir Situationen, in denen wir Patienten sahen, bei denen uns die Arzneiwahl des vorhergehenden Kollegen schier unverständlich erschien, es uns förmlich in den Fingern juckte, ein anderes Arzneimittel zu applizieren, und wir dann doch einsehen mussten, wie gut die Verordnung des Vorgängers gewirkt hatte. Selten sind uns tiefere Einblicke in die Vorgehensweise der anderen gewährt als in dieser Projektarbeit. Es gehört ein ordentliches Maß an Offenheit und (Selbst)vertrauen dazu, die eigene Vorgehensweise und auch die eigenen Unzulänglichkeiten so schonungslos darzulegen.

Im Sommer 98 gab es in der Praxis einen personellen Wechsel: unsere Lucija verließ uns, um in Sarajevo ein Studium zu beginnen. Wir trennten uns nur schweren Herzens von ihr. Für die Qualität unserer Arbeit in Mostar war eine gute Zusammenarbeit mit unseren Dolmetschern, die zugleich Adepten der Homöopathie und die Seelen der Praxis waren, unerlässlich, ebenso wie natürlich ein warmes persönliches Verhältnis vor allem in Anbetracht der Enge der Räumlichkeiten eine wichtige Voraussetzung war. Als Ersatz für Lucija fand sich Nermin Puzic, der ähnlich wie Nusret als moslemischer Soldat sein Land verteidigt und schließlich als Flüchtling geraume Zeit in Deutschland gelebt hatte. Er war zurückgekehrt mit dem Wunsch, eine neue Existenz für sich und seine Familie in Mostar zu gründen. Ein heiteres, mitfühlendes Wesen, Sensibilität und eine große Begabung für manuelle Therapien zeichneten ihn aus. Er war für die Praxis eine Bereicherung und erlernte neben der Homöopathie auch die Kraniosakraltherapie, die er mittlerweile mit viel Erfolg bei zahlreichen Patienten anwendet.

Im August 98 begann dann der Unterricht mit knapp 20 SchülerInnen. Die Gruppe setzte sich zusammen aus Ärzten, Krankenschwestern, Pharmazeuten und interessierten Laien. Sie erhielten für die Dauer von 2 Jahren einmal monatlich ein Wochenende Unterricht, insgesamt belief sich der Kurs auf 264

Unterrichtsstunden. Die TeilnehmerInnen hatten außerdem die Pflicht, 80 Stunden Assistenzzeit in der Praxis nachzuweisen sowie die kontinuierlich angebotenen Arbeitskreise regelmäßig zu besuchen. Die Lerninhalte lehnten sich an das Curriculum des zweijährigen Einführungskurses der Hamburger Schule des Homöopathie-Forums an. Der Kurs umfasst die Grundkenntnisse der Theorie der Homöopathie, Arzneimittellehre, Fallaufnahme und verschiedene Analysetechniken, Grundsätze der Akutbehandlungen und der Vorgehensweise in chronischen Fällen sowie korrekte Arzneiverschreibung.

Von nun an wurde für uns die Arbeit in Mostar noch vielschichtiger. In der Woche wurden die PatientInnen betreut, dazu galt es, die SchülerInnen in den Praxisablauf zu integrieren. Freie Minuten wurden genutzt um Fragen zu beantworten oder um nebenbei ein bisschen Theorie zu vermitteln. Am Wochenende einmal monatlich wurde dann unterrichtet. Die Gruppe der SchülerInnen zeigte sich sehr lernwillig und fleißig. Sie überwanden während der zwei Jahre etliche Hürden, wobei die größte Hürde die sprachliche war. Sämtliche Literatur war zunächst nur in Deutsch oder Englisch verfügbar. Sie erlernten das Repertorisieren, das Grundhandwerkzeug in der Homöopathie, was schon in der Muttersprache kein einfaches Unterfangen darstellt. Da leider bis heute keine offizielle Übersetzung in serbokroatischer Sprache existiert, mussten die Schüler sich das Repertorium auf Deutsch oder Englisch erobern. Das erforderte viel Zeit, Übung und Ausdauer von allen Beteiligten. Für die lehrenden Kollegen war es recht bald ein Vergnügen zu sehen, wie sich die Gruppe entwickelte und mit welchem Eifer viele dabei waren, die Homöopathie zu erlernen. Nach einem Jahr wurde von uns eine Zwischenprüfung eingelegt, um zu kontrollieren, auf welchem Wissensstand sich das Gros der Leute befand und worauf wir im folgenden Jahr noch besonders achten sollten.

Im August 2000 beendeten 11 SchülerInnen den ersten Homöopathiekurs in Mostar mit einer Abschlussprüfung, die von acht TeilnehmerInnen erfolgreich bestanden wurde. Für uns alle war dies ein großer Moment; ein wesentlicher Abschnitt der Projektarbeit war geleistet.

Die intensivste Ausbildung jedoch erhielten im Laufe der Jahre Nusret und Nermin, unsere Dolmetscher. Beide haben in dieser Zeit Feuer gefangen und ihre Begeisterung für die Homöopathie entdeckt. Sie haben vier bzw. zwei Jahre lang Tag für Tag erfahrenen HomöopathInnen über die Schulter geschaut und freie Zeiten genutzt zur gemeinsamen Fallanalyse und Repertorisation. Viele Stunden in der spärlichen Freizeit verwendeten Nusret und Nermin zur Arzneimitteldiskussion. Seit einem Jahr wurden die Anamnesen in der Praxis von ihnen unter unserer Supervision geführt. Sie haben wunderbare Fallverläufe erlebt wie auch die Schwierigkeiten bei Zweit- und Drittverschreibungen. Kurz, sie haben in dieser Zeit soviel Erfahrung in der Homöopathie gesammelt wie selten ein Anfänger.

Seit Beginn des Jahres 2000 haben wir unsere ständige Präsenz in Mostar ganz allmählich reduziert und unsere ehemaligen Dolmetscher haben Stück für Stück die Arbeit in der Praxis übernommen. Sie hatten dabei jederzeit die Möglichkeit, mit uns via Telefon oder Fax in Kontakt zu treten, falls spezielle Fragen auftauchten. Seit Juli 2000 haben die beiden die Praxis komplett übernommen und arbeiten nun eigenständig.

Die neuen Räumlichkeiten, die sie dazu bezogen, liegen interessanterweise zufällig in dem Gebäude, wo wir im Sommer 1996 unsere Arbeit begannen. Sie dienen ebenfalls als Sitz der Gesellschaft für Klassische Homöopathie BiH und als Bibliothek. Die Literatur, die im Laufe der Zeit aus Deutschland gespendet wurde, ist in den Besitz der Gesellschaft übergegangen. Sie verpflichtet sich, sowohl Bücher als auch Arzneimittel den SchülerInnen der Homöopathie zugänglich zu machen.

In Zusammenarbeit mit der Gesellschaft für Klassische Homöopathie BiH soll in Zukunft weiterer Unterricht sowie Fortbildung angeboten werden.

Hier hat sich ein kleines Zentrum entwickelt, wo Interessierte ein- und ausgehen können, eine der noch seltenen Stellen in BiH, wo professionell homöopathisch gearbeitet wird, von wo auch in Zukunft homöopathische Impulse ausgehen werden.

Elisabeth von Wedel

2. Posttraumatische Belastungsstörung (PTSD)

2.1. Eine Definition

Der Begriff des POST-TRAUMATIC STRESS DISORDER (PTSD), also der Posttraumatischen Belastungsstörung, wurde erstmals 1980 in das Diagnosehandbuch der Psychiatrischen Gesellschaft Amerikas aufgenommen. Allerdings wurde damals noch der Ausdruck „Posttraumatische Störungen“ verwendet.

Für Störungen infolge von Trauma finden sich in der Literatur verschiedene Begriffe und Definitionen, in denen versucht wird, einen vielschichtigen Symptomenkomplex zu beschreiben. Landläufig ist dieser Symptomenkomplex als Post-War-Syndrom bekannt.

Da akute Schockfolgen, ausgelöst durch Gewalterlebnisse an den Fronten der Weltkriege, bei einer großen Zahl von Soldaten zur Kampfunfähigkeit führten, setzte man sich in der psychiatrischen Wissenschaft mit diesem Phänomen auseinander.

Trauma wird als eine Folge oder Reaktion auf ein überwältigendes Lebensereignis definiert. Es ereignet sich im Nervensystem des Menschen, wobei sich akute und chronische Reaktionen unterscheiden lassen.

In bedrohlichen Situationen ist die Antwort der Menschen zunächst ein komplexes Zusammenspiel des vegetativen Nervensystems:

Adrenalin wird ausgeschüttet und versetzt uns in erhöhte Alarmbereitschaft. Die Wahrnehmung wird verschärft, Pulsschlag und Atemfrequenz erhöht, die Gefäße verengen sich. Anderweitige Bedürfnisse wie z.B. Hunger, Durst oder Müdigkeit werden vorübergehend ignoriert, um gegen die Bedrohung gewappnet zu sein. Unsere Kräfte werden in erhöhtem Maße mobilisiert, Wut oder Angst entstehen; wir stellen uns dem Kampf, der Verteidigung oder ergreifen die Flucht.

Sind wir im Kampf unterlegen, ist Flucht unmöglich und werden wir überwältigt, haben diese Reaktionen ihren Sinn verloren, das Verteidigungssystem ist überfordert. An dieser Stelle setzen sich verschiedene Schutzmechanismen in Gang. Die wichtigsten dabei sind die Erstarrung und die Dissoziation.

Regungslos verharren wir in der überwältigenden Situation wie das Kaninchen vor der Schlange. Das Bewusstsein schaltet sich ganz oder teilweise ab in dem Moment der Überwältigung. Dadurch sind wir in der Lage, weiter zu funktionieren, wobei Teile von uns anwesend sind und andere nicht. Die Wahrnehmung ist dann eingeschränkt oder verzerrt, Angst, Wut und auch Schmerz sind reduziert. Es kann bis zu Gleichgültigkeit kommen, das Opfer hat keinen Kontakt mehr zu der überwältigten Person; Empfindungslosigkeit; die Zeit steht still.

Die Fähigkeit der Dissoziation, also der Abspaltung, führt häufig dazu, dass der Auslöser des Traumas vergessen werden kann, d.h. ins Unterbewusstsein abgeschoben wird.

Traumatische Ereignisse, in deren Folge der fein abgestimmte Mechanismus unseres Selbstschutzes zerstört wurde, führen langfristig zu tiefgreifenden Störungen auf körperlicher, seelischer und geistiger Ebene.

Dabei lassen sich die zahlreichen Symptome in drei Kategorien unterteilen:

Übererregung:

Der in einer traumatischen Situation erlebte Kampf-und-Flucht-Reflex wird späterhin in Ansätzen reinszeniert. Die Betroffenen sind in ständiger Alarmbereitschaft auf die mögliche Wiederkehr der Gefahr gefaßt und leiden unter großer Schreckhaftigkeit. Angstzustände, massive Schlaflosigkeit, Alpträume und plötzliche Aggressionsausbrüche zeigen die chronische Übererregung des Nervensystems. Diese Phänomene erscheinen häufig bei traumatisierten Soldaten wie auch bei zivilen Kriegsgeschädigten.

Intrusion:

Das traumatische Erlebnis drängt sich immer wieder in das Bewusstsein des Opfers; es kommt zu einer Fixierung. Scheinbar bedeutungslose Umstände können die Erinnerung reaktivieren und die Bilder des Geschehens sehr lebendig aus dem Unterbewusstsein emporholen. Das Opfer erlebt die Erinnerung in Form intensiver Gefühle, aber auch als wiederkehrende Alpträume.

Traumatisierte haben die Tendenz, das traumatische Ereignis auch in ihren Handlungen und in ihrem weiteren Leben stets wieder zu finden oder neu zu inszenieren. Das ist deutlich erkennbar bei traumatisierten Kindern, die das Erlebnis in ihrem Spiel immer wieder auftauchen lassen. Bei Erwachsenen lässt sich dieses Phänomen in verschleierter Form beobachten: Sie suchen sich in ihrem Leben vorwiegend Situationen, in denen sie das Trauma in abgewandelter oder abgemilderter Form wieder erleben.

Konstriktion:

Symptome der konstriktiven Kategorie ergeben sich aus dem Schutzmechanismus der Erstarrung im Falle der Überwältigung. Die Opfer fühlen sich wie gelähmt, manche beschreiben das Gefühl, als seien Teile in ihnen abgestorben. Emotionale Gleichgültigkeit und Distanziertheit oder auch Schuldgefühle aus der Überzeugung, im Angesicht der akuten Bedrohung versagt zu haben. Den Opfern fehlt in der Folge häufig jegliches Grundvertrauen. Sie haben Schwierigkeiten, ihre Zukunft zu planen, und deuten jedes Zeichen misstrauisch als einen unangenehmen Vorboten. So vermeiden sie die Entstehung von neuen Lebenssituationen, die ihnen vielleicht aus der Traumatisierung heraushelfen könnten. Die Konstriktion kann zu teilweiser oder kompletter Amnesie führen. Psychische und somatische Beschwerden werden dann nicht mehr so leicht mit der Traumatisierung in Verbindung gebracht, da das Ereignis aus dem Gedächtnis gelöscht wurde.

Beschwerden, die durch ein einmaliges akutes Trauma ausgelöst werden, wie Angstzustände, Alpträume und Schlaflosigkeit, scheinen sich oft nach einiger Zeit abzuschwächen.

Die psychosomatischen Folgen von chronischen Traumata hingegen sind weitreichend, facettenreich und machen sich sowohl auf geistiger als auch auf seelischer und körperlicher Ebene bemerkbar. Wegen der Vielschichtigkeit der Symptome wird leider selten korrekt diagnostiziert.

Geistig-seelische Ebene:

Wechsel zwischen höchster Erregung, Angst, Ruhelosigkeit und überwältigender Erinnerung oder Gefühlsarmut, Gedächtnisverlust, Apathie und Depressionen. Schuldgefühle, Aggressionen und Hoffnungslosigkeit, aber auch Unterdrückung von Gedanken, Verleugnung oder Bagatellisierung des Geschehenen.

Es kommt zu verstärktem Rückzug und Isolation, Suizidgedanken, Selbstverstümmelung bis hin zum Selbstmord. Wahrnehmungsstörungen in Bezug auf Zeit und Raum bis zu schwerwiegenden Persönlichkeitsveränderungen.

Körperliche Ebene:

Auf der körperlichen Ebene sind die Symptome sehr unterschiedlich, wie Menschen erkranken können. Die Symptome reichen von unklaren schweren Schmerzzuständen, Herzkreislauferkrankungen, Diabetes, schnell wachsenden Tumoren bis hin zu Asthma und ausgeprägten Allergien, um nur einige Erkrankungen zu nennen. Dabei wird dann häufig gezielt somatisch therapiert, oftmals ohne Heilungserfolge, da die Ursache auf anderen Ebenen zu suchen ist.

2.2. PTSD in Bosnien-Herzegowina

Auf dem Balkan sind unterschiedliche Personengruppen von PTSD betroffen. Laut offizieller kroatischer Angaben sind 31 bis 37% der Soldaten geschädigt, inoffizielle Angaben aus Militärkreisen liegen zwischen 45 und 50%. Dies sind Zahlen, die sich sicherlich auf Bosnien übertragen lassen. Die Kliniken in Sarajevo unterliegen bezüglich dieses Themas einer Informationssperre.

Aufgrund der unterschiedlichen Kriegsepisoden und der Länge des Krieges im Gebiet des ehemaligen Jugoslawien haben wir es hauptsächlich mit chronisch traumatisierten Menschen zu tun. Eine breite Schicht der Zivilbevölkerung ist dabei betroffen:

Hunderttausende Frauen und Männer, die als Gefangene in Konzentrationslagern Folter, Vergewaltigung, Hunger und massiver Lebensbedrohung ausgesetzt waren, Hunderttausende, die den Exekutionen von Verwandten und Freunden zuschauen mussten, die, aus ihren Heimatorten vertrieben, auf der Flucht um ihr eigenes Leben bangen mussten.

Ost-Mostar war in der zweiten Kriegsepisode ca. 9 Monate eine belagerte Stadt, in dieser Zeit wurden die Einwohner regelrecht ausgehungert. Scharfschützen bewachten die wenigen Trinkwasserstellen, viele starben bei dem Versuch, Wasser für sich und ihre Familien zu besorgen.

Die Menschen, die Hilfe in unserer Praxis suchten, waren entweder Einwohner von Mostar oder aber sie haben als Flüchtlinge in der Stadt Schutz gesucht, vertrieben aus den umliegenden Orten.

Der deutlich größere Teil der PatientInnen hatte traumatisierende Situationen im Krieg erlebt. Sie wurden von Haus und Hof vertrieben und mussten dabei um ihr Leben rennen. Sie mussten erleben, wie enge Angehörige ermordet wurden, sie wurden Opfer von Minen, Granatbeschuss und Scharfschützen. Frauen, die vergewaltigt wurden, Menschen, die mit Glück dem

Hungertod entkamen oder von schweren Schussverletzungen genasen. KZ-Insassen, die gedemütigt und gefoltert wurden, Soldaten, die töteten, aus Notwehr oder aus Pflicht, oder ihre Kameraden sterben sahen. Die Einzelschicksale sind mannigfaltig, aber allen gemeinsam ist ihr Verlust der Menschenwürde.

Manche von ihnen kamen bereits mit der Diagnose Post-War-Syndrom, viele andere kamen mit schwerwiegenden multiplen Erkrankungen, die infolge des Krieges sprunghaft in ihrer Dramatik anstiegen.

Angstzustände, Schlaflosigkeit, Depressionen, Psychosen, Essstörungen waren Beschwerden, die wir häufig antrafen. Auf der physischen Ebene war die Geschwindigkeit und die Schwere der Krankheitsverläufe augenfällig.

Eine große Zahl der PatientInnen bemühte sich, das Erlebte entweder zu verharmlosen oder gar nicht erst wieder vollkommen in ihrem Bewusstsein aufsteigen zu lassen. Sie versuchten sich in ihrem Leben nach dem Krieg zurechtzufinden und eine Normalität zu kreieren. Laute Musik, schöne Kleidung, sorgfältig geschminkte Gesichter waren und sind von großer Wichtigkeit und helfen die innere Befindlichkeit nicht nach außen zu zeigen. Es ist wie ein alltäglicher Kampf für die Menschen, mit diesen Erfahrungen weiterzuleben, ohne stets das vermutlich für alle sichtbare Stigma des Opfers ohne Würde zu tragen.

2.3. Homöopathie bei PTSD

Der größte Teil unserer PatientInnen lebte während des Krieges in diesem Land und erlebte dabei die verschiedensten Formen von Gewalt.

So wurden wir mit der zuvor beschriebenen Symptomenvielfalt von traumatisierten Menschen konfrontiert. Es wäre vermessen, zum jetzigen Zeitpunkt endgültig beurteilen zu wollen, was die Homöopathie hier zu leisten im Stande ist. In der Begleitung von Langzeittraumatisierten hier in Deutschland erfahren wir immer wieder, dass eine besonders fürsorgliche Behandlung über längere Zeiträume nötig ist, um der Tiefe der Pathologie zu begegnen. Häufig ist eine Abfolge von Arzneien oder wiederholte Gabe des Simillimums nötig, um die Menschen aus den Ketten ihrer Erinnerung zu befreien.

In Mostar handelte es sich oft um akut traumatisierte PatientInnen, mit Beschwerden wie Angstzuständen, Schlaflosigkeit, Psychosen und unterschiedlichen physischen Leiden.

Daher war in vielen Fällen eine rasche Besserung der Symptome sowohl auf körperlicher als auch auf psychischer Ebene zu bemerken. Psychopharmaka, die dort in hohen Dosen an die Mehrzahl der PatientInnen abgegeben wurden, konnten in der Regel abgesetzt werden. Allgemeine Beschwerden wie Schlaflosigkeit, Alpträume, Angst- und Unruhezustände sowie depressive Verstimmungen ließen sich sehr erfolgreich behandeln. Pathologien auf physischer Ebene sprachen in der Regel ebenfalls gut an, jedoch war mancher Verlauf so drastisch und bösartig, dass dabei allenfalls Linderung erreicht werden konnte.

Auch nach unserer, allerdings nicht sehr langen, Zeit in Mostar zu urteilen, ist die Klassische Homöopathie eine effiziente, kostengünstige und schnell wirkende Heilmethode.

Wirklich wichtig ist aber der Langzeiteffekt. Bis heute werden die chronischen Folgen, die durch traumatisierende Erfahrungen entstehen, unterschätzt. Hier sind nicht nur die psychischen und physischen Folgen gemeint, sondern auch die Effekte auf der gesellschaftlichen Ebene, die durch unverarbeitete multiple Traumatisierungen infolge von Kriegen ausgelöst werden.

Nicht enden wollende Konflikte auf dem Balkan zum Beispiel, die sich immer wieder erheben, lassen sich mit Sicherheit auch durch unverarbeitete Traumata der Gesellschaft begründen. Alte Zwistigkeiten oder Hassgefühle zwischen verschiedenen Völkern basieren oft auf unverarbeiteten Erlebnissen. Es ist schwer vorstellbar, wie es jemals einen stabilen Frieden in einer Region wie dem Balkan geben soll, wenn ehemalige Folterer oder Vergewaltiger und ihre Opfer nun Tür an Tür leben müssen, alte Erlebnisse jedoch nicht verdaut werden können. Der Groll und die tiefe Verletzung existieren weiter und es wird immer wieder zu Racheakten in unterschiedlichen Formen kommen.

Auf dieser Ebene heilend einzuwirken stellt das Ziel und die Aufgabe für die Zukunft dar um einen unerlässlichen Beitrag zum Weltfrieden zu leisten.

Ausgehend von der Erfahrung, dass die Homöopathie in der akuten Traumabehandlung gute Erfolge zeigt, nehmen wir an, dass diese Heilkunst auch in der Langzeitbehandlung effiziente Dienste leisten kann. Es bedarf jedoch einer Betreuung über längere Zeit um zu erfahren, wie nachhaltig die Wirkung der Homöopathie bei TraumapatientInnen ist.

Diese Arbeit lässt sich nicht im Rahmen eines vergleichsweise kurzfristig angelegten humanitären Projektes leisten.

Hier sind die KollegInnen weltweit aufgerufen, ihre Behandlungserfahrungen mit traumatisierten Menschen über viele Jahre zu dokumentieren, um über die Wirksamkeit der Homöopathie bei der Langzeitverarbeitung von Traumata Aufschluss zu geben.

Elisabeth von Wedel

Literatur: Judith Lewis Herman: Die Narben der Gewalt
Kindler Verlag
„Nichts als Leere". Auszüge aus Gesprächen zwischen
Jasna Bastic (einer bosnischen Journalistin) und Anton Golic
(einem Major der kroatischen Armee)

3. Fallbeschreibungen

3.1. Einleitung

Wir möchten an dieser Stelle all den PatientInnen danken, die ihre Geschichte großzügig für die Veröffentlichung zur Verfügung gestellt haben.

Viele von ihnen haben uns aus großer Dankbarkeit die Erlaubnis angeboten, ihren Fall mit Namen und Foto zu veröffentlichen. Wir haben uns jedoch aus Datenschutzgründen für die anonyme Darstellung entschieden.

Aus unserem großen Patientenfundus haben wir Fälle ausgewählt, die einerseits aufgrund ihrer Geschichte und ihres Beschwerdebildes einen typischen Querschnitt darstellen und andererseits homöopathisch relativ klar nachvollziehbar und darstellbar sind.

Wegen unserer Situation vor Ort war es oft nicht möglich, Behandlungen über einen längeren Zeitraum durchzuführen. Auch entschwanden viele Menschen durch die dortigen Lebensumstände frühzeitig aus unserem Blickfeld.

Schulmedizinische Medikamente wurden von vielen PatientInnen oftmals unkontrolliert und ohne Absprache mit den behandelnden Ärzten und Homöopathen eingenommen oder abgesetzt, was sich unter anderem häufig durch die finanzielle Lage erklären ließ und somit zu schwer beurteilbaren Verläufen führte.

Alle ausgesuchten PatientInnen wurden von mehreren TherapeutInnen behandelt. Erfahrene HomöopathInnen werden aus einigen Fällen die Schwierigkeiten, die sich durch diese Zusammenarbeit ergeben haben, herauslesen können.

Grundsätzlich lässt sich die Behandlungstätigkeit in Mostar nicht mit der Praxis zu Hause vergleichen, doch trotz der widrigen Umstände sind wir glücklich, vielen Menschen in Mostar geholfen zu haben.

3.2. Kasuistiken

3.2.1. Raserei nach einem Schockerlebnis

Frau, 35 Jahre

Im Juni 97 kommt eine zarte 35-jährige Patientin zur Anamnese. Sie klagt über Schmerzen im Nacken und Taubheit in der linken Hüfte, die sich bis ins Bein erstreckt. Manchmal habe sie auch Kopfschmerzen.

Am schlimmsten aber sei ihre emotionale Angespanntheit. Dadurch ist sie appetitlos und hat 10 kg abgenommen, wiegt nur noch 46 kg.

Diese Spannung empfindet sie seit 1993, als sie ihren schwer verwundeten Mann gesehen hat. Zu diesem Zeitpunkt war sie im 6. Monat schwanger und hat durch den Schock ihr Baby verloren. Sie dachte, ihr Mann werde sterben, und fürchtete, sie und ihre Familie würden hilflos sein, verhungern.

20 Tage nach der Fehlgeburt musste sie durch die Berge wandern, um Nahrung für ihre Familie zu besorgen. Dabei fühlte sie sich noch mutig und stark, fürchtete die Minen und Heckenschützen nicht. Alle Beschwerden fingen erst nach dem Krieg an, ein Phänomen, das uns viele Patienten berichtet haben. Solange es ums Überleben geht, schweigen die Symptome. Erst in der Ruhe zeigt der Organismus mit seinen Symptomen die Schwierigkeiten bei der Verarbeitung der erlebten Grausamkeiten.

Die Beschwerden, die diese Patientin nach dem Krieg entwickelte, sind heftige Zustände von Hass, Unruhe und Raserei. Sie hat den Impuls sich und andere zu töten, schlägt ihre Kinder, schickt alle weg; wenn sie diese Wutanfälle kriegt, empfindet sie Schwindel. Alles dreht sich, der Raum und sie selbst, sie muss sich hinlegen. Diese Anfälle treten häufig mittags gegen 12 Uhr auf. Sie weint dann lange und heftig, danach fühlt sie sich ruhiger. Eigentlich ist sie religiös und braucht das Gebet. Aber wegen der inneren Unruhe gelingt es ihr nicht zu beten. Sie fühlt sich gehetzt mit innerem Zittern. Sie hat Angst zu schlafen, braucht die ganze Nacht Licht – ganz hell. Fürchtet, Soldaten kommen. Wenn sie allein im Haus ist, schläft sie die ganze Nacht nicht.

Differentialdiagnostische Überlegungen:

Die Causa liegt hier eindeutig in dem Schreck, den sie beim Anblick ihres verwundeten Mannes erlebt hat. Wegen der heftigen Schreckreaktion kamen in erster Linie Mittel wie Opium, Aconitum und Stramonium in Frage. Opium würde gut die Symptome Abort durch Schreck, den Schwindel durch Schreck und den großen Mut abdecken, ist aber eher durch Stupor gekennzeichnet, obwohl auch in der Rubrik Raserei dreiwertig vertreten. Aconitum erscheint dort ebenfalls zweiwertig, ist aber doch eher ein heftiges Angstmittel, bei verzweifelter Angst vorm Sterben. Beide Mittel sind in der Rubrik „Raserei - versucht Menschen zu töten" nicht vertreten. Dafür aber Stramonium und Hyos. Hyoscyamus habe ich erst gar nicht erwogen, weil diese Patientin nicht die Spur von Misstrauen oder sexueller Manie zeigte.

Bleibt also Stramonium, welches wegen der großen Angst vor Dunkelheit, wegen des Schwindels mittags, der heftigen Wutausbrüche als Folge von Schreck das passendste Mittel schien, das sie gleich in der C200 bekam.

Bei der Wiedervorstellung 2 Wochen später berichtet sie, dass ihre Schlafstörungen weg sind und sie ohne Licht schlafen kann. Ihr Hassgefühl ist viel weniger stark, sie denkt daran, wieder arbeiten zu gehen.

Rückenschmerzen und Taubheitsgefühle sind weg. Sie umarmt uns voller Dankbarkeit.

Nachdem 2 Verwandte durch Suizid bzw. Herzattacke gestorben sind, fühlt sie sich wieder schlechter. Auf Grund des Rückfalls durch einen neuen Schreck wird Stramonium wiederholt.

Beim Hausbesuch 1999 sagt sie, sie sei „ wie verrückt" gewesen, und ist glücklich, dass alles vorbei ist. Sie lebt mit ihrer Familie in einem Dorf in der Nähe von Mostar, immer noch als Flüchtling, aber zufrieden.

Repertorisation : Gemüt; Schlagen, mit Raserei
Gemüt; Furcht vor Dunkelheit
Gemüt; Hass
Gemüt; Verlangen zu töten
Gemüt; Beschwerden durch Schreck
Gemüt; Zorn mit Schlagen
Gemüt; Furcht vor dem Alleinsein

Hella Rebel

3.2.2. Knalltrauma

Frau, 48 Jahre

EA: 31.05.96

„Ich kann schwer, nur sehr schwer hören, das linke Ohr ist schlimmer. Ich habe einen summenden Ton im Ohr. Manchmal ist es wie das Rauschen von Wasser. Außerdem spüre ich einen Schmerz hinter dem Ohr."

Die Beschwerden bestehen seit der Detonation einer Bombe. „Ich wusste nicht, was geschah. Es war sehr plötzlich. Zwei Stunden nach der Bombe fing ich an zu weinen. Hinter dem Ohr spürte ich einen Schmerz, wie einen Spasmus, nur manchmal. Wenn ich müde bin und versuche etwas zu hören, dann wird es schlimmer."

Verordnung: Arn C 200 alle 2 Wochen bis zur Besserung, dann Einnahmestopp

Repertorisation: Beschwerden durch Schreck/ Schock
Hören, schwerhörig durch Erschütterung
Ohren, Geräusche, Rauschen

FU: 29.07.96

Geräusch des Ohres ist schwächer. 2-3 Tage nach Arnica hatte die Patientin ein klares Gefühl im Ohr. Sie hört 10 % besser, 50 % weniger Geräusche.

Verschreibung: S.L., 1 x pro Woche

Fazit: Die Patientin suchte unsere Hilfe wegen der Beschwerden durch das Knalltrauma. Dieser Fall erhebt keinen Anspruch auf Heilung. Die Patientin war jedoch mit der Linderung des Ohrgeräusches sehr zufrieden.

Oliver Müller

3.2.3. Flüchtlinge zu Besuch in der Heimat

Frau, 41 Jahre

EA: 26.06.97

Die Patientin wurde 1993 vertrieben und kämpfte in Italien für ihr Land. Sie ist schon sehr lange aus Mostar heraus. Momentan ist sie nur ein paar Tage mit ihrem Ehemann zu Besuch in Mostar, sie leben sonst in Italien.

Sie hört auf zu sprechen, starrt auf einen Punkt, macht keine Gestik, sehr, sehr trauriges Gesicht. Sie weint, bevor sie etwas erzählt. Sie schafft es nicht, allein hier zu sein. Wir müssen ihren Mann vom Warteraum dazuholen. Er gab ihr seit 2 Tagen Diazepam 5mg. Sie wirkt wie betrunken. Als ihr Mann ins Zimmer kommt, „wacht" sie auf und küsst ihren Mann, als er sich neben sie setzt (sehr ungewöhnlich hier !!).

Es begann 1993. Sie wurden vertrieben, mussten mit einem Bus fahren. Sie wurden aus diesem Bus gestoßen, weil sie Moslems sind. Sie wurden bedroht, keine Folter. Sie waren alleine in der Nacht auf der Straße. Angst.

1993: Sie lebten auf der anderen Seite (West-Mostar) in einer Wohnung. Die Wohnung wurde von Kroaten besetzt. Die Flucht dauerte 20 lange Tage und Nächte. Ihr Mann wurde verwundet und kam in Italien ins Krankenhaus. Sie bekam Arbeit bei einer Frau und arbeitete dort von morgens 8 Uhr bis nachts 23 Uhr, betreute die Frau und etliches mehr. Diese Frau war sehr aggressiv und schlug sie, sie stand unter permanenter Anspannung. Sie brauchte das Schwarzgeld dringend und hat die furchtbare Situation still auf sich genommen.

Starke Ängste, als sie mit dem Schiff nach Kroatien zurückfuhren; Angst, in der Kabine umgebracht zu werden

Sie erschrickt wegen jeder Kleinigkeit und ist sehr misstrauisch. Sie isst nur, was ihr Mann vorher probiert hat. Sie kann nicht mehr alleine sein, sie erschrickt vor den eigenen Kindern, sie streitet mit Freunden.

Ohne Diazepam ist sie nervös, ängstlich, immer unruhig.

Sie beginnt grundlos mit anderen zu streiten, sogar mit guten Freunden. Plötzlich empfindet sie Angst, von diesen Personen umgebracht zu werden.

Wenn sie ärgerlich ist, springt sie plötzlich von einem Stuhl auf und möchte allein sein. Bei bestimmter Musik schmeißt sie Dinge auf den Boden.

Arbeitet sie etwas, so muss das schnell gehen, dann fällt meistens etwas auf den Boden, sie ist immer in Eile und denkt, es sonst nicht zu schaffen.

Wenn sie ausrastet, tut es ihr hinterher immer Leid.

Oft stritten sie in Italien. Sie schickte Geld und Kleider nach Mostar, er wollte das nicht.

Sie kann nicht schlafen, erschrickt vor allen Geräuschen. Klopft es an der Tür, so springt sie aus dem Bett. Wenn sie im Bett liegt, hat sie Angst umgebracht zu werden, und ihr Mann versucht sie zu beruhigen.

Sie muss sich oft an ihrem Mann festhalten, kann nicht alleine sein (auch hier klammert sie sich immer wieder an ihn).

Sie hat seit 4 Jahren keinen Sex mehr gehabt.

Sie ist sehr eifersüchtig, schaut ihr Mann einem schönen Mädchen hinterher, so schlägt sie ihn.

Sie hat Angst vor Schlangen, schon Schlangen im Fernsehen machen ihr Gänsehaut.

(Fast alle Informationen bekamen wir durch ihren Mann.)

Verschreibung: Stramonium C 200/1000; DD: Hyoscyamus

Repertorisation:
Gemüt; Furcht, ermordet zu werden
Gemüt; streitsüchtig grundlos
Gemüt; Impulse, Absurdes zu tun
Gemüt; Furcht, allein zu sein
Gemüt; Weinen bei Berührung, Festhalten
Gemüt; Auffahren durch Schreck
Gemüt; Starren, sitzt (regungslos wie eine Statue), unbeweglich, versunken
Gemüt; Wahnidee, er sieht Fremde
Gemüt; Wahnidee, er würde verfolgt
Gemüt; Wahnidee, er würde vergiftet
Gemüt; argwöhnisch
Gemüt; eifersüchtig
Gemüt; Hast

FU: 29.06.97

(Sie lacht, schaut uns an und redet.)

Sie sagt, das sei das 1. Mal, dass sie (ohne Apaurin) müde ist und schlafen will.

Sie träumt: sie kommen, um sie umzubringen; sie isst das letzte Brot.

Auch sonst ist die Angst, umgebracht zu werden, noch da, doch insgesamt ist sie viel ruhiger als vorher.

Beim Frühstück musste ihr Mann vorher probieren, gestern aß sie mal etwas ohne ihn.

In Gesellschaft mit anderen fühlt sie sich besser und ruhiger, die Anschuldigungen sind selten geworden.

Sie zeigt Interesse an den Geschehnissen der Freunde und fragt nach, was mit ihnen passiert ist: Leben sie? Sind sie tot?

Sie hat seit langem mal wieder schlafen können, sogar länger als ihr Mann, fühlt sich etwas entspannt.

Verordnung: S.L. für zu Hause im Bedarfsfall

Sie fahren noch heute wieder zurück nach Italien und dürfen jederzeit anrufen, wenn eine Verschlimmerung eintritt.

Wir haben nie mehr etwas von ihnen gehört.

Fazit:

Dieser Fall ist eine typische Flüchtlingssituation und zeigt deutlich die Problematik, die sich bei der Behandlung von Flüchtlingen ergibt. Dennoch suchten uns diese Menschen auf und ein erster Schritt ist getan.

Die Kontinuität solcher Behandlungen ist allein wegen der Umstände nicht gewährleistet und somit konnte vielen Patienten nur ein erster Anstoß gegeben werden.

Sonja Weinmann

3.2.4. Vorher war ich gesund wie ein Bär

Mann, 64 Jahre

EA: 11/97

Bei diesem Fall handelt es sich um einen Herrn aus West-Mostar, Maschinenbauingenieur in Rente. Sehr freundliches Auftreten, akkurat und gut gekleidet.

Er sagt, er habe Gleichgewichtsprobleme seit einer Explosion vor fünf Jahren (3). „Vorher war ich gesund wie ein Bär, die schlimmste Krankheit in meinem Leben waren Zahnschmerzen, ich habe es auch anderen Leuten nie geglaubt, dass sie krank sind." Seit dem Krieg Probleme mit der Prostata, der Zirkulation und der Verdauung. Seit er sich wieder ordentlich ernähren kann, sind die Verdauungsprobleme wieder in Ordnung. Auf die Frage, was sich vor fünf Jahren ereignet habe, erzählt er folgende Geschichte:

Damals, im „ersten Krieg" (beim Angriff der damaligen Jugoslawischen Volksarmee auf Mostar im Jahr 1992) gab es wieder einmal Bombenalarm. Wegen seiner Platzangst (2) sei er nicht in den Bunker gegangen, sondern zu Hause geblieben. Eine Granate schlug ins Haus ein, er bekam von der Detonation einen Türrahmen an den Kopf. Nach sieben, acht Stunden wurde er, noch bewusstlos, gefunden.

„Ich hatte eine Riesenbeule am Kopf, aber kein Blut. Einen Monat lang dumpfer Kopfschmerz und Schwindel. Das Haus hat um mich getanzt." (3)

Seither anfallsweise Schwindel, das rechte Bein versagt und bleibt im Laufen stehen, er fällt um (2). Bei Nordwind und heftiger Kälte treten diese Attacken nicht auf, umso häufiger bei feuchtheißer Witterung (2), bei feuchtem Wetter Schweregefühl im ganzen Körper.

1996 ist er nachts mal erwacht mit einer kurzzeitigen Halbseitenlähmung links, manchmal noch plötzliches Kältegefühl im linken Arm und in der linken Wange.

Klinisch o.B., Medikation: Andol (Tranquilizer), Redergin (Durchblutungsmittel).

Er verträgt überhaupt kein heißes Wetter und Sonnenbestrahlung, sofort Benommenheit und das Gefühl „weggebeamt zu werden." (2) Er braucht immer einen Hut, wenn er rausgeht. „Vor drei Monaten bin ich wieder gestürzt und habe mir ein paar Knochen gebrochen, als in meiner Nähe eine Autobombe hochging." Das sei zwar gut verheilt, aber seither habe er nachts eiskalte Füße, er muss im Bett Socken anziehen.

Seit der Gehirnerschütterung 1992 hat er ein schlechtes Gedächtnis für Gesichter (1), weniger für Stimmen, aber hauptsächlich für Gelesenes (2). „Ich kann alle Bücher jetzt mehrfach lesen!" (Der trockene, etwas ruppige Humor des Patienten war mir schon mehrfach aufgefallen.)

Sonstiges: Gangunsicherheit direkt nach dem Aufstehen, nach einigen Schritten besser. Geht äußerst vorsichtig, wenn neben ihm eine befahrene Straße verläuft. Er liebt Opernmusik.

Nahrungsmittel:

Verlangen: Käse (2), Äpfel (2), Eier (1), keine Abneigungen

„Ich esse schon immer, was auf den Tisch kommt."

Der Schlaf ist gut, wenn er körperlich was getan hat, ansonsten ein- bis zweimal nächtliches Wasserlassen. „Bei feuchtem Wetter muss ich oft pinkeln gehen."

Verlust eines Fingers durch Arbeitsunfall.

Nachdem er sich verabschiedet hat und den Raum verlassen will, fällt seine Ataxie deutlich auf, als er beim Zugreifen die Türklinke um 30 cm verfehlt.

Auswertung:

Das Auffälligste an diesem Patienten ist sicherlich seine Affinität zu recht dramatischen Situationen (innerhalb von wenigen Jahren überlebte er zwei Bombenexplosionen in nächster Nähe) und die Art, wie er damit umgeht. Seine schweren neurologischen Ausfallerscheinungen, die Halbseitenlähmung, der Gedächtnisschwund etc. werden von ihm eher beiläufig erwähnt oder mit witzigen Bemerkungen heruntergespielt. So geht denn auch der erste Gedanke in Richtung Arnica (Wahnidee, behauptet trotz schwerer Erkrankung, gesund zu sein).

Weitere Argumente für Arnica:

Schwindel nach Kopfverletzung
Sonne verschlechtert
Gedächtnisschwäche für Gelesenes
Folgen von Kopfverletzungen

Verordnung: Arnica C 1000

Differentialdiagnosen: Natrium sulfuricum, Belladonna

FU: nach 6 Wochen (Jan. 98)

Das Laufen geht besser. Schwindel nur noch 30%. Seine Vergesslichkeit ist um 40-50% weniger groß. Er ist sehr zufrieden. Sein Hauptproblem ist zur Zeit das Urinieren. Urintröpfeln, hauptsächlich nachts. Urin riecht ammoniakalisch. Häufiges nächtliches Wasserlassen, es kommt aber nicht viel.

Verschreibung: Da sich der Gesamtzustand sehr gebessert hat, wird für die Prostataproblematik eine Einmaldosis Clematis C 30 verabreicht.

FU 2: Febr. 98

„Im Grunde bin ich gekommen, um mich zu bedanken!"

Der Schwindel ist weg. Die Vergesslichkeit ist um die Hälfte weniger groß.

„Keine Prostataprobleme mehr, die Potenz ist voll wieder da!" (wobei zu bemerken ist, dass er von diesem Problem vorher nichts erwähnt hatte).

„Mein Dank gilt euch und der Homöopathie!"

Verordnung: abwarten

FU 3: Juni 2000, telefonisch

„Danke, es geht mir perfekt. Ich funktioniere absolut normal und fühle mich sehr stabil. Die Ärzte waren sich sicher, dass ich für den Rest meines Lebens einen Stock bräuchte, aber ich laufe ganz sicher und normal."

Steffen Jung

3.2.5. Psychosis schizoaffectiva

Frau, 26 Jahre

EA: 1.7.97

Zur Erstanamnese kommt eine freundliche, lieb und sanft wirkende junge Frau, die leise spricht und in sich gesunken ist.

Ihre mitgebrachte Diagnose, Psychosis schizoaffectiva, belegt sie mit einer langen Krankengeschichte.

1989 war sie über 2 Monate in psychiatrischer Behandlung in Sarajevo. Ihre Auffälligkeiten sind: Sie ist plötzlich ruhelos, aufgeregt, euphorisch, hat Angst, dass die Leute über sie reden, sie hört Stimmen, ist schlaflos und sieht verschiedene Personen vor ihren Augen. Dazwischen Steifheit, Verspannungen und Apathie, paranoide Ideen und Halluzinationen.

Sie wird untersucht, EEG, Augentest etc., und mit Neuroleptika ruhiggestellt. Sie bekommt Lepanex und Tegrital und muss monatlich zum Bluttest, der o.B. ist. Nun ist ihr Zustand seit 2 Jahren stabil. Unter dieser Medikation gibt es keine Probleme, ihr Arzt erwägt, die Dosis zu reduzieren.

Sie erzählt von sich selbst und jetzt:

„Ich kann nichts aushalten, kann nicht schlafen, ich muss alleine sein, in mir selbst; und ich habe Angst vor allem Möglichen: vorm Radio und Fernsehen, überhaupt vor elektrischen Geräten, vor Leuten, die mir etwas antun wollen.“

Sie hat kein Vertrauen, zu niemandem, Angst vor ihren Medikamenten, vor den Nebenwirkungen, Angst nicht gesund zu werden. Sie hat Angst, dass auf der Straße über sie geredet wird, fragt sich, was andere über sie denken, sie kann zu niemandem in der Familie offen reden. Sie fing mit der Uni an, hatte aber Angst vor Erfolglosigkeit. Sie ist appetitlos und verliert Gewicht. Und immer wieder Ängste, Schlaflosigkeit und schlechte Träume. Immer wieder hört sie Stimmen, die über sie reden und drohen, sie umzubringen. Angst vor hohen Orten, vor Hunden, vor Schlangen und Verfolgung.

Sie weint leicht, auch bei Büchern oder Filmen, besonders bei love stories, die sie mag.

Zu essen liebt sie Süßes und Eier, hasst fettes Fleisch und Lauch. Sie mag den Sommer, empfindet sich aber nicht als frostig. Schweiß ist normal, war jedoch zu Beginn der Medikation vermehrt. Auch die Periode ist normal, einen Tag Schmerzen und immer regelmäßig. Sie redet laut im Schlaf, hat jeden Morgen Stuhlgang, hat oft Durst auf Säfte und trinkt sie in kleinen Schlucken, sie unterdrückt Diskussionen und Auseinandersetzungen, kann nicht kämpfen und weint dann, wenn sie alleine ist. Hat sie einen Boyfriend? - Der wurde im Krieg getötet, sie mag keinen anderen. Auch ihr Vater (den sie aber kaum kannte) wurde im Krieg getötet, „hard feeling, but no need to cry, no need to weep". (Ich wundere mich über die unemotionale Aussage. Sie blockt und wirkt reserviert.)

Verordnung: Calcium carbonicum C 200 + 1x tgl. 1 Globulus Calc. c. C 6 über 14 Tage.

Repertorisationsrubriken:
Furcht, man könnte ihren Zustand bemerken
Angst um die Gesundheit
Wahnidee, sie würde ermordet
Weinen leicht, über Kleinigkeiten, geringe Gemütsbewegungen
Furcht vor hohen Orten
Furcht vor Hunden
Magen, Verl.: Eier, Süßigkeiten

FU: 23.7.97

Sie fühlt sich allgemein viel besser, sie findet guten Kontakt zur neuen Therapeutin. Sie berichtet, dass die Blutwerte o.B. seien und sie mit dem Einverständnis ihres Arztes die Psychopharmaka reduziert. Anhand vieler Papiere dokumentiert sie, dass sie die Dosis um fast die Hälfte reduziert hat. Vielleicht geht's ihr auch deswegen besser?!

Die Ängste, die mit den Mitteln bekämpft wurden, sind nach wie vor gebannt, sie sind allesamt nicht so schlimm wie vor der Behandlung. Ihre Vorlieben im Essen sind geblieben, die Regel ist unverändert. Sie erzählt, dass sie bei der Oma (schon lange) lebt und der alten Dame hilft und sie betreut. Ihre Träume: normal, nichts Besonderes, auch keine Horrorträume.

Ihr Händedruck ist immer noch feucht und schlapp. Keine neue Medikation.

Am 8.8.97 kommt sie wieder, es geht ihr weiter besser, die Mittel werden weiter reduziert, sie hat keine Ängste, hört keine Stimmen mehr. Da der Fall stabil scheint, wird 1 Globulus S.L. als Einschlafhilfe p.d. verordnet.

Am 24.9.97 berichtet sie, dass sie die Mittel inzwischen auf ein 1/4 der ursprünglichen Dosis reduziert hat, dennoch keine Ängste, keine Stimmen, keine Probleme, nur ein bisschen Einschlafschwierigkeiten, die mit 2 von den guten Globuli vom letzten Mal (S.L.) besser werden. Ihr Händedruck ist fester und nicht mehr feucht.

Einen Monat später, am 27.10.1997, erscheint sie wieder und erzählt, dass ihre Tante ihr einredet, dass es ihr schlecht gehe, weil sie weiter abnimmt. Sie findet aber nicht, dass es ihr schlechter gehe, hat jedoch Angst und deshalb die Psychopharmaka selbstständig wieder ein bisschen erhöht. Sie schläft schwer ein.

Als neue Verordnung: Calcium carbonicum C 1000

Am 29.11.97 kommt sie zu einem kurzen Follow up:

„Es gibt nichts zu erzählen, es geht mir gut, ich fühle mich echt gut."

Die Einschlafhilfe S.L. wird weiter verordnet, die schulmedizinischen Mittel wieder verringert, der Fall läuft gut.

13.1.1998

Sie fühlt sich gut. Im Detail:

Sie kann schlafen, fühlt sich von den anderen akzeptiert, hört keine Stimmen, denkt manchmal an ihre schlimme Zeit in der Psychiatrie und spricht sich dann selbst Mut zu: „Das war die Vergangenheit, die Zukunft wird viel besser", keine Ängste, zum Einschlafen 2 Globuli S.L., eins reicht nicht aus, um gut zu schlafen, sie glaubt an eine bessere Zukunft, hat viele Freunde und keine Probleme. Die Blutwerte sind o.B.; sie hat 3-4 kg abgenommen, obwohl sie genauso isst wie vorher. Einzige Neuerung: Rückenschmerzen bei Wetterwechsel.

Am 10.4.1998: Es geht ihr gut mit weiter reduzierten schulmedizinischen Medikamenten, das komplette Absetzen wird gewagt mit dem Hinweis, dass sie bei der kleinsten Verschlechterung wieder kommen soll.

Beim FU am 13.6.1998 geht es ihr schlechter. Sie hatte im Mai eine Grippe mit starkem Husten und bekam ein Antibiotikum. Sie nimmt wieder ab, hat keinen Appetit und die Hände zittern. Sie sagt, dass sie wegen jeder Kleinigkeit weinen könne, und hat Angst, dass ihre Krankheit zurückkehrt. Die Therapeutin kann sie beruhigen und erklärt ihr, dass sie es immerhin geschafft hat, schon eine geraume Zeit ohne Psychopharmaka zu leben, und zu ihrer Unterstützung die besten Mittel von uns bekommt: Calc. c. C 1000 und S.L. 1 x 2 Globuli abends.

Am 2.7.98 kommt sie zu einer Therapeutin, zu der sie früher schon einen besonders guten Kontakt hatte, und erzählt viel Persönliches. Sie fühlt sich zu Hause völlig unverstanden, beobachtet und kontrolliert. Oft werden Verhaltensweisen von ihr fehlinterpretiert mit der Angst, sie könne ohne Psychopharmaka nicht klarkommen. Außerdem erfährt sie Dinge, die aus Rücksicht ewig geheimgehalten wurden, so z.B., dass sie unehelich ist, ihr Vater ein Trinker war, die Familie verließ und sie deshalb bei der Oma groß wurde.Für sie das Schlimmste ist die Tatsache, dass keiner offen, ehrlich, mit Vertrauen zu ihr redet, sondern diese ewige Heimlichtuerei herrscht.

Am 9.7.98 kommt sie mit ihrer Tante. Die Tante schildert ihren ganzen „Kummer mit dem Kind": dass sie früher gut habe schlafen können und viel ruhiger war (unter den Psychopharmaka), dass sie abnehme, unkonzentriert sei, Dinge verwechsle usw. Sie liebt ihre Nichte und macht sich fürchterliche Sorgen, dass die Krankheit wiederkommen könnte.

Am 29.7.98 holt die Patientin ihre S.L. ab, die Therapeutin gibt sie ihr persönlich und rät ihr, die Medikamente eigenständig einzunehmen, um von der Abhängigkeit von der Tante loszukommen. Die Patientin scheut den Konflikt mit der Tante, was ja verständlich ist, wenn man in einem Zimmer lebt.

Am 9.9.99 kommt sie zu uns, da sie keine Globuli mehr hat. Außer einem Husten geht es ihr gut, keine Probleme, keine Schwäche. S.L. bei Bedarf.

Am 1.11.99 besuchen wir sie, um sie zu fragen, ob sie mit der Veröffentlichung ihres Falles im Buch einverstanden ist. Ja, klar; es geht ihr super, sie fühlt, dass ihr wunderbar geholfen wurde. Die schulmedizinischen Mittel hat sie abgesetzt, da sie ihr keine Hilfe mehr brachten; auch die homöopathischen Mittel (S.L.) nimmt sie nicht mehr. Sie fühlt sich einfach gut, kann alles machen und tun, was nötig ist. Schlaf und Appetit sind gut, sie hofft auf einen neuen Job. - Und: sie ist glücklich mit einem neuen Freund. Was mit der Tante ist? Die ist in Amerika, sie lacht hell heraus, jetzt hat sie sie nur noch am Telefon!

Fazit:

Bei diesem Fall gibt es auch klar sichtbar die Zusammenhänge zwischen Homöopathie, äußeren Umständen und der Möglichkeit, oft und immer wieder in die Praxis zu kommen, wo der Patientin geglaubt und zugehört wird. Jeder Faktor trug auf seine Art und Weise zur Verbesserung ihres Gesamtzustandes sowie zur Beseitigung ihrer Ängste und Unsicherheiten bei.

Sonja Weinmann

3.2.6. An Vergangenem festhalten

Mann, 66 Jahre

EA: 10.02.97

Schulmedizinische Diagnosen: Morbus Parkinson, Hypertonie, Diabetes mellitus

Der Patient war vor dem Krieg in Bosnien Hämatologe im Gesundheitsamt von Mostar. Er ging 1991 in den Ruhestand und pflegt seither sein Hobby als Imker.

Er hat eine intensive Ausstrahlung, eine starke Gestik, viel Power.

Er sieht sehr gepflegt aus, ist modisch gekleidet und macht einen sympathischen Eindruck.

Beschwerdebild zum Morbus Parkinson:

Zittern der rechten Hand, alle 3-4 Stunden

Intensionstremor ohne Kraftverlust

Verschlimmerung des Tremors beim Mittagessen

Verschlechterung der Symptomatik beim Greifen und Halten von Gegenständen

Beginn der Symptome vor ca. 6 Monaten

Zitat: „Das Zittern der Hand macht die Bienen verrückt, wenn ich die Waben herausnehme."

Hypertonie: RR. 220/110 mit Antihypertonikum (Olivin)

Der Patient erzählt uns viel vom Krieg. Er war in 2 Konzentrationslagern inhaftiert. Er kommt während der Anamnese immer wieder auf die Ereignisse im Lager zurück. Die Inhaftierten wurden von den Soldaten häufig schlecht behandelt und geschlagen. Es herrschten dort unbeschreibliche Missstände.

Während des Krieges hat er 2 Brüder verloren, 2 Schwestern wurden vertrieben.

Was er gesehen hat, kann er nicht vergessen. Er weint, wenn er davon erzählt.

Er wohnt als Moslem im Westteil der Stadt, welcher größtenteils von Kroaten besiedelt ist. Ständig ist er Repressalien ausgesetzt und hat Angst vor nächtlichen Überfällen. Da er an seinem Haus hängt, möchte er es nicht verlassen. Von seinen ehemaligen kroatischen Freunden ist er enttäuscht, da sie ihn im Krieg verraten haben. Während des Krieges hat er Freunde mit Infusionen versorgt.

Der Patient bezeichnet sich als ehrlich und gradlinig. Er ist offen und gesprächig.

Er kann sehr charmant über persönliche Fragen hinweggehen: „Ich habe mehr gute als schlechte Eigenschaften."

Unser Patient ist sehr pünktlich, auf die Minute genau!

Er ist explosiv, wenn er Dinge zweimal sagen muss.

Sein Thema ist „Festhalten", er reißt sich zusammen und macht einen sehr kontrollierten Eindruck.

Der Schlaf ist manchmal unterbrochen, er steht auf und liest, wird müde, legt sich wieder hin und schläft weiter. Die Schlaflage ist links. Er erwacht häufig durch einen Traum: „Ich schichte im Lager mit meinen Kameraden wiederholt Sandsäcke auf; später sind meine Kameraden dann tot." Diesen sich wiederholenden Traum wäre er gerne los. Die Ereignisse des Krieges verfolgen ihn bis in den Schlaf. Er kommt immer wieder darauf zurück. Er wacht um 5 oder 6 Uhr auf.

Warmer Typus, keine Probleme mit dem Wetter.

Er isst alles gerne, keine auffälligen Verlangen oder Abneigungen mit Ausnahme von Kürbis, den er nicht mag. „Ich esse mich nie satt !" Durstlos.

Schwindel 1-2 x im Jahr

Eigenanamnese:	ohne Befund
Familienanamnese:	Morbus Parkinson mütterlicherseits, Mutter und Vater an Krebs gestorben. Epitheliom am Kopf bei beiden Eltern.

Der Patient läßt sich 2 x pro Jahr medizinisch untersuchen.

Verordnung: Natrium muriaticum C 30 / C 200 am 13.02.97 und S.L. 1 x 3 Gl./ Wo.

Begründung:
kann Altes und Vergangenes nicht loslassen (Kriegserlebnisse)
viel Kummer und Enttäuschungen

Schlaflosigkeit durch kummervolle vergangene Ereignisse
Furcht vor Einbrechern
warmblütig
Erwachen durch Träume
Zittern der Hand
Diabetes mellitus

Bei diesem Fall handelte es sich weitestgehend um eine Essenzverschreibung, da die ganze Kriegshistorie des Mannes und seine Reaktionen darauf für Natrium muriaticum sprachen.

1. FU: 15.05.97

Der Patient ist sehr zufrieden, es geht ihm viel besser. „ Alles ist gut !“

Er gibt an, dass sich 10 Tage nach Mitteleinnahme der Blutdruck verbessert habe.

Blutdruck jetzt 165 / 95. Morgens: 130 / 80 (wenn er selbst misst). Er hat mittlerweile die Blutdruckmedikamente abgesetzt. Ein Mittel gegen den Diabetes nimmt er noch (Daonil).

Seit der Einnahme von Natrium muriaticum hat er 1 x noch einen Parkinsonanfall in der rechten Hand gehabt, mit Zittern beim Greifen. Ansonsten hat er keine Probleme mehr mit der Hand.

Befragt nach seinem Kummer sagt er, dass er die Erlebnisse nicht vergessen kann, aber im Moment hat er keine Probleme damit. Das Einzige, was ihn wütend macht, ist, dass in der Zeitung steht, es habe keine Vertreibungen im Krieg gegeben. Als Moslem im Westen Mostars hat er keinen Kontakt zu den Nachbarn (den Kroaten) ; er fühlt sich wie im Gefängnis. Seine Ex-Frau und seine Tochter leben im Osten der Stadt.

Der Schlaf ist gut. Die Träume hat er nur noch, wenn er vorher über den Krieg gesprochen hat, aber sonst nicht.

Verordnung: abwarten!

2. FU: am 28.10.99 (2,5 Jahre nach der Erstanamnese)

Es geht ihm gut, er ist richtig zufrieden, nur ab und zu hat er noch Probleme mit dem Morbus Parkinson, dann hat er noch ein leichtes Zittern im rechten Arm. „Wenn du wüsstest, wie es damals war“, sagt er.

Medikation : – Daonil: 1,5 Tbl. / Tag

– Olivin: 1x 10mg / Tag (Hinweis: Der Patient hat in der Zwischenzeit selbstständig wieder das Blutdruckmittel eingenommen.)

– Mittel gegen Cholesterin

Blutdruck: 160 / 100

Wenn er Radio hört, kommen manchmal die alten Bilder vom Krieg wieder.

Seine Tochter ist immer noch im Osten der Stadt und darf nicht in den Westen kommen. Sie hat große Angst davor, ihren Vater zu besuchen.

Er sagt, er habe mindestens 50 Leute zu uns in die Praxis geschickt.

„Damals merkte ich sofort eine starke Besserung nach dem homöopathischen Medikament. Ich hatte nie mehr solche Probleme mit dem Blutdruck. Ich bin richtig ruhig geworden. Der Allgemeinzustand ist absolut gut.“

Verordnung: abwarten!

Fazit :

Bei dem vorliegenden Fall kann man sehr schön sehen, wie lange und wie tief eine einzelne Gabe eines homöopathischen Arzneimittels wirken kann. Sicherlich ist der Patient noch nicht geheilt, aber Natrium muriaticum hat viele seiner Beschwerden gelindert und auch seine Lebensqualität verbessern können. Die Blutdruckprobleme wurden durch das homöopathische Mittel nicht behoben, aber reduziert. Vermutlich hätte eine regelmäßige homöopathische Behandlung einen noch deutlicheren positiven Effekt auf den Hypertonus gehabt.

Stefan Warken

3.2.7. Halbseitenlähmung, Weinkrämpfe

Mann, 57 Jahre

Am 18.4.98 kam dieser Patient, 57 Jahre, Buchhalter in einer Tabakfabrik, in unsere Praxis. Er ging an einer Krücke und sah deutlich älter aus, als er war. Er sprach sehr laut und redete sofort drauflos, nicht zu unterbrechen. Die laute Stimme hing zusammen mit einem Gehörschaden nach Knalltrauma 1992, was mich zunächst an Arnica denken ließ, aber auch mit dem vorübergehenden Sprachverlust bei seinem Apoplex im September 1997 mit kompletter rechtsseitiger Hemiparese. Seine Stimme klang immer noch kloßig und verwaschen, sodass seine mit anwesende Frau viele seiner Aussagen wiederholen musste.

Die schulmedizinische Behandlung bestand zu diesem Zeitpunkt aus einem Antidiabeticum wegen eines leichten Typ-II-Diabetes, einem Durchblutungsmittel und einem starken Tranquilizer.

Er sagte, er müsse sehr viel weinen, auch schon bevor sein Sohn vor zweieinhalb Monaten tödlich verunglückte. Die Geschichte dieses jungen Mannes, eines Krankenpflegers, war sehr typisch für die psychische Tragödie, die dieser Krieg speziell bei heranwachsenden Männern hervorgerufen hatte: Nach außen hin jovial, hilfsbereit, bei allen beliebt und von der typischen „Coolness“ seiner Generation, hatte er den Tick, seit Kriegsende mit einer entsicherten (!) Handgranate in der Jackentasche herumzulaufen, was zwar in seinem Bekanntenkreis jeder wusste, aber offenbar nicht als sehr ungewöhnlich ansah. Als er sich dann über einen heißgelaufenen Automotor beugte, um etwas zu kontrollieren, geschah das Unglück, dass ihm die Handgranate aus der Tasche fiel, detonierte und ihn mitsamt dem Auto zerfetzte. Eine tragische, aber für Mostar nicht ganz ungewöhnliche Geschichte, die uns bereits vor diesem Patientenbesuch mehrfach zugetragen worden war.

Unser Patient begann dann von seinem Sohn zu erzählen, wie der ihn nach seinem Schlaganfall massiert, krankengymnastische Übungen mit ihm gemacht und ihm sehr geholfen hatte. „Die Ärzte haben sich gewundert!“ Früher habe er auch wahnsinnig viel geraucht und es sofort aufgegeben, als sein Sohn ihm sagte, dass es schlecht für ihn sei. An dieser Stelle bekam er einen Weinkrampf, mit Sprachverlust, lautem Schluchzen, Schnappen nach Luft und heftigem Zittern am ganzen Körper. Der Anfall kam sehr plötzlich und ging allen Anwesenden sehr nahe. Nach einigen Minuten hatte er sich beruhigt und konnte wieder sprechen. Er sagte, wenn er weinen müsse, dürfe man ihn nicht anfassen, trösten oder etwas sagen, „das macht mich reizbar. Das Weinen erleichtert mich, das kommt und explodiert, danach Erleichterung", gleichzeitig seien aber diese Weinkrämpfe, über zehnmal täglich, für seine Frau und ihn das Schlimmste. Seine Frau bestätigte dies und fügte hinzu: „Er glaubt immer, dass man über ihn spricht, wenn etwas geredet wird, dass die Leute schlecht reden und sich über seine Schwäche lustig machen." Er erzählte aus seinem Leben: Nach dem 2. Weltkrieg, in dem beide Eltern umkamen, sei er im Heim aufgewachsen. Im Bürgerkrieg habe er „auch mal eine Kugel abgekriegt". Sein Leben war nicht einfach, aber „viele andere, die das mitgemacht haben, was ich mitgemacht habe, würden sich umbringen, ich würde nicht mal daran denken. Ich habe unheimliche Lust am Leben und gebe nie auf. Ich will nicht krank sein!"

Bei Kälte bekomme er Krämpfe und Zittern in der gelähmten Seite. Bei warmem Wetter schwelle die rechte Hand an und bei Wetterwechsel habe er Schmerzen auf der Hand „wie verbrüht".

Die Untersuchung ergab gegenüber der gesunden Seite eine Reduzierung der groben Kraft um etwa 80 %. Feinmotorik sehr eingeschränkt, wegen ausgeprägtem grobschlägigem Tremor. Der Rest der Anamnese war unauffällig. Zuletzt auf Ehrgeiz angesprochen, meinte er : „Ich würde gerne mal einen Menschen sehen, der ehrgeiziger ist als ich!"

Verordnung: Nux vomica C 1000, S.L. abends, Psychopharmaka stufenweise reduzieren

Repertorisation:

Gemüt; Reizbarkeit, Trost verschlechtert
Gemüt; Weinen, Schluchzen , mit
Allgemeines; Magnetismus, Massage bessert
Gemüt; Ehrgeiz
Sprache; Verlust , Apoplexie , nach
Allgemeines; Lähmung, einseitig , nach Apoplexie
DD: Ignatia, Sepia, evtl. Phosphorus

Aufgrund der gradlinigen Art des Patienten und seines polterhaften Auftretens wurde Nux vomica der Vorzug gegeben, obgleich die Hemiparesen bei diesem Mittel linksseitig zu finden sind. Um eine schnelle Reaktion bei vorhandener recht guter Lebensenergie zu sehen, wurde mit C 1000 eine recht hohe Potenz verabreicht.

FU: 6 Tage (!) später

- „Verfassung ist gut, ich kann mich nicht beschweren!“

- Die Weinanfälle seien um 50 % besser (seine Frau : „Er weint fast gar nicht mehr!“).

- Die grobe Kraft im rechten Arm ist um 50 % besser, er hat im Garten Löcher für 30 Paprikapflanzen gegraben und kommt heute ohne Krücke in die Praxis. Wirkt sehr aufgedreht und redet endlos.

Verordnung : S.L. tgl., weiterhin Psychopharmaka reduzieren

FU: nach 3 Wochen

Zwischendurch hatte er einen kleinen Rückfall, er musste wieder weinen, als der Tod seines Sohnes noch einmal im Radio besprochen wurde. Für einige Tage hat er wieder mehr Psychopharmaka genommen, jetzt weniger. Sonst gut, optimistisch: „Wenn es so weitergeht, kann ich in einem Monat wieder richtig laufen!“

Verordnung: S.L. weiter, der Rückfall bessere sich von selbst

FU: nach 3 Monaten

„Das Einzige, was mich stört, ist die Hitze draußen!“

Das Weinen, die Sprache, der Arm von grober Kraft und Feinmotorik: sehr viel besser. Weiterhin recht reizbar. Laufen: sehr gut! Seit zwei Monaten keine Psychopharmaka mehr. S.L. wird mit seinem Einverständnis abgesetzt.

FU: nach 1,5 Jahren

„Ich habe vor über einem Jahr die Krücke weggeschmissen. Die Sprache ist deutlich und klar, ich kann sogar rennen. Kein Weinen mehr, ich führe ein normales Leben, übermorgen reise ich nach Norwegen, einen Sohn besuchen.“ Zittert nicht mehr.

„Die linke Seite lebt wieder.“ Blutzucker ist etwas erhöht, „Ich müsste mehr Diät halten!“ Reizbarkeit ? „Ich bin leicht gereizt, aber nie mit schlechtem

Ende, das sind die Gene ... Ich denke, mein starker Wille, Gottes Wille und die Behandlung hier retteten mein Leben!“

Medikamente: weiterhin Durchblutungsmittel und Antidiabetica

„Wenn ich euch brauche, melde ich mich.“

Fazit:

Sicherlich ist hier wegen des Diabetes eine strenge Diät und eventuelle homöopathische Weiterbehandlung indiziert. Die schnelle Wirkung von Nux vomica gegen die vorgetragenen Beschwerden des Patienten in seiner schweren Lebenskrise muss dennoch als spektakulär bezeichnet werden, da der Schlaganfall zum Zeitpunkt der Mitteleinnahme schon mehrere Monate zurücklag.

Steffen Jung

3.2.8. Flucht und die Folgen

Mann, 69 Jahre

EA: Januar 97, Hausbesuch

Der Patient lebt mit seiner Frau und der erwachsenen Tochter in zwei kleinen, niedrigen Räumen. Bei der Erstanamnese sind anwesend: Frau und Tochter, der Schwager und zwei stark rauchende Nachbarn, die Übersetzerin und die Homöopathin. Auf die Frage, unter welchen Beschwerden der Patient leidet, antworten alle, nur nicht der Befragte.

Folgende Problematik schält sich nach fast zwei Stunden Anamnese heraus:

Der Patient hat keine Kraft in der rechten Hand, was am schlimmsten in der Früh ist. Sobald er versucht, aufzustehen, ergreift ihn schrecklicher Schwindel, der zum Hinsetzen zwingt: Alles dreht sich im Kopf, wenn er sich nicht setzt, fällt er auf die rechte Seite, er spürt überall große Schwäche, das Herz klopft stark, er hat große Angst, hinzufallen, er fühlt sich aber besser, wenn er Gesellschaft hat; solange er sitzt oder liegt, hat er keinen Schwindel.

Seine Hände und Arme zittern sichtbar.

Während des Krieges hatte er 1993 einen Herzinfarkt und Diabetes wurde diagnostiziert. In der Herzregion fühlt er Schwere und meint, nicht genug Luft zu bekommen (dabei schießen ihm die Tränen in die Augen), das macht ihm Angst. Schlechter ist es bei bewölktem Wetter und Regen.

In dem kleinen Zimmer fühlt er sich eingesperrt, früher war er immer draußen. Er liebt die Ruhe und den Frieden (weint immer wieder, woraufhin alle anderen zu erzählen beginnen).

In Bruchstücken beginnt er über die letzten Jahre zu erzählen, nach einiger Zeit fügt sich folgende Geschichte zusammen: Sie wohnen in diesem Teil des kleinen Hauses seit drei Jahren, weil zu Hause (auf der Westseite Mostars) alles zerbombt ist. Die beiden Zimmer wurden ihnen von der Stadt zugewiesen. Einige Zeit nach dem Krieg kam der Hausbesitzer aus dem Ausland zurück und wollte, dass sie ausziehen, was angesichts der Knappheit an Wohnraum illusorisch war. Er kam immer wieder, aber als sein Drängen nicht fruchtete, passte er mehrmals hintereinander den richtigen Augenblick ab, wenn der alte Mann alleine zu Hause war, und drohte, ihn und seine Familie umzubringen oder nachts das Haus anzuzünden, bis der Patient schließlich einen Nervenzusammenbruch erlitt, drei Tage nur erbrach und schließlich den Schwindel entwickelte. Immer, wenn der Hausbesitzer plötzlich vor ihm stand, fühlte er sich, als hätte ihm jemand mit einem Holzscheit auf dem Kopf geschlagen. Schließlich „löste“ ein Verwandter das Problem insofern, als er den Hausbesitzer verprügelte, worauf sich dieser nicht mehr sehen ließ.

In Westmostar hatten sie ein schönes Haus und ihren Garten, von Beruf war er Bäcker und leitete einen größeren Betrieb. Er wäre so gern wieder in seinem Garten.

Der Schlaf ist oft schlecht, er erwacht öfter, die Frau erzählt, dass sie das Licht anlassen müssen, weil er solche Angst hat.

Er mag keinen Streit, wird aber selbst leicht sauer, wenn etwas nicht an seinem gewohnten Platz liegt. Todesfälle in seiner Umgebung kann er nicht ertragen (weint immer wieder). Früher hat er das Leben geliebt, heute ist es schlimm, dass er nicht mehr rausgehen kann, er fühlt sich wie im Gefängnis und hätte gerne einen Rollstuhl, damit seine Frau ihn in den Innenhof schieben kann. Er hat gerne Gesellschaft und fühlt sich schlechter allein.

Mit der Verdauung hat er oft Probleme, der Stuhl geht unbemerkt ab, auch den Urin verliert er öfter.

Ödeme an Knöcheln und Unterschenkeln

Der Durst ist stark, der Appetit gut. Gerne isst er gebratenes Fleisch mit Kartoffeln, Äpfel, Feigen und Trauben, auch Salziges und Eier. Er isst alles gern, hat keine Abneigungen.

Früher hat er überall stark geschwitzt, heute nicht mehr.

Der Blutdruck ist erhöht (170/110), die Füße sind kalt bis zu den Knien, auch die Hände sind kalt. Er nimmt schulmedizinische Medikamente gegen den hohen Blutdruck, außerdem Herzmittel, Diabetes-, Entwässerungs- und Schlaftabletten und anderes.

Begründung:

Die folgenden Rubriken wurden als besonders wichtig eingestuft, da sie im Zusammenhang mit der Schocksituation stehen:

Gemüt; Beschwerden durch Schreck
Gemüt; Angst nach Schreck
Schwindel nach Schreck
Gemüt; Weinen, zu Tränen geneigt

Rectum; unwillkürlicher Stuhlgang nach Schreck
Blase; Urinieren unwillkürlich
Auch werden Menschen, die Opium benötigen, häufig als gefühlvoll und weinerlich beschrieben.

Verordnung: Opium C 200

Mai 97, Hausbesuch

Der Patient demonstriert uns die Verbesserung und läuft mit Stock etwa zehn Meter allein. Er hat mehr Antrieb, die Stimme ist kräftiger. Die Übersetzerin weist darauf hin, dass seine Stimme wesentlich deutlicher ist als zuvor.

Nach dem Mittel wurde es immer besser.

Zweimal wäre er fast ohnmächig geworden beim Spazierengehen (er hatte bereits kleine „Spaziergänge" in den Innenhof unternommen), dafür nahm er Nitroglyzerin, was ihm half. Seither ist es nicht mehr vorgekommen.

Die Hand ist ein bisschen besser geworden, aber noch schwach.

Die Blase ist gut, er geht jetzt auch mal nachts auf die Toilette. Er spürt Blase und Darm wieder.

Der Schwindel ist noch etwas vorhanden beim Aufstehen, hält ihn aber nicht mehr vom Laufen ab.

Das Schweregefühl im Herzen ist verschwunden.

Der Blutdruck ist veränderlich (160/110 gemessen).

Den Druck auf der Brust spürt er noch, dabei hat er ein bisschen Angst, wegen des Gefühls, nicht richtig Luft zu bekommen, schlimmer bei Regen und Wetterwechsel, aber das hat er schon seit dreißig Jahren.

Hände und Füße sind immer noch kalt, aber die Schwellung am linken Knöchel ist besser. Neuerdings stellt sich am Oberarm ein stechender Schmerz ein, wenn er den Arm nach oben ausstreckt.

Direkte Sonne verträgt er nach wie vor nicht gut.

Begründung:

Das Mittel hat seine Situation verbessert, besonders auf der seelischen Ebene. Trotzdem sind noch genügend körperliche Beschwerden vorhanden, die mit der Schrecksituation zusammenhängen und eine Wiederholung des Mittels nahelegen.

Verordnung: Opium C 200

Juli 98, Hausbesuch

Füße und Beine sind angeschwollen; die Blutzuckerwerte sind hoch.

Insgesamt fühlt er sich nicht schlecht. (Seine Frau merkt an, dass er häufig weint.)

An Bauch und Handgelenken hat er viele kleine Warzen bekommen.

Der Schwindel ist wieder schlimmer (weint viel), die Kraft in der rechten Hand schlecht, er kann jetzt auch nicht mehr mit Stock gehen.

Herz und Atmung sind soweit gut, außer bei Regen und schwülem Wetter.

Nur die Zehen sind kalt, besonders beim Einschlafen.

Letzten Monat wurde er zweimal ohnmächtig.

Der Schlaf ist nicht schlecht, er braucht nur ab und zu Schlaftabletten.

Blutdruck 180/85.

Begründung:

Leider bat der Patient um keinen neuen Termin bei uns in der Praxis, so dass sehr viel Zeit verstrich, bis die Homöopathin ihn auf eigene Initiative wieder aufsuchte. Sein Zustand zeigt einen klaren Rückfall auf, da er in der Zwischenzeit kein homöopathisches Mittel erhielt.

Wiederholung von Opium C 200

Mai 2000, Hausbesuch

Der Patient hat sein Haus im Westen der Stadt wieder bezogen, wir fragen uns bei verschiedenen Nachbarn durch, um ihn ausfindig zu machen. Schließlich haben wir Erfolg.

Er liegt in einem dunklen, schlecht belüfteten kleinen Raum auf dem Sofa, der Geruch verrät, dass er wieder Probleme mit der Blase hat.

Er freut sich unbeschreiblich, uns wiederzusehen, und fängt sofort an zu weinen. Das Aufstehen zur Begrüßung fällt ihm sichtlich schwer, er setzt sich mit Mühen auf.

Mit den Beinen geht es ihm nicht gut, durch die Schwäche und das Zittern kann er nicht gehen. Seit längerer Zeit hat der Arzt ihm Tranquilizer verschrieben und das entwässernde Medikament erhöht (wir sehen ihm an, daß es ihm körperlich schlecht geht). Auch hat er wieder den Schwindel beim Gehen, solange er liegt, fühlt er sich gut, aber bei Anstrengung fängt er an, stark zu schwitzen, besonders auf der Brust, dabei ist er kalt und zittert.

Urinieren muß er alle zehn Minuten, trotz doppelter Einlagen weicht er schnell durch, er fühlt nicht, daß Urin abgeht.

Er hat Stuhldrang, aber der Stuhl kommt nicht, er muss mechanisch nachhelfen.

Der Durst ist nicht besonders groß.

Als sie umgezogen sind, hatte er Angst zu sterben, aber das ist jetzt besser.

Begründung:

Trotz intensiver Bitten der Homöopathin beim letzten Besuch, sich nach zwei Monaten bei uns in der Praxis zu melden, suchte er uns nicht auf. Wie damals handelt es sich um einen Rückfall, weil das Mittel nicht rechtzeitig wiederholt worden war.

Verordnung: Opium C 200

Juni 2000, Hausbesuch

Nach Opium C 200 war der Stuhlgang sofort besser, der Stuhl ist jetzt auch häufiger. Er fühlt den Stuhldrang jetzt, muss sich aber beeilen, zur Toilette zu kommen, manchmal verliert er auch etwas Stuhl auf dem Weg dorthin.

Mit dem Urinieren ist es noch schwierig, er kann den Urin oft schlecht halten. Die Farbe ist kräftiger geworden, die Menge hat sich etwas reduziert.

Der Durst ist extrem groß, vier Liter täglich.

Nach dem homöopathischen Mittel war der Blutzuckerwert niedriger.

Der Schlaf ist häufig unterbrochen, sowohl durch geringe als auch laute Geräusche. Letztere verursachen Zittern.

Solange er sitzen kann, fühlt er sich wirklich gut.

Wenn es dunkel wird, fühlt er große Schwäche und Erschöpfung. Das Laufen fällt ihm schwer, der Schwindel ist immer noch da, er hat das Gefühl, nach vorne zu fallen.

Er fröstelt leicht und hat Verlangen nach Wärme.

Wenn jemand zu Besuch kommt, muss er immer noch weinen, aber nicht mehr so viel wie zuvor.

Widerspruch kann er nicht ertragen, er muss dann laut werden.

Der Appetit ist gut.

Er äußert große Zufriedenheit und Dankbarkeit für unsere Behandlung.

Begründung:

Im Vordergrund stehen nun die Schwäche und Erschöpfung; die Rubriken Heimweh, langandauernder Kummer, häufiges Urinieren und das leichte Frösteln sowie der Diabetes weisen auf ein neues Mittel.

Verordnung: Acidum phosphoricum C 200

Fazit:

Obwohl sich der Patient in desolatem Zustand befand, als er zum ersten Mal homöopathisch behandelt wurde, war durch Opium eine deutliche Besserung seiner Beschwerden eingetreten. Leider meldete sich der Patient nicht mehr in der Praxis, zog dann in den Westteil der Stadt mit unbekannter Adresse. Die Homöopathin, die die erste Anamnese erhoben hatte, erinnerte sich aber an den Patienten und wollte gerne wissen, wie es ihm geht. Dank des Spürsinns des Übersetzers fanden sie ihn schließlich - wieder mit starken Beschwerden, aber überglücklich über das Wiedersehen.

Auch wenn der Patient durch die homöopathische Behandlung bisher nicht wieder völlig gesundete, war es doch schön, mitzuerleben, wie er trotz der langen Intervalle ohne homöopathisches Mittel wieder positiv auf jede Gabe reagierte. Inzwischen geht es ihm laut Auskunft seiner Frau insgesamt etwas besser, besonders seelisch hat er wieder Auftrieb.

Christine Lauterbach

3.2.9. Husten beim Anblick von Gewalt

Frau, 60 Jahre

EA: Mai 1999

Die Patientin sucht uns wegen Asthma bronchiale auf. Sie blickt misstrauisch und streng.

Sie bekomme Husten beim Anblick von Gewalttätigkeiten und bei Nervosität. Außerdem leide sie unter Depressionen, habe Herzprobleme, Bluthochdruck und Cervixpolypen. Seit längerem war sie wegen Schlafstörungen in psychiatrischer Behandlung und bekam Apaurin, ein gängiges Antidepressivum.

1991 hatte sie einen Ohnmachtsanfall mit Schwächegefühl und Schmerzen in der Brust mit Hyperventilation. Der Auslöser war, dass der Ehemann sie antrieb sich zu beeilen um zu der Hochzeitsfeier von Verwandten zu gehen. Sie mochte da eigentlich nicht hingehen. In der Klinik wurde die Diagnose Psychoneurose gestellt.

Weiter leide sie unter einer chronischen Sinusitis mit sehr festen Absonderungen –"wie Würmer".

Sie neige zu Erkältungen, schlechter durch Zugluft und Haarewaschen.

Jede Nacht erwache sie pünktlich um 1 Uhr mit Husten. Ihr Husten wird schlechter in der Bettwärme. Apaurin habe sie schon gleich nach ihrer Heirat bekommen, weil sie Probleme mit der Familie ihres Mannes hatte. Ihr Mann habe sie sehr kontrolliert, so dass sie sich nicht getraut habe jemandem was zu sagen. Hier will sie erst nicht so recht mit der Sprache rausrücken, erzählt dann aber doch, dass sie sehr eifersüchtig war, wenn ihr Mann außer Haus war. Sie hätte ihn dann gern ausgefragt, er hätte sie dann aber geschlagen.

Sie erschrickt. Jetzt hat sie uns was erzählt, was sie sonst nie erzählen würde, und wird dann noch viel gesprächiger. Ihr Mann habe sie in ihren Wünschen (?) nie respektiert. Während sie weitererzählt, nestelt sie wieder und wieder an den mitgebrachten Tabletten.

Sie habe aus Liebe und gegen den Willen ihrer Eltern diesen Mann geheiratet. Hätte sie sich gegen ihren Mann und seine Familie wehren können, hätte sie keine Probleme gehabt, wobei sie nicht näher erläutern mag, wogegen sie sich eigentlich wehren wollte.

Sie hat sich nirgendwo getraut etwas zu sagen, weil sie das Gefühl hatte, ihr Mann könne das mithören, auch heute noch, wo er tot ist.

Repertorisation: Misstrauen
redselig
Wahnidee, jemand sei anwesend (Mann hört mit)
Husten bei Erregung
Erwachen durch Husten (3)

Glücklicherweise hatte ich in unserer Praxis das Buch "Gelebte Homöopathie" gefunden und dort mit großem Interesse die "Hyoscyamus-Perlen" gelesen. So war ich mir des Mittels auch, was den Husten anbelangt, sehr sicher.

Die Patientin bekam also Hyoscyamus C 200.

Beim FU einen Monat später fühlt sie sich allgemein besser, die nächtlichen Hustenanfälle sind etwas besser. 2 Wochen nach dem Mittel hatte sie einen Schmerz wie einen Blitz in der linken Brust, dabei dachte sie, sie stirbt. Danach ging`s ihr deutlich besser. Der Blutdruck ist gut. Die Nase sei auch deutlich besser. Psychisch fühle sie sich wie neu geboren, hatte vorher keine Lust mehr. Sie wirkt sehr freundlich, geradezu herzlich.

Nächstes FU im November 99: "Mir geht's gut, ich kann nicht jünger sein, als ich bin. Mit der Gesundheit bin ich zufrieden; aber wenn ihr mich noch jünger machen könnt mit den Kugeln, nehme ich gern mehr." Atmung und Abhusten besser, Schlaf besser. RR.: o.B., keine Unterleibsprobleme.

Regelmäßig nimmt sie nur noch Isoptin.

Sie sei viel geduldiger, hält Situationen besser aus. Auf ihren Mann angesprochen fängt sie etwas zu weinen an. Beim Erinnern, was alles war, wird sie traurig, aber das ist nicht oft.

Fazit:

Sehr interessant ist es, dass sie zunächst den im Hintergrund arbeitenden Computer für eine versteckte Kamera hält, sich aber dadurch nicht abhalten lässt, zu berichten – "aber egal – ich fühle mich besser". Das hyoscyamustypische Misstrauen ist noch vorhanden, kann aber zugunsten von Gelassenheit suspendiert werden, und das alles nach einer einzigen Gabe Hyoscyamus C 200.

Hella Rebel

3.2.10. Kopfschmerz seit Lagerhaft

Mann, 40 Jahre

EA: 02.08.97

Der Patient gibt an, dass er 8 Monate in einem Lager inhaftiert war (1993-1994).

Dort wurde er viel getreten und geschlagen. Seit den Misshandlungen im Lager leidet er unter Kopfschmerzen, Schmerzen im rechten Knie und an den Folgen von 3 Rippenbrüchen. Weiterhin erfahren wir, dass er eine Gewehrkugel unter der Kopfschwarte stecken hat. Sie traf ihn, als sich bei einem Lagersoldaten ein Schuss aus dessen Waffe löste und der Querschläger ihn am Kopf verletzte. Damals hat die Wunde stark geblutet. Das Projektil unter der Kopfhaut ist gut tastbar, bereitet unserem Patienten aber keine Schmerzen, wie er sagt.

Seit längerem träumt er vom Krieg und von der Lagerinhaftierung. Im Krieg hatte er oft Todesangst und Furcht vor den Kroaten, die ihn verfolgten. Im Lager hat er durch die mangelhafte Ernährung 13 Kilogramm abgenommen.

Hauptsächlich kommt der Patient aber wegen seiner Kopfschmerzen, die seit den Schlägen und Tritten im Konzentrationslager bestehen.

In der Klinik in Sarajevo wurde eine CT gemacht, allerdings ohne nennenswerten Befund, wie er uns angibt.

Beschwerdebild :

Die Kopfschmerzen beginnen plötzlich und erstrecken sich ins rechte Auge. Während der Kopfschmerzen fühlt er einen starken Druck hinter dem rechten Auge.

Wenn die Kopfschmerzanfälle stark sind, muss er in die Klinik, wo er Spritzen bekommt. Die Schmerzen sind manchmal so heftig, dass er ohnmächtig wird. Die Beschwerden sind immer latent da und werden durch heftige Intervalle unterbrochen. Kalte Umschläge und Ruhe bessern die Kopfschmerzen. Ferner wird der Schmerz gelindert durch festes Bandagieren des Kopfes.

Die Schmerzen verschlimmern sich zwischen 15.00 und 16.00 Uhr.

Der Patient beschreibt den Schmerz als klopfend.

Weitere Beschwerden:

Hautausschläge an den Fingern und Unterschenkeln.

Die Ausschläge sind nässend, pustulös und entzündet.

brennende Schmerzen, die durch Salbe gelindert werden

Der Patient ist sehr durstig.

Eigenanamnese: Windpocken als Kind und Blinddarm-OP, ansonsten gesund.

Familienanamnese: Vater an Prostata-Krebs gestorben.

Verordnung: Belladonna C 1000, 1 Gabe

Begründung:

Kopfschmerz durch mechanische Verletzungen
(Repertorium, Synthesis 7, Seite 329;
gesamte Kopfschmerzsymptomatik wird von Bell. abgedeckt,
Seite, Modalitäten, Ort).

DD: Arnica, Glonoinum

Repertorisation:

Kopf; Schmerz, Verletzungen, nach mechanischen
Kopf; Schmerz, hämmernd
Kopf; Schmerz, Stirn, Augen, über den, rechts
Kopf; Schmerz, nachmittags, 15.00 Uhr
Kopf; Schmerz, kalte Anwendungen bessern
Kopf; Schmerz, Druck, harter, bessert
Kopf; Schmerz, plötzlich
Kopf; Schmerz, heftig

1. FU: 20.08.97

30 % ige Besserung der Kopfschmerzen!

Verordnung: Belladonna C 1000

2. FU: 24.09.97

Kopfschmerz seit dem 20.08.97 noch besser geworden. 1x hat er noch Tabletten genommen, früher war es 2-3 x / Woche.

Bei Wetterwechsel werden die Beschwerden (Kopfschmerzen) stärker.

70 % ige Besserung der Kopfschmerzen

Verordnung: abwarten!

Fazit:

Der Fallverlauf beweist, dass Belladonna das richtige Mittel war, auch wenn man zuerst wohl an Arnica gedacht hätte. Belladonna deckt nicht nur die körperlichen Symptome ab, sondern ist auch bei Beschwerden durch Schreck oder Schock angezeigt (siehe Rubriken in Synthesis 7: Gemüt; Beschwerden durch Furcht, Schreck S. 24 und S. 25). Selbst bei Folgen von Kopfverletzungen finden wir Belladonna zweiwertig verzeichnet. Dieser Fall ist als eine akute Behandlung zu verstehen, auch wenn in der Anamnese chronische Symptome wie Hautausschläge aufgenommen wurden!

Stefan Warken

3.2.11. Folgeerscheinungen von Demütigungen im KZ

Mann, 60 Jahre

EA: 24.08.98

Der Patient macht auf den ersten Blick einen gebrochenen Eindruck, er wirkt erschöpft und niedergedrückt. Im Kontakt ist er aber auffallend zugewandt, freundlich und offen.

Er kommt wegen Schlaflosigkeit, unter der er seit dem Krieg leidet. Er war zweimal im Gefängnis, insgesamt sechs Monate. Er kann schlecht darüber reden, wird dann nervös und hat wieder alle Bilder von damals vor Augen. Er ist viel blutig geschlagen worden oder musste andere blutend wieder in die Zelle tragen. Er ist jetzt schlaflos, wenn er irgendwo Blut gesehen hat oder über die Zeit im Gefängnis redet. Er nimmt dann Schlaftabletten.

Weiterhin hat er einen labilen Hypertonus, Herzklopfen und Beinschmerzen durch Varizen. Seit dem Krieg haben sich große, blumenkohlartige Warzen unter der rechten Achsel, am Schlüsselbein und an der Wange gebildet.

Er möchte gern seine ganze Geschichte erzählen.

16-jährig hat er angefangen zu arbeiten, war 20-jährig beim Militär und wurde danach Maschinenschleifer. Er hatte eine Familie mit 2 Kindern, ein schönes Auto und war immer zufrieden. Er war ein guter Arbeiter, ein ruhiger Mensch, ein guter Ehemann und guter Vater.

Ins Gefängnis kam er, weil er zufällig den gleichen Namen wie der Stadtkommandant hatte. „Du bist so klein, wenn ein kroatischer Bauer im Gefängnis dich anspuckt und du nichts sagen darfst.“ Am schlimmsten war es, wenn er jemand vor sich hatte, der vorher sein Lehrling war. Er hätte gern zurückgeschlagen, eine Atombombe reingeworfen, hat sich immer nur selbst zugeredet auszuhalten. Wenn er an einen bekannten Arzt denkt, der ihm nicht geholfen hat, könnte er ihn umbringen. Er fühlt sich ihm überlegen, verachtet ihn nur noch, findet ihn schlimmer als einen Hund. Er zeigt seinen Stolz, trägt den Kopf extra hoch, wenn er an seinem eigenen Haus in West-Mostar vorbeiläuft, das jetzt von Kroaten bewohnt wird. Manchmal ist die Wut aber auch ganz stark. Dann schwitzt er sehr viel und ist völlig kaputt. Das Blut aber ist das Schlimmste beim Gedanken ans Gefängnis und dass der Mensch so klein gemacht werden kann. Wenn er jetzt Unrecht sieht, wird er sofort nervös und ärgerlich. Manchmal zittert er so vor Wut, dass er nicht schreiben kann, nimmt dann sofort Sedativa. Früher hat er z.B. bei ungerechten Schiedsrichterentscheidungen rumgeschrieen, jetzt behält er den Ärger für sich. Mit guten Freunden reden bessert.

Verordnung: Staphisagria C 1000

Repertorisation:

Beschwerden durch Kränkung mit Entrüstung
Beschwerden durch unterdrückten Zorn
Beschwerden durch Grobheit anderer
Schlaflosigkeit durch Ärger, Verdruss
Allgemeines: Zittern, äußerlich, durch Zorn
Schweiß, nach Ärger, Verdruß
Warzen

1. FU: 30.9.98

Patient fühlt sich viel besser. Der Blutdruck ist gut. Er nimmt aber noch allopathische Antihypertensiva.

Das Herzklopfen ist nicht mehr so extrem, das Zittern ist besser, die Warzen unverändert.

Während er vorher kalte Füße hatte, sind sie jetzt manchmal heiß, sodass er sie abdecken muss.

Verordnung: abwarten!

2. FU 1.11.99 (12 Monate später)

Die Schlaflosigkeit ist weg, er sieht keine Bilder mehr vom KZ, hat auch keine Alpträume mehr. Er sagt: „Nach dem KZ war ich bereit zu töten, jetzt ist es total anders. Ich war voller Rachgier, das ist jetzt überhaupt nicht mehr.“ Seit der homöopathischen Behandlung trinkt er keinen Alkohol mehr, freut sich an seiner Enkeltochter und konnte die allopathischen Medikamente auf weniger als die Hälfte reduzieren.

Sonja Weinmann

3.2.12. Post-Traumatic Stress Disorder bei einem Frontsoldaten

Mann, 30 Jahre

Der Patient kommt im Sommer 98 in unsere Praxis. Er macht einen erschöpften und gestressten Eindruck. Seit eineinhalb Jahren hat er folgende Beschwerden:

- Große Schwäche mit starkem Druck auf der Brust, bis zum Erstickungsgefühl, das sich kopfwärts erstreckt, der Druck verschließt ihm dann die Ohren und zieht weiter zum Hinterhaupt oder zur Schädeldecke mit kurzem stechendem Schmerz; dabei verschlechtert sich die Sehkraft und er sieht unscharf.
- In den Beinen hat er ein Gefühl der Leere, als wären sie Fremdkörper; wenn er sie übereinanderschlägt, sterben sie ab und er hat keine Sensibilität mehr in den Beinen.
- Er muß Menschenansammlungen meiden, hat Angst, dass er umfällt, was ihm in seinem Beruf als Kellner mehrmals beinahe passierte.
- Oft sitzt er da und hat das Gefühl, seine Seele sei nicht da, nur sein Körper.
- Bevor die starke Schwäche kommt, zittert er innerlich und kann sich plötzlich nicht mehr bewegen; die Arme werden lahm, er kann sie nicht mehr bewegen.
- Nervlich ist er sehr zerrüttet, er schreit unvermittelt seine Kinder an oder schlägt sie sogar, weil er so nervös ist, danach weint er, weil es ihm so Leid tut.

Er war bei mehreren Ärzten, die ein PTSD diagnostizierten.

Er hat seine beiden Eltern im Krieg verloren, sie wurden umgebracht; vier Wochen nach ihrem Tod sah er den eingeschlagenen Kopf seiner Mutter (bei der Identifikation), das war entsetzlich, seinen ermordeten Vater wollte er nicht mehr sehen.

Oft fühlt er nichts auf seiner linken Körperhälfte, es ist, als gehöre sie nicht zu ihm.

Der Kopf ist oft heiß, dabei entsteht das Gefühl, als würden sich die Haare aufstellen.

Beobachtung: Er redet ausgesprochen schnell und viel, scheint unter immensem Druck zu stehen, springt beim Erzählen von einem Thema zum anderen.

Wenn es ihm richtig schlecht geht, hat er große Angst, dass gleich etwas Schreckliches passiert; dann kann er auch nicht reden und fühlt sich so schwach, dass er sich beim Aufstehen vom Sitzen festhalten muss.

Er kann unmöglich die Wohnung verlassen, obwohl er es gerne tun würde. Draußen wird ihm sofort schlecht. „Was passiert, wenn ich jetzt plötzlich umfalle?“, fragt er sich dann. Er empfindet große Scham wegen seiner Schwäche, hat Angst, jemand könnte ihn so sehen, und auch, dass ihm niemand helfen kann. Wenn er zu Hause einen Schwächeanfall spürt, erfrischt er sich mit kaltem Wasser, damit er wieder zu sich kommt.

Während der Schwäche entwickelt er heftige Schweißausbrüche, eiskalt, dazu noch das Gefühl von Ameisenlaufen über den Körper.

Der Patient erscheint der Homöopathin sehr aufgeregt und sie fragt ihn, ob das schon vor dem Krieg so gewesen sei.

Der Patient verneint, auch krank sei er nicht gewesen, allerdings von Natur aus nervös, das hat er aber runtergeschluckt.

Im Krieg hat er richtig Angst gehabt, sie aber nicht gezeigt. Er war immer an vorderster Front, wurde einmal angeschossen. Viele seiner Untergebenen hatten Angst und haben es gezeigt, die hat er dann oft nach Hause geschickt. „Die anderen dachten immer, ich hätte keine Angst.“

Der Psychiater hat ihm Beruhigungs- und Schlaftabletten verschrieben, die nimmt jetzt er aber nur, wenn es gar nicht anders geht.

„Ich habe Angst, dass ich im Kopf krank bin.“ Angst, einen Tumor zu haben.

Er bemerkt, dass seine Beschwerden immer mehr zunehmen, vor ein paar Monaten war es noch nicht so extrem.

Was im Krieg besonders schlimm war? Dass seine Frau auch ihre Eltern verloren hat und schwanger war, da musste er dafür sorgen, dass sie zu essen bekam. Er hatte nur einen Gedanken: Ich möchte weiterleben - meine Frau soll weiterleben - wir sollen nicht verhungern.

Nach dem Tod seiner Eltern fing er an zu trinken, merkte es aber und nahm Abstand.

Im Schlaf hat er keine Probleme, aber sobald er aufsteht, wird ihm schlecht.

Wegen seines desolaten psychischen Zustandes kann er nicht arbeiten, was sehr schlimm für ihn ist.

Ob er sonst noch Ängste hat? Vor Höhe! „Lieber nehme ich eine Schlange in die Hand.“ (In Mostar äußern viele Menschen Angst vor Schlangen, da Giftschlangen im Umland sehr verbreitet sind.) Schon in seiner Kindheit war die Angst vor hochgelegenen Orten ausgeprägt, das fängt an mit dem zweiten Stock.

Inzwischen hat sich auch Angst, über Brücken zu gehen, entwickelt.

Bei Angst schwitzt er extrem.

Der Durst ist groß, Wasser trinkt er nicht gerne, aber Säfte. Essen kann er alles, nur Fettes mag er nicht. Wenn er zuviel auf einmal isst, bekommt er Verstopfung, als Kind hatte er einen Darmverschluss.

Er fröstelt immer, selbst im Sommer hat er kalte Füße, das war schon früher so, ist jetzt aber noch deutlicher geworden.

Seine Frau ist Serbin, er Moslem.

Beim Einschlafen hat er Probleme, macht sich Sorgen um die Zukunft, ob er wieder gesund wird und arbeiten kann. Er beklagt den Tod seiner Eltern, die ihn nun nicht mehr unterstützen können, außerdem hat er einen jüngeren Bruder, um den er sich kümmern muss.

In letzter Zeit erschrickt er leicht, der Schreck fährt ihm durch den ganzen Körper.

Häufig ist der Unterkiefer ganz verkrampft, als ob es nicht sein Unterkiefer wäre. Außerdem fühlt sich der Mund ganz trocken an.

Ob dem Patienten auffällt, dass er extrem schnell redet? „Ich rede so schnell, weil ich alles sagen will, bevor mir etwas passiert.“

Repertorisation:

Gemüt; Geschwätzigkeit , wechselt schnell von einem Thema zum anderen
Gemüt; Furcht vor Unglück
Gemüt; Furcht vor Menschen
Gemüt; Beschwerden durch Schreck, Furcht hält immer noch an
Gemüt; Wahnidee, Beine gehörten nicht zu ihr
Allgemeines; Schock, seelisch
Allgemeines; Schwäche, Entkräftung plötzlich
Allgemeines; Schwäche, Entkräftung mit Schweiß

Differentialdiagnostisch kamen noch Opium und Lachesis in Frage, Letzteres wurde als Ergänzung später mit gutem Erfolg gegeben.

Die Panikattacken, die Angst zu sterben, die Sorgen, die Heftigkeit und Plötzlichkeit aller Symptome und die Schreckhaftigkeit legen zunächst Aconitum als Heilmittel nahe.

Verordnung: Aconitum C 1000

FU: August 98

Die Beschwerden sind insgesamt die gleichen, aber nicht mehr so intensiv und die Anfälle sind kürzer.

Verordnung: Aconitum C 1000

FU: Anfang September 98

Im Stehen hat er das Gefühl, zur Seite zu fallen. Kopfschweiße immer nur an einer Kopfhälfte, dabei Seitenwechsel.

Unruhe und Schwäche sind immer noch vorhanden, das Ohnmachtsgefühl hat abgenommen.

Viele alte Beschwerden sind noch da, aber er fühlt sich insgesamt etwa 20 % besser.

Die Schwäche ist nun besonders schlimm von 17.00 h bis 19.00 h, früher erstreckte sie sich über den ganzen Tag. Er kann immer noch nicht rausgehen.

Verordnung: Aconitum C 50.000

FU: Ende Septemper 98

Es geht ihm nicht so gut, es fiel ihm schwer, in die Praxis zu kommen. Das pelzige Gefühl, der Druck, der Schwindel sind schlimm für ihn. Letzterer wird besser durch Bewegung oder schnelles Gehen, selbst beim Reden muss er sich bewegen, sonst wird ihm schwindelig; allerdings sind die Beschwerden durch die kraniosakrale Therapie leichter geworden. Nach der Arbeit (er kann nun offensichtlich arbeiten gehen!) muß er sich gleich hinlegen und schlafen.

Direkt nach der Mitteleinnahme fühlte er sich kurze Zeit besser, auch zu Hause ist es etwa 50 % besser, aber draußen immer noch nicht.

Wie lange war es besser nach dem Mittel? Zehn oder zwanzig Tage ging es ihm richtig gut.

(Der Patient erscheint etwas gelassener, nicht mehr so panisch.)

Wie ist es mit dem Gefühl zu ersticken? Wesentlich weniger, auch die Übelkeit tritt nur ab und zu auf. Jetzt hat er eher das Gefühl, als ob eine heiße Schnur durch beide Ohren und dann auf die Schädeldecke gezogen würde.

Wie ist es mit dem Gefühl, die Seele sei weg? Das ist nicht mehr da. Nur beim Sitzen hat er manchmal die Empfindung, nach hinten gezogen zu werden, das hat aber in letzter Zeit wieder nachgelassen.

Das innerliche Zittern? Ist ab und zu noch da ..., dann hat er auch das Gefühl, er könne mit der Hand nicht zugreifen, als ob jemand anders seinen Arm bewegen würde, aber dann kann er doch zugreifen.

Konnte er die Wohnung verlassen? Nach dem letzten Mittel fühlte er sich 90 % besser. Es war so gut, dass ihn seine alten Freunde abholten und mit ihm rausgingen ... und da wurden aus 2 eben 22 Bier (ein Bier hat 0,3 l). Am übernächsten Tag ging es ihm wieder schlecht, aber nicht so schlimm wie vorher.

In seiner großen Freude, das Haus ohne Panik verlassen zu können, ging der Patient mit seinen alten Freunden auf Kneipentour und antidotierte offensichtlich das Arzneimittel. Über diesen Zusammenhang wurde er aufgeklärt und bekam

Aconitum C 30 an drei aufeinander folgenden Tagen.

Der Patient ist weiterhin in homöopathischer Behandlung und erhielt wegen anderer Probleme weitere Mittel. Die Angstattacken sind mittlerweile kein Thema mehr.

Christine Lauterbach

3.2.13. Halbseitenlähmung nach Verlust eines Teils der rechten Hirnhälfte

Mann, 52 Jahre

EA: 18.11.98

Wir machen einen Hausbesuch bei einem 52-jährigen Mann. Sein Blick ist leer, er spricht monoton. Er hat den Krieg trotz KZ-Aufenthalt (Heliodrom) überlebt. Aber am 10. 02. 1997 kam es in der Zeit des moslemischen Ramadan im westlichen Teil der Stadt Mostar zu einer Schießerei. Unser Patient überlebte einen Kopfschuss. Dabei verlor er ein Stück seines rechten Gehirns und einen Teil seines rechten Schädelknochens. Er war 3 Monate im Semi-Komazustand und wurde beatmet. Eine große Eindellung (27 cm lang, 6 cm breit) auf der rechten Kopfseite zeugt von der Schwere der Verletzung und den Folgeschäden. Damit nicht jeder gleich diese kahle Stelle entdeckt, trägt Herr R. auch in der warmen Wohnung eine Mütze. Tragisch fand Herr R. nicht die Möglichkeit, eine Kriegsverletzung davonzutragen, sondern er ist fassungslos über den Zeitpunkt seiner „Nachkriegsverletzung“. Es bestand seit knapp 3 Jahren das Dayton-Abkommen, somit herrschte Frieden. Der Schuss, der Herrn R. traf, kam von einem Scharfschützen, der sich als Handwerker verkleidet hatte und vom Dach unseres Hauses schoss, das unmittelbar in der Nähe des Friedhofes stand, den Herr R. mit offizieller Erlaubnis als Zivilist besuchte.

Als wir am 18.11.98 den Patienten besuchen, klagt er über eine Halbseitenlähmung links. Er sitzt im Rollstuhl, kann nur mit Hilfe kurze Strecken gehen, da er sein Gleichgewicht schlecht halten kann. Durch die lange Katheterisierung hat er kein Gefühl für die Harnentleerung. Er muss oft auf die Toilette, kann es aber nicht immer kontrollieren. Am Ende des Harnstrahls empfindet er ein Brennen. Seit der Tracheotomie hat er Probleme beim Schlucken und ist heiser. Er hat unwillkürliche Kontraktionen. Die Augen bewegen sich plötzlich, danach schüttelt es ihn, wie wenn er frieren würde, und er muss urinieren. Auch im Halsbereich hat er Zuckungen, daraufhin ist für ihn das Schlucken schwierig. Das kommt nur tagsüber vor. Er hat regelmäßig dumpfe Kopfschmerzen. Seine schulmedizinischen Medikamente bestehen aus Tegretal 200 mg 2 x täglich und Phenobarbitol 100 mg 1 x täglich. Er hat 1 x wöchentlich Physiotherapie.

Er sagt, er müsse weinen, wenn jemand über etwas spricht, was ihn an früher erinnert. Auch wenn er Kriegsbilder im Fernsehen sieht, muss er weinen. Als er im Koma lag, kamen viele unreale Situationen in seinen Kopf. Jetzt kommt es vor, daß er erzählend vor sich hin phantasiert. Durch die Verletzung verlor Herr R. einen Teil seines rechten Gehirns. Er sagt: „Es war das Falsche, was sie rausgenommen haben." Er träumt viel von seiner alten Arbeitsstelle. Er war Vorarbeiter in einer Aluminiumfabrik und setzte sich zusätzlich noch für die Belange der Arbeiter ein. Dazu organisierte er Streiks und kämpfte gegen Ungerechtigkeiten. Früher, sagt er, war er ruhig, stark, lustig und beliebt. Früher hatte er viele Freunde auf der anderen Seite – jetzt sind es Feinde!

Verordnung: Stramonium C 200 für 2 Wochen 1 x täglich 3 Globuli, da der Patient starke Antiepileptika nimmt

Begründung:

Blasenentzündung nach Katheterisierung
Schmerz brennend nach dem Urinieren
Konvulsionen tagsüber
Bewegung konvulsivisch Augäpfel
Delirium nach Kopfverletzung
erträgt keine Ungerechtigkeiten
Kopfschmerzen nach Kopfverletzung

Repertorisiert man diese Symptome, kommt verständlicherweise kein klares Mittel als Ergebnis heraus.

Für mich passte als konstitutionelles Mittel am besten zu Herrn R. Causticum.

Das Schlüsselsymptom: Harndrang häufig, wenn er nicht sofort uriniert, hat er das Gefühl, der Urin werde unwillkürlich abgehen. Als einziges Mittel Bryonia.

Belladonna, Hyoscyamus und Veratrum album passen zu den Epilepsiesymptomen. Ich entschied mich für Stramonium als erstes Mittel, wegen Schock, Delirium, Zustand nach Kopfverletzung und Epilepsie.

DD: Natrium sulfuricum, Causticum

1. FU: 4 Wochen später

Blick nicht mehr so leer

„Ich fühle mich wie vorher."

Macht aber Witze: „Kann Energie nicht beurteilen, war nicht joggen!"

Neues Symptom: Schweregefühl im Kopf bei schlechtem Wetter, erwacht nachts bei Wetterwechsel

Kein Brennen in der Harnröhre mehr; schafft aber den Toilettengang nicht rechtzeitig. Unwillkürliches Urinieren 6- bis 7-mal zwischen Frühstück und Mittagessen.

weint nicht mehr bei Fernsehbildern

Teilt mit, dass er sich gut fühlt, wenn er mit jemandem reden kann. Er möchte wieder laufen können und erwartet von der homöopathischen Behandlung auf jeder Ebene eine Besserung.

Verordnung: Arnica C 50.000

Begründung:

Folgen von Kopfverletzung
Konvulsionen nach Kopfverletzung
muss sofort urinieren, sonst geht Urin unfreiwillig ab

DD: Natrium sulfuricum

1. FU nach 2 Monaten

Beobachtung: hat weiter Wollmütze auf dem Kopf, obwohl es im Zimmer furchtbar heiß ist, leichter Tremor, Warze auf der Nasenspitze

Nach Arnica C 50.000 wurde das unwillkürliche Urinieren häufiger.

Er fühlt an der Kopfnarbe Kälte. Auch das linke Knie ist kalt und die Füße, trägt Wollsocken nachts.

Das Weinen ist viel weniger geworden.

Der Appetit nahm zu, er konnte an Gewicht zulegen.

Auch seine Kraft hat zugenommen, er kann jetzt 6-mal den Korridor entlanglaufen (mit Hilfe), vorher nur 3-mal.

Er hat keine Kontraktionen mehr gehabt, anstattdessen ein Zittern. Nimmt aber weiter die Antiepileptika.

Der brennende Schmerz nach dem Urinieren ist jetzt im hinteren Teil der Harnröhre. Nach dem Urinieren Harndrang.

Neues Symptom: der gelähmte linke Arm wird beim Gehen spasmodisch und steif.

Eindruck: Arnica tat ihm sehr gut.

Verordnung: Causticum C 200 1 x 3 Globuli

Begründung:

Lähmungserscheinungen
Miktionsprobleme
erträgt keine Ungerechtigkeiten
Warze im Gesicht

DD: Staphisagria; Natrium sulfuricum

1. FU: nach 11 Tagen

Kopfschmerzen seit 2 Tagen. Dumpfer Schmerz.

Er muss weiterhin 10- bis 11-mal täglich und 2-mal nachts urinieren, aber der Urin geht nicht mehr unwillkürlich ab! Es tröpfelt etwas nach.

In den letzten 2-3 Tagen war die Laune nicht so gut, alles nervte ihn, z.B. das Urinieren, die Politik. Schaut trotzdem im Fernsehen den Politikern zu. Ärgert sich, dass er gegen die Ungerechtigkeiten nichts tun kann. Weint fast, als er über das erzählt, was er früher konnte. Er kann sich nicht vorstellen, wie es weitergehen soll, da er nicht arbeiten kann, kein Geld verdient!

Traum: Bohrt in das linke Bein mit der Bohrmaschine Löcher und macht sich Schrauben rein.

Er hat seit 3 Monaten keine Konvulsionen gehabt.

Eindruck: Er ist auf sein Miktionsproblem fixiert, da er nur mit Hilfe urinieren kann. Seine Frau muss ihm die Flasche halten. Sie versorgt ihn wie ein hilfloses Kind, fummelt immer wieder an ihm herum. Er hat das Bedürfnis zu arbeiten, früher war Arbeit und Einsatz für Schwächere sein Lebensinhalt, jetzt braucht er Hilfe. Das macht ihn traurig und lebensmüde. Deutlich erkennbar wird dieser Eindruck an seinem Blick. Der geht nach innen, er scheint zu träumen. Zwischendurch weint er immer wieder, macht aber gleichzeitig wieder Witze. Nur wenn er über sein schon immer bestehendes Interesse an der Kräuterheilkunde spricht, beginnt sein Gesichtsausdruck lebendiger zu werden.

Verordnungsgedanke: Natrium sulfuricum oder Staphisagria. Wird nicht verordnet, da er vor 11 Tagen Causticum C 200 bekam.

2.FU: 3 Wochen später

Persönlicher Eindruck: sieht nicht mehr so traurig aus! Wacher, strahlender Blick.

Er muß nur noch 7-mal urinieren, vorher 9- bis 12-mal. Kein Brennen nach dem Urinieren. Es geht 10% weniger Urin unwillkürlich ab.

kaum mehr Kopfschmerzen

Traum: ist gesund und spielt Fußball!

Seine Stimmung ist gut, er fühlt sich gut, weint weniger.

Weiterhin Beschwerden verschlechtert bei regnerischem, wolkigem Wetter. Dann hat er Gleichgewichtsprobleme und Fallneigung.

Verordnung: Natrium sulfuricum C 1000, 1 x 3 Globuli

Begründung:

schwere Kopfverletzung mit Konvulsionen als Folge
empfindlich bei feuchter Witterung

1. FU: 7 Wochen später

Nimmt kein Antiepileptikum und Barbiturat mehr ein. Er braucht es nicht mehr, sagt er.

Es geht ihm sehr gut, kein Brennen mehr nach dem Urinieren. Urin geht nur noch selten unwillkürlich ab. Macht fleißig Übungen für die Muskeln der linken Körperhälfte. Bei wolkigem Wetter nicht mehr so viele Schmerzen. Seine Stimmung ist ausgezeichnet. Seine Frau sagt: „Er reißt so viele Witze, dass sich die Besucher totlachen.“ Das Einzige, was ihn jetzt noch stört: „Ich kann nicht arbeiten.“

Verordnung: Natrium sulfuricum C 200 1 x 3 Globuli

Begründung wie beim 4. Follow up

2. FU: 5 Monate später

Sagt: „Es geht mir gut, ich bin nicht traurig.“

Er sieht fit aus, hat zugenommen. Er führt seine Fortschritte beim selbstständigen Laufen vor. Er ist stolz, kann richtig gut 10-mal den Korridor ohne Hilfe auf und ab laufen. Kopfschmerzen und Verschlechterung der Beschwerden bei Wetterwechsel ganz weg. Hatte 2 leichte linksseitige Anfälle von Muskelzucken der Extremitäten, divergenten Strabismus und Sprachverlust für 30 und 120 Sekunden (vor homöopathischer Behandlung trotz Schulmedizin 4 Minuten anhaltend). Er muss ca. 10-mal am Tag zur Toilette, schafft das aber alleine. 1-mal muss er nachts. Nur noch zweimal monatlich verliert er etwas Urin.

Verordnung: Natrium sulfuricum C 1000, 1 x 3 Globuli

Der gute Erfolg von Natrium sulfuricum und die noch bestehende Causa begründen die Wiederholung.

Fazit:

Am Anfang der Behandlung schienen die Symptome, unter denen Herr R. leidet, durch den Teilverlust des Gehirns begründet. Als nach Arnica eine große Besserung eintrat, stieg die Hoffnung, einer Heilung näher zu kommen. Natrium sulfuricum hat sich als bekanntes Traumamittel bei Kopfverletzungen letztlich bewährt. Herr R. konnte die Antikonvulsiva und das Barbiturat absetzen. Das brachte ihm eine Normalisierung im vegetativen Bereich, dazu konnte Natrium sulfuricum die Folgen des Gehirnverlustes auf ein erträgliches Maß herabsetzen. Der Patient ist sicher noch nicht geheilt, dennoch können wir von einem Teilerfolg sprechen. Das Leben ist für Herrn R. wieder lebenswert!

Hannelore Huber

3.2.14. Post-War-Syndrom, Kopfschmerzen, Erschöpfungszustände

Frau, 46 Jahre

EA: 9.3.99

Bei dieser Patientin handelte es sich um eine 46-jährige Hausfrau und Mutter. Ihr Hauptproblem waren ihre, wie sie es ausdrückte, „schlechten Nerven“. Ihr Auftreten war recht verschüchtert, in sich gekehrt, die Stimme auffallend leise. Die schlechten Nerven habe sie seit vier bis fünf Jahren. „Ich bekomme Kopfweh durch laute Stimmen, sogar wenn ich selbst laut rede!“ Große Erwartungsangst, Rückenschmerzen, wenn Gäste kommen. „Ich bin immer nett, aber kaputt, und bleibe krank, wenn die Gäste wieder weg sind. Die erzählen vom Krieg, ich kann's nicht ertragen und bekomme Kopfweh und hektische Flecken im Gesicht. Ich kann dann auch meinen Mann und die Kinder nicht ertragen, am besten geht's mir alleine.“ Schwach und müde durch die leichteste Anstrengung, das sei so seit Kriegsende. Beobachtung: sie hat die ganze Zeit Tränen in den Augen.

Ihre Kriegserlebnisse? Sie hat Schreie gehört, konnte dann nicht mehr richtig sehen und die Beine waren wie abgeschnitten vor Angst. Sie wurde Zeugin, wie ein Mädchen aus der Nachbarschaft misshandelt (vergewaltigt?) wurde. Später wurde dieses Mädchen ermordet. Eine andere Nachbarin von ihr, die dabei war, stürzte sich aus Furcht und Verzweiflung vom Balkon. Seither bestehen ihre Symptome (Folge von Schreck). „ Die Angst hat zuerst mein Herz und dann den ganzen Körper ergriffen.“ Seither Herzklopfen und Zusammenzucken durch Geräusche, z.B. Telefonklingeln.

Rachegedanken? „Nein, ich will nur diese Typen nie wieder sehen!“ Sie weint still vor sich hin, wechselt abrupt das Thema und erzählt von ihrem Mann, der habe früher immer ihr gemeinsames Geld versoffen, sie hatte immer finanzielle Ängste. Er habe ihr aber nie sonst etwas getan, heute sei er auch trocken. Sexuelles Verlangen habe sie überhaupt nicht mehr (erfragt), Geschlechtsverkehr schmerzhaft wegen trockener Vagina. Die Patientin antwortete auch auf solche intimen Fragen sehr ehrlich und korrekt, dennoch war es schwierig, in persönlichen Kontakt mit ihr zu treten. Ein einziges Mal taute sie ein wenig auf, nach Tierängsten befragt. „Als Kind hab ich immer alle erschreckt, mit Mäusen und Spinnen, das war immer witzig!“

Sonstige Ängste? „Höhenangst, beim Runtersehen von Brücken, keine Angst nachts, die Nacht finde ich romantisch.“ Angst, etwas zu sagen, wenn Gäste da sind, die könnten ja denken, sie mag sie nicht mehr.

Verlangen: warme Speisen und Getränke, Gemüse, Suppen. Abneigung: Gegrilltes, Fisch. Seit drei Jahren deutliche Gewichtszunahme, oft hungrig, guter Appetit. Fünf bis sechs Tage ohne Stuhlgang, muss viel pressen. Das ist seit der letzten Entbindung so. Früher Magengeschwüre, agg. durch Brot. Sie weint nur selten: „Das ist schwer für mich, ich möchte gerne mehr weinen können.“ Allerdings geht es ihr nach dem Weinen schlechter, sie bekommt Kopfschmerzen und wird müde. Der Schlaf ist gut, gestört aber durch Ärger und traurige wie angenehme Dinge. Menses: regelmäßig, starke Blutung, wiederkehrende Myome.

Auswertung: Eine früher sicher gesunde Frau von zu großem Gefühl der Verantwortung für andere (trägt den Alkoholismus des Mannes mit, grenzt sich nicht gegen ihre Gäste ab und gibt stets mehr, als für sie gut ist). Hauptprobleme für sie sind der Energieverlust und ihre emotionalen Veränderungen seit den schlimmen Kriegsereignissen. Seither zieht sie sich emotional sehr zurück, spielt aber ihre Rolle trotz Überforderungsgefühl weiter und nimmt sich so die Möglichkeit echter Verarbeitung der Geschehnisse. Die Auseinandersetzung damit verursacht ihr Müdigkeit und Kopfschmerzen. Auch in der Anamnesesituation verlässt sie ganz schnell das Thema und erzählt statt dessen spontan vom Alkoholismus ihres Mannes, weil dies (er ist ja trocken) für sie weitaus weniger aufwühlend ist. Zur Mittelsuche wurden die älteren Symptome wie die Obstipation etc. vernachlässigt und nur die seit dem Kriegstrauma aufgetretenen Veränderungen herangezogen, als da waren:

Repertorisation:

Gemüt; Beschwerden durch Schreck
Gemüt; Auffahren durch Geräusche
Kopfschmerz; Sprechen, beim
Gemüt; Auffahren, Geräusche, durch
Weibliche Genitalien; Trockenheit, Vagina
Weibliche Genitalien; Koitus schmerzhaft
Gemüt; Gesellschaft, Abneigung gegen, Alleinsein amel.
Gemüt; Weinen, agg.

Verschreibung: Natrium muriaticum C 1000

1. FU nach 5 Wochen

ein wenig besser, Nerven besser

„ Die lauten Menschen nerven mich weniger (ca. 10 % weniger), das ist für mich ein großer Schritt.“

noch schnell müde, aber weniger schreckhaft

„Ich kann wieder weinen, war drei Jahre wie ein Stück Holz, seit zehn Tagen kann ich wieder weinen!“

Verschreibung : abwarten

2. FU nach 9 Wochen

Nach dem Mittel war's besser. Zur Zeit isoliert sie sich.

Vor einigen Tagen mit 15 Leuten zusammen, danach drei Tage Kopfschmerzen. Diese waren vorher besser gewesen, jetzt agg.

Insgesamt fühlt sie sich aber doch stärker, als sie war.

Angst vor vielen Menschen, vor lauten Geräuschen, verrückt zu werden.

Bei den Kopfschmerzen war diesmal Durchfall und Erbrechen dabei.

Verschreibung : S.L. und abwarten

Bemerkung:

Eine sicherlich nicht leichte Entscheidung, hier nicht zu wiederholen! Dagegen spricht: Ihr Energielevel ist weiterhin gestiegen, sie kann wieder weinen. Der Kopfschmerz war jetzt einmal sehr schwer mit Erbrechen und Durchfall, aber neun Wochen sind für C 1000 sicherlich noch nicht lange!

Ideen zum Fall: Calcium muriaticum (zwischen Calcium carbonicum und Natrium muriaticum), Calcium carbonicum

3. FU nach 10 Wochen

Der Kopfschmerz ist weniger stark, Schlaf ist gut.

Die Tochter hatte Hochzeit; sie kam gut klar damit, auch mit dem Fest.

fühlt sich stärker

Bemerkung: Gut, dass gewartet wurde! Eine Woche nach der letzten S.L.-Gabe sieht der Fall schon wieder sehr viel besser aus!

4. FU nach 13 Wochen

„ Besser, aber noch nicht gut."

Sie isoliert sich weniger. Leichter, die Familie um sich zu haben. In Gesellschaft, weg von zu Hause, immer noch schlimm.

mehr Energie

Verdauung ist besser.

Verschreibung: abwarten

5. FU nach fast 6 Monaten

„Ich fühle mich wie eine alte Person!" Grinst beim Erzählen. Alle Beschwerden sind noch da, aber deutlich besser. Seit zwei Monaten hat sich die Regel normalisiert. Vorher zehn Tage Blutung mit starker Erschöpfung, jetzt vier bis fünf Tage mit weniger Erschöpfung. Seit 20 Tagen wieder mehr verstopft.

Verschreibung: abwarten, da immer noch deutliche Weiterentwicklung des Falles

6. FU nach 8 Monaten

„Ich habe gerne Gäste. Sie sollen nur nicht so laut und hektisch sein, keine Extremisten." Mehr Energie, mehr Willen. Kopfschmerz sehr viel besser. Regel normal, keine hektischen Flecken mehr. Die Schreckhaftigkeit hat um etwa 70 % nachgelassen. Bei Todesfällen, schlimmen Geschichten: Zusammenziehungsgefühl der Brust. „Ich habe ein bisschen mehr Lust auf Liebe als früher, die Schmerzen sind auch besser." Zur Zeit verstopft.

Verschreibung: abwarten

Fazit:

Hier wäre es sicher übertrieben, von Heilung zu sprechen, obwohl die Körperhaltung und der Gesichtsausdruck auf den beiden Fotografien (aus Datenschutzgründen hier nicht gezeigt) die wesentliche Entwicklung in diesem Fall sicherlich recht eindrucksvoll dokumentieren. Acht Monate nach der bisher einzigen Mittelgabe ist die Patientin wieder in der Lage, mit mehr

Freude am Familien-, Ehe- und sozialen Leben teilzunehmen. Auch hat sie deutlich begonnen, ihr Kriegstrauma zu verarbeiten, sie öffnet sich wieder, kann auch wieder trauern und hat es dadurch sehr viel weniger nötig, ihre Symptome (Kopfschmerzen, Rückzug, Erschöpfung) zu produzieren. Im vorliegenden Falle auch schön zu sehen, wie wichtig es ist, bei einer Verbesserung von Lebensenergie und Lebensgefühl abzuwarten, auch wenn die restliche Symptomatik des Falles sich zwar im Sinne der Heringschen Regel, aber nicht linear, sondern nur schubweise, von kleinen Rückfällen unterbrochen, bessert.

Steffen Jung

3.2.15. Mein Herz wird von schönen und von traurigen Dingen angegriffen

Frau, 55 Jahre

Eine 55jährige Patientin berichtet, sie habe eine Hernie „zwischen Herz und Magen“, die drückt, und dann bekommt sie Herzklopfen. Die Anfälle treten oft zwischen 3 und 4 Uhr nachts, aber auch tags auf. Sie spürt das Herzklopfen in der Herzgegend sowie im Kopf. Während des Herzklopfens ist sie im Ganzen kraftlos, insbesondere in den Füßen.

Ihre Probleme begannen im Mai 93 im Krieg. Sie hatte einen erhöhten Blutdruck von 180/110 und sah bei einem Arztbesuch viele Verletzte, wodurch sich ihr Zustand verschlechterte.

1993 spürte sie das Klopfen auch in der rechten Brustseite und hatte Taubheitsgefühle im linken Arm und Bein nach den Anfällen, welche einen bis zwei Tage anhielten.

In dieser Zeit hatte sie große Sorge um ihren Sohn, der sich in Mostar befand. Im November 93 starben viele Verwandte und Bekannte. Sie berichtet, extrem empfindlich auf Trauer, aber auch auf Freude zu reagieren. Wenn sie jetzt Kriegsbilder sieht, spürt sie eine Wut in der Brust.

Seit zehn Tagen geht es ihr schlechter. Während solch eines Anfalls spürt sie einen starken Hunger, und sie fühlt sich sehr schwach dabei. Sie sagt, sie kann diesen Hunger nicht ertragen.

Die Anfälle treten nach Ärger auf, aber auch ohne erkennbaren Grund.

Bei solch einem Anfall „schmeißt es mich fast in ein Koma“. Aufstehen verschlechtert, der Kopf hängt, deshalb bleibt sie lieber liegen.

Im Zusammenhang mit den Herzproblemen tritt ein Schmerz in der rechten Nierengegend auf.

Außerdem klagt die Patientin über Schmerzen im Nacken an der HWS mit Schwellungen. Die Schmerzen erstrecken sich in den linken Arm.

Während des Erzählens seufzt die Patientin oft.

Auffällig am Aussehen:	leichter Damenbart
Magen:	Verlangen: Käse, Geräuchertes
Abneigungen:	Grünes (Spinat, Kohl)

Unverträglichkeit:	Kartoffeln, Spinat, Kastanien
Durst:	viel
Schlaf:	erwacht öfter, „wie auf dem Trockenen“ Bauchlage verschlechtert
Träume:	Es ist Krieg und sie will Sachen sammeln, aber kann es nicht.
Wetter:	Schwüle verschlechtert. Wind bessert.
Ängste:	vor Schlaganfall und damit Bettlägrigkeit mag jetzt lieber jemanden bei sich haben
Familienanamnese:	Herzasthma
Stimmung:	wechselnd, kämpft gegen schlechte Stimmungen an und redet nicht darüber spricht nicht über ihre Probleme, macht sie mit sich selbst ab weint schnell; wenn sie etwas Trauriges sieht, „verletzt“ es sie Sie würde weinen, wenn wir über jemanden sprechen würden, der gestorben ist. Sie geht beim Weinen allein in ein Zimmer. Früher hat sie sich über vieles aufgeregt, hat aber nichts gesagt. Ungerechtigkeiten ärgern sie, aber sie hält sich zurück, setzt sich ein für Gerechtigkeit. mitfühlend
Rubriken:	Brust; Herzklopfen durch Kummer
Gemüt;	Seufzen
Verlangen:	Käse
Gemüt;	Träume: erfolglose Anstrengungen
Gemüt;	Ungerechtigkeiten verschlechtern
Medikamente:	Isoptin (Ca.-Antagonist) Lexilium (Tranquilizer) H2-Blocker

Verordnung: Ignatia C 200

1. FU nach 4 Tagen: 50 % besser

2. FU nach 1 Monat: seit 10 Tagen schlechter, aber nicht so wie vorher

viele HWS-Probleme

Verordnung: Ignatia C 1000

3. FU : 1 Monat nach Ignatia C 1000

„Durch das Mittel nicht besser geworden."

Sie klagt über Herzklopfen durch die Hernie und Schwächegefühl im ganzen Körper. Patientin von sehr mildem Wesen, lächelt die ganze Zeit. Aufstoßen mit Sodbrennen, erwacht 2.00 Uhr nachts von Herzklopfen. „Mein Herz wird von schönen und von traurigen Dingen angegriffen." Bei dem anfallartigen Herzrasen tritt übelriechender Schweiß am Oberkörper auf, begleitet von großer Schwäche. Rote Flecke am Hals. Das Herzklopfen erstreckt sich in den Kopf. Erstmals aufgetreten sind die Beschwerden, als sie von ihren Kindern getrennt war und lange nicht wusste, was mit ihnen ist. Viel Kummer damals, weint.

Verordnung: Digitalis C 200

Rubriken: Brust; Herzklopfen durch Kummer

Extremitäten; Gefühllosigkeit linker Arm bei Herzerkrankung

Begründung:

Da die sehr gut begründete Ignatia-Verschreibung in der Wiederholung nichts mehr bewegen konnte, erschien es ratsam, die Patientin vor einer konstitutionellen Weiterbehandlung zunächst mit einem herzspezifischen Mittel zu versorgen. Die Kombination Kummer– Herzerkrankung mit Schwäche, Ausstrahlung zum linken Arm implizierte Digitalis. Option für später: Naja, Sepia, Natrium muriaticum.

1. FU: nach drei Monaten

„Es geht mir gut." Seit drei Monaten kein anfallartiges Herzrasen mehr gehabt. Die Patientin hat eigenmächtig alle Herzmittel abgesetzt, nimmt noch einmal wöchentlich eine Magentablette. Der Schlaf ist gut.

Die Wirbelsäulenbeschwerden sind viel besser. Zeitweise noch Aufstoßen, kein Sodbrennen mehr. Sehr glücklich, strahlt.

Verordnung: abwarten

2. FU: 15 Monate nach Digitalis C 200

„Die Rückenprobleme sind besser, aber noch da. Der Schmerz im linken Arm und das Ameisenlaufen sind gebessert."

Keine Tachykardien, weniger Kopfschmerzen. Schlaf und Allgemeinzustand sind gut.

„Ich bin sehr zufrieden mit der Behandlung und benötige im momentanen Zustand keine Weiterbehandlung!"

Fazit:

Digitalis wird wohl nicht in der Lage sein, die Rückenbeschwerden der Patientin ganz zu beseitigen. Hier könnte homöopathische oder manuelle Weiterbehandlung angezeigt sein, wobei allerdings der momentane Leidensdruck recht gering ist. Nach der tiefen und lang anhaltenden Wirkung des Mittels auf Allgemeinzustand, Psyche und Herzprobleme zeigt dieser Fall deutlich, wie sinnvoll es ist, weniger geläufige Mittel mit charakteristischen Kombinationen von Leitsymptomen zu geben (Morrison), wenn gut gewählte Polychreste keine ausreichende Wirkung zeigen.

Steffen Jung / Elke Schulte-Güstenberg

3.2.16. Beschwerden durch Todesnachrichten

Frau, 45 Jahre

EA: 08.06.98

(Erster Eindruck: Sie ist eine nette, freundliche Frau, sie lacht; sie ist eine Verwandte unseres Dolmetschers, die er 10 Jahre nicht gesehen hat, und beide freuen sich riesig.)

Diagnose: Nervenschwäche

Vor 2 Jahren war ihr Sohn in akuter Lebensgefahr und der Arzt meinte, er werde sterben. (Sie weint fast, atmet schwer, Stimme wird wacklig.)

Seitdem ist sie mit den Nerven am Ende (sie schluckt und atmet schwer).

Ihre Mutter ist letztes Jahr gestorben.

Kurz nach dem Schock mit ihrem Sohn fühlte sie plötzliche Schwäche, konnte sich ein paar Stunden nicht bewegen; Angst, Krampf, musste sofort ins Krankenhaus, wo sie eine Spritze und Beruhigungsmittel, später Kräutertropfen bekam.

Früher war sie sehr ruhig, jetzt ist sie bei Kleinigkeiten genervt. Sie hat dann oft das Gefühl zu ersticken mit einem beklemmenden Gefühl im Hals, als versperre dort etwas den Weg. Das war auch extrem schlimm, als ihr Cousin starb, sie hat ständige Angst vorm Sterben. (Sie lacht und weint abwechselnd.)

Beim Schlafen zittert oft der ganze Körper und manchmal bei der Arbeit grundlos (atmet schwer).

Sie hat das Gefühl, dass das ganze Herz zittert, an den Händen ist es sichtbar.

Sie hat Mitleid mit den Problemen anderer und sorgt sich sehr. Als der Sohn der Freundin stirbt, sieht sie ihn immer wieder in Gedanken vor sich und träumt davon, ihn zu suchen.

Ihre Tante ist auch vor kurzem gestorben, sie fühlte sich ganz schwach (weint und schluchzt wieder).

Besser fühlt sie sich mit Traubenzucker und Lexilium, damit sie schlafen kann.

Beim Alleinsein hat sie Angst und braucht jemanden; jede Nacht weckt sie ihren Mann, damit er ganz nahe rückt.

Sie hat Rheuma im Knie bis zu den Füßen, beidseitig; sowie das Gefühl von

Kälte von Knie bis Zeh. 1987 hatte sie eine Muskelentzündung am Rücken, nahm Piroxicam gegen die Schmerzen (Antirheumatikum).

Sie ist sehr zugluftempfindlich.

Sie hat oft keine Lust am Essen, sie mag gern Milchprodukte, Gemüse, Geräuchertes, Fett und Fleisch; Abneigung gegen Knoblauch, Obst.

oft niedriger Blutdruck

Sie raucht nicht und ist fast allergisch auf den Geruch.

Ängste: Krankheit, Tod (Was ist mit den Kindern hinterher?)

Sie reagiert empfindlich auf Kleinigkeiten und nimmt alles persönlich.

Verordnung während der Anamnese: Ignatia C 200

Sie hat Angst vor Wasser, wenn es tiefer als 0,5 m ist; Angst zu ertrinken; Angst, dass anderen etwas zustößt.

Wenn ihr jemand 2 x etwas sagt, weil sie es das 1. Mal nicht versteht, weint sie schnell und wird laut, fast hysterisch, v.a. bei Ungerechtigkeiten.

Schlaf: gut, wenn sie keine Probleme hat

Schlaflage: Bauch, kann nicht links schlafen wegen Erstickungsgefühlen

(Sie hat das Gefühl, ihr linker Arm schläft ein. Im Verlauf des weiteren Gesprächs ändert sich plötzlich sichtbar ihr Zustand. Sie beginnt, ganz aufgeregt und enthusiastisch zu erzählen, v.a. von ihrem Sohn, der wieder gesund ist. Sie lacht nur noch und erinnert sich an schöne Dinge.)

Träume: von ihrer Mutter. Was sie träumt, wird passieren und es passiert.

Schweiß: am Rücken viel, ihr ist schnell kalt und dann braucht sie eine Jacke; sie schwitzt viel und verträgt keine Hitze; das Fenster muss immer offen sein, frische Luft ist nie genug.

Menses: setzen aus bei Todesfällen, sonst in Dauer und Konsistenz regelmäßig; evtl. Verschiebungen bei Aufregung

(Sie redet ohne Punkt und Komma.)

Verordnung: S.L., wenn sie nicht schlafen kann; schulmedizinische Medikation wird abgesetzt

Hinweis: Es ist erstaunlich, wie schnell die Wirkung eines Mittels einsetzen kann, wie gut es doch ist, nach der Gabe noch ein Weilchen mit dem Patienten zu verbringen.

DD: Phosphor, Pulsatilla, Causticum, Stramonium

Repertorisation:

Gemüt; Beschwerden durch Kummer
Gemüt; Beschwerden durch Tod der Eltern oder Freunde
Weibliche Genitalien; Menses unterdrückt durch Kummer
Gemüt; Seufzen
Gemüt; Lachen abwechselnd mit Weinen
Allgemeines; Tabak agg.
Innerer Hals; Klumpens, Gefühl eines
Träume; hellsichtig
Gemüt; Sorgen, voller

1. FU: 20.07.98

(Sie sieht viel besser aus als auf dem Foto, welches wir bei der Erstanamnese aufgenommen haben.)

Sie fühlt sich viel besser und hat ein paar Kilo zugenommen.

10 x nahm sie S.L., keine allopathischen Mittel seit Ignatia C 200.

Erstickungsgefühle kamen aus Mitgefühl über die Trauer einer Freundin.

Schlaf schlechter seit 15 Tagen: Zittern im Magen, Aufstoßen, Angst kehrt zurück

hatte ihre Periode

kalte Füße (in Mostar sind z.Zt. 39° C)

Verordnung: Ignatia C 200, S.L. bei Bedarf

2. FU: 12.11.98

„Es war die ganze Zeit super."

Vor einer Woche war Jahrestag des Todestags der Mutter, und alles fing wieder an, nur nicht ganz so stark.

Magennervosität, etwas Rheumaschmerzen, sie meint, das sei normal um diese Jahreszeit.

Sie hält die Gehörgänge warm, um eine Entzündung durch Kälte zu verhindern.

Verordnung: Ignatia C 1000

erzählt, dass sie sehr schnell blaue Flecken bekommt, wenn sie sich stößt

3. FU: 05.01.99

Vor ein paar Tagen ist ein Onkel in die Neretva (Mostars reißenden Fluss) gesprungen, er wollte wohl Selbstmord begehen.

seitdem wieder Rückfall (sie atmet schwer und seufzt)

Der Onkel wird noch gesucht, es gibt die Hoffnung, dass er noch leben könnte.

Wieder spürt sie das Leeregefühl und den Druck im Magen, jede Kleinigkeit beunruhigt sie.

Manchmal hat sie Schmerzen und Zahnfleischbluten beim Zähneputzen.

Die Knochenschmerzen sind zur Zeit weg.

Starke Gerüche stören sie sehr, Tabakqualm macht ihr Übelkeit.

Verordnung: Ignatia C 30

4. FU: 02.11.99

„Ich fühle mich super, habe 4 kg zugenommen.“ Vor 2 Tagen war wieder Todestag der Mutter, sie war etwas nervös, jetzt ist es wieder o.k.

Der Arzt hat Ende Mai ein Myom an ihrer Gebärmutter diagnostiziert (seufzt), es wächst und bereitet Schmerzen im linken Bein beim Stuhl; Menses sind unregelmäßig, evtl. kommt sie ins Klimakterium, hat ab und zu Hitzewallungen.

Stuhl ist prima geworden, täglich.

Das Myom war ein Schock für sie (seufzt), sie hat Angst vor einer OP, Spritzen, Instrumenten, Lichtern, bei den Geräuschen bekommt sie Panik.

Sie ekelt sich vor Schweiß mit viel Parfum. (Zwischendurch lacht sie viel mit uns.)

Verordnung: Ignatia C 200, 1 TL.

DD: Phosphor

Fazit:

Diese nette Frau kam in einem äußerst labilen Zustand mit Ängsten und klar geäußerten körperlichen Reaktionen in unsere Praxis – ein deutlich sichtbares Beschwerdebild nach den Hauptfolgen des Krieges und des Todes. Ignatia, das Hauptmittel gegen die Beschwerden durch Kummer, Tod, Verlust mit entsprechender Symptomatik, half ihr wunderbar in dieser schweren Nachkriegszeit.

Die Myombildung und das beginnende Klimakterium weisen uns in diesem Fall darauf hin, dass nach der Akutwirkung von Ignatia eine chronische konstitutionelle Weiterbehandlung indiziert ist.

Sonja Weinmann

3.2.17. Herzinfarkt nach Vertreibung

Frau, 60 Jahre

EA: 13.3.97

Bei einem Hausbesuch trafen wir auf eine Frau, die seit einem Herzinfarkt wegen ihrer Herzschwäche nur noch im Sitzen schlafen und max. 100 m gehen konnte. Sie litt seitdem an einer Arrhythmie und einer Herzklappeninsuffizienz. Eine Herzinsuffizienz bestand schon seit 25 Jahren nach der zweiten Schwangerschaft. Es wurde später eine Ebstein-Barr-Virusinfektion festgestellt.

Sie klagte mit geschwächter Stimme über Schmerzen im Oberbauch, die sich quer über dem Magen zu beiden Seiten erstreckten. Zusätzlich hatte sie Schmerzen in allen Knochen. Immer wieder bekam sie Herzschmerzen mit Herzklopfen, die sich dann in beide Arme, in die Schultern und in den Rücken erstrecken. Diese Anfälle traten unregelmäßig auf, manchmal ist sie 10 bis 30 Tage beschwerdefrei.

Den Herzinfarkt bekam sie, kurz nachdem sie vertrieben worden waren. Sie wurden mit dem Tode bedroht und man schoss ihnen auf der Flucht hinterher. Sie hatte dabei nicht nur große Angst um sich, sondern besonders um ihre Familie, so war sie schon immer. Nach der Flucht wusste sie längere Zeit nicht, wo ihr Sohn und andere nahestehende Verwandte waren. Dies war sehr belastend, und sie glaubte, deshalb den Herzinfarkt bekommen zu haben. 2 Monate nach dem Infarkt konnte sie dann nicht mehr liegen. Davor konnte sie nicht auf der linken Seite liegen, weil sie dann Herzklopfen bekam. Außerdem brauchte sie 2 Kopfkissen.

Sie kann nur noch Früchte essen, weil ihr beim Anblick von anderen Speisen übel wird, besonders von Brot.

In der gelenkten Anamnese ließen sich die Symptome kaum weiter nach Modalitäten und Empfindungen spezifizieren, aber ein deutlicher Hang zur Pingeligkeit und eine ausgesprochene Furcht vor Messern und Nadeln bestätigten das von mir ins Auge gefasste Mittel Spigelia, obwohl zunächst Digitalis angebrachter schien. Aber es unterlief mir zudem ein segensreicher Fehler, den ich erst nach der Mittelgabe bemerkte: Ich verwechselte in der Rubrik „Übelkeit beim Anblick von Speisen“ Squilla maritima mit Spigelia! Aber gerade durch die Behandlung schwerer Herzpathologien in Bosnien weiß ich, dass diese Mittel leicht zu unterscheiden sind. Während Digitalis auf Schicksalsschläge mit Härte bis zur Verbissenheit reagiert, um die Sorgen um die Zukunft zu kompensieren, überwiegen bei Spigelia die Sorgen um die Familie, Ängstlichkeit und Mitgefühl.

Repertorisation:

Gemüt; Sorgen um Verwandte (Causa)
Herz; Schmerz, erstreckt sich in beide Arme (Boericke)
Herz; Schmerz, erstreckt sich in die Schulter (Murphy)
Gemüt; Furcht vor Nadeln
Gemüt; Gewissenhaft in Kleinigkeiten
Brust; Herzklopfen, Liegen auf der linken Seite
Allgemeines; Liegen, Kopf hoch liegend, amel.
Schlaf; Lage, im Sitzen
Allgemeines; Schmerz der Knochen

Verordnung: Spigelia C 30

1. FU: 25.3.97

Sie klagt (lauthals!). „Es geht mir überhaupt nicht besser! Das kann ja auch überhaupt nicht sein nach diesen 3 kleinen Pillchen! Ich habe gedacht, ich bekäme jetzt eine richtige Menge an Medikamenten.“ Bei genauerer Befragung stellte sich dann aber heraus, dass sie keine Herzanfälle mehr hatte.

Verordnung: S.L. täglich

2. FU: 12.6.97

Sie schläft gut im Liegen, hat keine Herzschmerzen mehr, sie kann den Haushalt wieder führen und 300 m gehen. Keine Übelkeit mehr.

Fazit:

Sicherlich ist in diesem Fall die Nachbeobachtungszeit von drei Monaten nach Mittelgabe recht kurz, was aufgrund der spezifischen Situation (siehe 5.1.) häufig vorkam. Dennoch lässt sich auch nach diesem kurzen Beobachtungszeitraum eine sehr deutliche Besserung im Allgemeinbefinden der Patientin feststellen, obgleich bis dato natürlich dieser Fall keinen Anspruch auf Heilung erhebt.

Matthias Strelow

3.2.18. Retraumatisierung einer Schwerstbehinderten

Mädchen, 14 Jahre

EA: 06.04.1998

Diagnose: Zustand nach Meningitis, Enzephalitis und Hirnabszess

Wir machten einen Hausbesuch, im kroatischen Teil Mostars, direkt an der ehemaligen Frontlinie.
Wie aus der oben angegebenen Diagnose ersichtlich, handelte es sich hier um eine schwere zerebrale Störung, die den Behandler zweifeln lässt, ob hier Hilfe überhaupt möglich ist. Nichtsdestotrotz nahm ich den Fall an.
Das 14-jährige Mädchen litt unter einer Tetraparese (Lähmung aller vier Gliedmaßen) und täglichen zerebralen Krampfanfällen. Denn sie hatte mit dreieinhalb Jahren eine Hirnverletzung erlitten und daraufhin einen Wasserkopf (Hydrocephalus) entwickelt. Es wurde daher operativ eine Liquorfistel angelegt. Die OP führte zu einer Meningitis (Hirnhautentzündung) mit Enzephalitis (Gehirnentzündung) und dann einer Abszessbildung im Hirn.
Trotz dieser schweren Schäden und deutlicher Retardierung (Entwicklungsverzögerung) war sie bis zum Beginn des Krieges in der Lage zu sprechen. Als die ersten Granaten in der Nähe der Wohnung explodierten, verstummte sie schlagartig. Außerdem leidet sie seitdem an Obstipation (Verstopfung), sie hat nur alle drei bis fünf Tage sehr harten Stuhlgang.
Die zerebralen Krampfanfälle treten besonders vormittags auf und werden schlimmer, wenn das Wetter von kalt zu warm umschlägt. Sie erschlafft plötzlich, ist völlig abwesend, wobei die Hände nach hinten verdrehen (Retroflektion).
Seitdem sie ihre Menstruation bekam, hat sie mehr Anfälle.
Sie schläft nie vor 1 bis 2 Uhr ein und erwacht dann um 10 Uhr.
Ansonsten fällt noch auf, dass sie deutlich auf ihre Mutter fixiert ist. Ihr Blick folgt ihr oft, und sie ergreift häufig die Hand der Mutter und hält sie fest.

Fazit:

Das Thema Trauma durchzieht den ganzen Fall bis zum heutigen Tage.
Mit Beginn des Krieges wurde die Traumatisierung vertieft.

Repertorisation:

Beschwerden durch Schock
Aphasie

Hydrocephalus
Abszess des Gehirns
klammert, greift nach Personen
Obstipation mit hartem Stuhl

Verschreibung: Opium C 30

Verlauf nach 5 Wochen:

Sie fängt wieder an zu sprechen, erlernt neue Worte. Sie ist offenbar interessierter an ihrer Umgebung, guckt zum Beispiel Fernsehen, wie sie es schon vor dem Krieg tat.
Ihre Verstopfungen haben sich wesentlich gebessert, sie hat jetzt alle 2-3 Tage weichen Stuhlgang.
Die Anfälle sind seltener. Sie hatte allerdings bei Wetterwechsel zweimal schwere Anfälle.
Der Schlaf ist ruhiger geworden, sie schläft z.T. jetzt um Mitternacht ein.

Verlauf nach 8 Wochen:

Sie hat wieder einen schweren Anfall gehabt.
Schlaf und Verdauung sind weiterhin gut.
Das Mittel wird in derselben Potenz wiederholt.

Verlauf nach insgesamt 10 Wochen:

Die Anfälle sind wesentlich seltener und schwächer geworden.
Die Verdauung ist weiterhin gut.
Sie spricht auch im weiteren Verlauf einige Worte.

Fazit:

Angesichts der schweren hirnorganischen Schäden war ich doch überrascht, wie viel sich in so einem Falle bewegen lässt.
Es war deutlich, dass sie durch die Kriegsereignisse retraumatisiert wurde und dies durch die Behandlung korrigiert werden konnte. Selbst die Folgen der zerebralen Schädigung, i. e. Krampfanfälle, konnten gemildert werden. Aber sicherlich ist diese Patientin nicht heilbar.

Mathias Strelow

3.2.19. Wenn Freunde zu Feinden werden

Mann, 52 Jahre

EA: 17.05.97

Ein Mann kommt zu uns wegen Schmerzen in der Wirbelsäule, die sich von der Brustwirbelsäule bis ins linke Bein erstrecken.

Außerdem hat er erhöhten Blutdruck (180/110), der laut ärztlicher Diagnose auch auf eine Fehlstellung der Halswirbelsäule zurückzuführen ist. Vielleicht aber ist der Blutdruck auch durch eine Vernarbung des Harnleiters und daraus resultierenden Rückstau des Urins begründet. Er hatte zweimal Nierensteine, die zunächst mit Ultraschall zertrümmert wurden, aber zuletzt dann operativ entfernt werden mussten.

Zudem leidet er unter Schwindel, seit er bei einem Sprung in ein Schwimmbecken mit dem Kopf auf den Boden knallte.

Nachdem er seine körperlichen Beschwerden geschildert hat, sagt er, dass er auch psychische Probleme habe.

Er lebt als Moslem im kroatischen Teil der Stadt, weil seine Frau Kroatin ist. Am liebsten möchte er im moslemischen Teil wohnen, aber das Haus, das er in diesem Teil besitzt, ist zerstört worden.

Er weiß nicht, was er tun soll, denn er hat keine Möglichkeit, das Haus wieder aufzubauen.

Auf die Frage, wie es ihm in dieser Situation gehe, sagt er: „Scheußlich, die Leute haben sich total verändert. Im kroatischen Teil habe ich überhaupt keine Gesellschaft, das Einzige, was mir noch bleibt, ist mit meinem Hund spazieren zu gehen. Die Moslems wiederum können nicht verstehen, wie es uns dort ergeht.“

Er ist im Krieg oft bedroht worden. Er war auch im KZ, hatte aber das Glück, dass ein kroatischer Bekannter ihn beschützte und er deshalb zum Beispiel nicht zum Arbeitsdienst mußte. Von den 50 Männern, die er zum Arbeitsdienst gehen sah, kamen nur 4 zurück. Er wurde dann mit anderen auf Grund von Krankheit aus dem Lager entlassen. Er hatte eine Aktion organisiert, eine Liste von Insassen zu erstellen, die schwer krank waren, sodass 100 von ihnen freikamen. Er war jedoch keineswegs froh darüber, weil es zu Hause wesentlich gefährlicher war als im Lager.

Obwohl an seiner Tür nur der kroatische Name seiner Frau stand, kam eines Tages ein betrunkener Soldat in sein Haus, dem erzählt worden war, dass dort ein Moslem wohnt. Der zielte mit dem Gewehr auf ihn und erkannte erst im letzten Moment, dass es ein alter Freund von ihm war. Er dachte in dieser Zeit nur an das Überleben.

Heutzutage muss er sich oft zurückziehen, weil er schon auf Kleinigkeiten gereizt reagiert. Er hat Angst zu „explodieren", weil er dann alles kurz und klein schlagen könnte.

Er sagt dann noch, dass die Leute der moslemischen Seite nicht wollen, dass er in sein Haus zurückzieht.

Verordnung: Staphisagria C 1000

Repertorisation:

Gemüt; Beschwerden durch Verachtung
Gemüt; Beschwerden durch unterdrückten Zorn
Gemüt; Ungerechtigkeit, erträgt keine

1. FU: 24.7.97

Es ist offensichtlich nicht wesentlich besser geworden, obwohl er zunächst behauptet, dass es ihm psychisch besser gehe.

Er berichtet jetzt von Asthma, das ihm Probleme macht. Auch der Schwindel ist zur Zeit im Sommer schlimmer als sonst. Er kann direkte Sonnenbestrahlung überhaupt nicht ertragen.

Der linke Knöchel ist geschwollen, was offensichtlich von Wassereinlagerungen herrührt.

Verordnung: Natrium carbonicum C 200

Da Staphisagria ohne Erfolg gegeben wurde, nochmalige Repertorisation mit Schwerpunkt auf den körperlichen Symptomen:

Repertorisation:

Allgemeines; Aufenthalt in der Sonne agg.
Schwindel; im Sonnenschein und in der Hitze
Allgemeines; heißes Wetter agg.

2. FU: 25.03.99

Er kommt, weil er Ameisenlaufen in der rechten Gesichtshälfte hat, wenn der Blutdruck zu hoch ist. Er hat das Gefühl, die rechte Gesichtshälfte sei taub und geschwollen. Dies wird schlimmer, wenn die Sonne scheint.

Er ist immer noch gereizt, hält sich aber zurück.

Verlangen: Zitrone

Verordnung: Belladonna C 1000

Repertorisation:

Gesicht; Schwellung, Gefühl von
Allgemeines; Speisen, Zitronen, Verlangen
Gesicht; Kribbeln
Gesicht; Gefühllosigkeit
Allgemeines; Licht, Sonnenlicht agg.

3. FU: 19.04.99

Fünf Tage lang hatte er keine Kopfschmerzen (er meint damit das Ameisenlaufen), aber dann kam alles wieder.

Er hat immer noch Knöchelödcmc, obwohl er Herzmittel, Diuretika und Blutdruckmittel einnimmt. Er nimmt auch Tranquilizer, besonders wenn seine Angst vor einem Schlaganfall stark wird.

Er erzählt, dass er völlig damit beschäftigt ist, was mit seinem Haus auf der moslemischen Seite geschehen wird.

Die Moslems wollen nicht, dass er sein Haus zurückbekommt. Er ist maßlos enttäuscht von einer Frau, die immer wie eine Mutter für ihn war. Sie hat ihn in dem Konflikt um das Haus ausgebootet. Nach einem Streit mit ihr erlitt er einen kleinen Schlaganfall.

Ich merkte schon die ganze Zeit, dass es nebenbei ein Gespräch zwischen unserem Übersetzer und ihm gab. Auf meine Nachfrage hin bekam ich zunächst nur gesagt: „Das ist etwas Privates." Nachdem jedoch die Atmosphäre immer frostiger und gereizter geworden war, erfuhr ich auf meine dritte Nachfrage hin, dass ausgerechnet die Eltern unseres Übersetzers in ebendiesem Haus wohnten und jene Frau die Tante unseres Übersetzers war! Zuvor hatte der Patient gesagt, dass er den Leuten, die dort wohnen, alles Schlechte dieser Welt wünsche.

Die Mutter unseres Übersetzers wurde in dem Haus schwer krank! Hierzu muss man wissen, dass auf dem Balkan viel an Magie geglaubt wird. Ich brach also die Anamnese ab.
Am nächsten Tag kam er wieder, so dass ich mit unserem anderen Übersetzer weitermachen konnte.
Für mich war deutlich, dass sein Zustand aus den vielen zerstörten Beziehungen herrührte. Deshalb war ich sicher, dass es sich um eine Aurum-Thematik handelte:

Repertorisation:

Wahnidee, er habe die Zuneigung seiner Freunde verloren
Wahnidee, er sei verlassen
Beschwerden durch unterdrückten Zorn

Aber die Symptome des Gesichtes und des Schwindels durch Sonnenlicht waren nicht abgedeckt.

Repertorisation:

Schwindel; durch Sonnenlicht und Hitze
Gesicht; Ameisenlaufen
Gemüt; Furcht vor Apoplexie

Hierbei fiel mir auf, dass Brom in allen Rubriken vertreten war, so dass ich mir daraufhin Aurum bromatum ansah. Vithoulkas sagt hierzu:

„Menschen, die ihre Umwelt nicht ertragen können, fühlen sich unzufrieden, erstickt, erdrückt von dem, was sie haben, unbefriedigt von dem, was sie sind, und sie glauben, dass es ihnen besser ginge, wenn sie ihre gewohnte Umgebung verlassen würden. Die anderen verstehen sie nicht und verletzen sie nur; sie entfremden sich ihren Mitmenschen, ziehen sich immer mehr zurück, trauen keinem mehr und wollen keinen Kontakt haben. Kritik ist unerträglich, aber Lob bessert auch nicht."

Boericke: Kopfschmerz mit Neurasthenie, Migräne

Verordnung: Aurum bromatum C 10.000

4. FU: 25.6.99

Die Kopfschmerzen und das Ameisenlaufen sind immer noch da, besonders bei Angst. Aber er braucht weniger Tranquilizer. Er ist ruhiger, kann wesentlich besser mit Situationen umgehen, die ihn sonst aufregten. Er ist nicht mehr wütend auf die Frau, die ihm das Haus vorenthielt. „Langsam ordnen sich die Dinge und es macht wieder Spaß zu leben."

Verordnung: abwarten!

5. FU: 29.09.99

Kopfschmerzen und Ameisenlaufen waren besser, auch psychisch ging es ihm gut.

Alles begann wieder, nachdem er sich zunächst mit seiner Frau gestritten und dann noch auf einer Party Wodka getrunken hatte.

Verordnung: Aurum bromatum C 200

6. FU: 15.11.99

Er hat eine Kontrastaufnahme seiner Temporalarterien machen lassen, die leichte Veränderungen zeigte.

Er hatte jetzt noch einmal Kopfschmerz mit Reizbarkeit, als er auf einer Hochzeit in der Familie seiner Frau war. Dort traf er nämlich auf einen Schwager, der zu den kroatischen „Hardlinern" gehört. Deswegen wollte er nicht auf die Hochzeit gehen, musste es aber aus familiären Gründen.

Bezüglich des verlorenen Hauses sagte er, dass er seit einem Monat kaum noch daran denke.

Auch der Schwindel tritt kaum noch auf.

Verordnung: abwarten!

7. FU: 5.6.2000

Der Patient hat manchmal noch Probleme mit Kopfschmerzen, wenn er in der Sonne war. Allgemein fühlt er sich viel ruhiger und nimmt jetzt die Dinge eher, wie sie sind.

Fazit:

Hier wurde ein verantwortungsvoller Mensch durch die Umstände des Bürgerkrieges in eine ausweglose Situation manövriert. Egal, wie er sich entschieden hätte, es wäre zwangsläufig zum Bruch wichtiger Beziehungen gekommen. Er konnte sich nicht „richtig“ verhalten. Deshalb wurde er sowohl auf der kroatischen als auch auf der moslemischen Seite der Stadt angefeindet. So wurde seine Heimatstadt Mostar und seine vertraute Umgebung zu „Feindesland“. Deshalb hatte er keine Gesellschaft und keine Freunde mehr.

So schwer es auch für ihn war, auf die Hochzeit zu gehen, er tat es dennoch. Wir wissen, dass er nach Einnahme des Mittels wieder gesellschaftliche Kontakte pflegte.

Wir wissen um die tiefen Schuldgefühle von Aurum und um die Schuldgefühle von Brom. Brom hat zudem stark das Gefühl des Betrogenseins und der Bedrohung und des daraus folgenden Beziehungsbruchs, der „fassungslos“ macht.

Ich denke, dass die Verbindung dieser beiden Elemente in dem hier besprochenen Fall deutlich wird. Der Patient macht sich subjektiv entweder an seiner Frau und deren Familie oder an den Moslems schuldig und wird deshalb mit dem Tode bedroht. Er ist ein Verräter an der einen oder an der anderen Seite.

Nur Brom zu geben wäre unzureichend gewesen, da es dem syphilitischen Charakter der Situation (n. Sankaran) und der Pathologie nicht entsprochen hätte.

Matthias Strelow

3.2.20. Das Leid der Überlebenden

Frau, 27 Jahre

EA: 16.04.1999

Die Patientin kommt wegen einer Lumbalgie. Sie hat starke Schmerzen, die besonders morgens auftreten und die sie so stark einschränken, dass sie eine halbe Stunde braucht, um aus dem Bett zu kommen.
Die Erkrankung begann 1993 während des Krieges, als es eine Tragödie in ihrer Familie gab. Ihr Bruder wurde gefoltert und danach, wie sie sagt, geschlachtet. Sie musste damals seine Leiche identifizieren und war schwer geschockt. Ihr Mann war zu der Zeit im KZ, sie war allein mit ihrem ersten Kind und fühlte sich wie tot. Auch zwei Kinder ihres Bruders wurden zu der Zeit umgebracht, was sie zusätzlich noch einmal schockierte. Sie bekam dann eine Ischialgie im linken Bein, die sie völlig bewegungsunfähig machte. Die schockierenden Nachrichten hatten sie vollkommen geschwächt.
Sie redet nicht gerne über diese Probleme. Sie sagt, sie schluckt sie lieber runter.
Im Allgemeinen kann sie sich sehr ärgern und wird dann am ganzen Körper steif. Sie ist zum Beispiel zur Zeit empört über den Besitzer des Hauses, in dem sie mit ihrer Familie wohnt. Er war während des Krieges nach Deutschland geflohen und will jetzt, dass ihre Familie auszieht, damit er wieder dort wohnen kann.
Sie hat hellsichtige Träume, die immer schön sind.
Sie war vor dem Krieg eigentlich nie krank, mit Ausnahme von wiederholten Mandelentzündungen in der Kindheit.
Sie hat kalte Füße, der Rest des Körpers ist warm.
Sie hat eine enorm starke Angst vor Schlangen, so dass sie z.B. den Fernseher ausschalten muss, wenn dort eine Schlange zu sehen ist.
Seit sechs Monaten hat sie Aphthen auf der Zunge und der Mundschleimhaut. Diese brenne, als ob sie merke, wie die Bakterien sie beißen. Außerdem hat sie einen erhöhten PAP-Index des Muttermundes. Ihr Vater starb an Magenkrebs.
Nahrungsmittelverlangen: Kartoffeln (3), Fleisch

Repertorisation:

Beschwerden durch Schicksalsschläge
Beschwerden durch schlechte Nachrichten

stiller Kummer
Träume hellsichtig
Wahnidee, sie habe Unrecht erlitten
Verschlimmerung morgens
Furcht vor Schlangen
Aphthen der Zunge
Beschwerden durch Schreck
Beschwerden durch den Tod eines Kindes
Lähmung nach Emotionen

Verordnung: Lachesis C 200

1. FU:19.04.1999

Die Patientin kommt kurz in die Praxis, um zu sagen, dass es ihr schon viel besser geht.

2. FU:18.05.1999

Es geht der Patientin eigentlich recht gut, aber die Aphthen, die weggegangen waren, sind seit ein paar Tagen wieder da. Zudem kam sie heute morgen zum ersten Mal seit der Mittelgabe wieder schwer aus dem Bett.

Verordnung: Lachesis C 200

3. FU: 25.09.1999

Die Patientin kommt wegen einer Konjunktivitis. Sie hatte Anfang September wegen einer Mandelentzündung Antibiotika genommen. Sie hatte darauf mit einem Hautausschlag reagiert und war drei Tage lang schlaflos. Auch jetzt erwacht sie zwischen 3 und 4 Uhr und um 5 Uhr morgens, u.a. weil die Haut juckt. Sie hat innerlich das Gefühl, sie könnte platzen, weil ihre Haut zu eng für sie ist.

Verordnung: Lachesis C 200

Fazit:

Auch in diesem Fall sieht man die konstitutionelle Veranlagung (rezidivierende Tonsillitis als Kind, Furcht vor Schlangen, hellsichtige Träume), die dann durch entsprechende Traumata zu einer analogen Pathologie führt.

Matthias Strelow

3.2.21. Keine Luft zum Atmen

Frau, 57 Jahre

EA: 09.11.1997

Eine Frau wird von ihrer Schwester in unsere Praxis gebracht.

Sie sitzt völlig unbeteiligt da, während ihre Schwester erzählt, was geschah.

1987 erlitt sie eine Kohlenmonoxidvergiftung in einer Garage. Sie wurde bewusstlos aufgefunden und litt in der Folge an einer Halbseitenlähmung, die durch eine Therapie so weit gebessert wurde, dass sie wieder arbeiten konnte.

Während des Krieges wurden umliegende Häuser in Brand geschossen, so dass sie wieder bewusstlos wurde, wobei nicht klar war, ob es sich wiederum um eine CO–Vergiftung handelte.

Wegen der Einkesselung des moslemischen Stadtgebietes war keine Therapie möglich.

Sie hat nun wieder Erscheinungen einer Hemiparese, was ihr Probleme beim Gehen bereitet.

Außerdem muss sie seit dem Brand immer unwillkürlich weinen, besonders wenn sie ehemalige Nachbarn sieht oder anderes, was sie an die Vergangenheit erinnert.

Als ich sie geradezu frage, wie es ihr gehe, sagt sie: „Mir geht es gut, es ist alles normal."

Die einzige Beobachtung, die ich noch machen kann, ist, dass ihre Zunge hervorschnellt.

Repertorisation:

Allgemeines; Gasvergiftung
Scheintod durch Gasvergiftung
Gesund, sagt er sei, obwohl sehr krank
Gleichgültig gegen alles
Verweilt bei vergangenen Ereignissen
Weinen; unwillkürlich
Lähmung; eine Seite, nach Apoplexie

Verordnung: Opium C 200

1. FU: nach 5 Wochen

Es geht ihr sehr gut, sie weint wesentlich weniger.
Sie hat keine Probleme mehr, ihre Nachbarn zu treffen. Aber sie braucht noch viel Ruhe und muss sich deswegen öfter zurückziehen.
Das Gehen fällt ihr leichter, aber ist immer noch eingeschränkt.
Eine Woche nach Einnahme des Mittels hatte sie eine Konjunktivitis (Bindehautentzündung) des linken Auges, die dann von alleine verging.
Sie hat jeden Tag um 11 Uhr einen Blutandrang zum Kopf, der nach einer halben Stunde wieder vergeht.

Verordnung: Opium C 200

2. FU: nach 9 Wochen

Sie taut mehr und mehr auf, nimmt am sozialen Leben teil.
Der Blutandrang zum Kopf ist verschwunden, die Halbseitenlähmung ist immer noch vorhanden, aber sie behindert sie nicht sehr stark.
Wir warten die Wirkung des Mittels weiter ab.

3. FU: nach 3 Monaten

Sie fühlt sich viel besser als vorher, sie geht jetzt regelmäßig aus dem Hause, aber seit 2 Wochen fühlt sie sich wieder depressiver und weint mehr.

Verordnung: Opium C 1000

4. FU: nach 4 Monaten

2 Tage nach Einnahme des Mittels war sie sehr ruhig und zurückgezogen, aber seitdem geht es ihr wesentlich besser.
Sie erzählt jetzt selber von den Geschehnissen des Krieges.
Ihre Hemiparese hat sich nicht weiter verbessert, auch das Züngeln tritt immer wieder auf.

Fazit:

Die psychische Besserung ist deutlich, aber die körperliche lässt zu wünschen übrig.
Vermutlich kam es infolge der CO-Vergiftung zu hirnorganischen Schäden, die irreparabel sind.

Es bestand ein deutlicher Schockzustand, wie er für Fälle, in denen Opium hilft, typisch ist.

Die Behandlung hat so zur sozialen Reintegration geführt.

Matthias Strelow

3.2.22. Mein Haus bekomme ich nicht wieder

Frau, 48 Jahre

EA: 12.2.97

Diagnose: chronisch-obstruktive Bronchitis, Asthma, Lungenemphysem, Stenokardie

Im Februar 1997 machten wir einen Hausbesuch. Wir suchten und fragten lange, bis wir endlich ein mit Plastiktüten der UNHCR verhangenes Fenster fanden, das andeutete, dass sich hier wieder Menschen niedergelassen haben. Frau B. lebt seit ihrer Vertreibung mit ihrem Mann und 2 Söhnen in einem Zimmer. Im ca. 12 qm großen Raum wird geschlafen, gelebt, gespielt und gegessen. Im Eingangsbereich steht ein Elektroherd, das Wasser muss von draußen geholt werden, wo sich auch die Toilette befindet. Ihr Mann war während des Krieges Gefangener in einem KZ. Frau B. treffen wir liegend an, Gesicht livide (leicht bläulich), schwer atmend, dicke Ödeme unter den Augenlidern. Sie ist zu schwach um aufzustehen. Sie leidet unter extremer Luftnot, Herzschmerzen, die sich nachts verschlimmern. Seit einigen Jahren hat sie Asthma, muss husten und bekommt Erleichterung, wenn gelber Schleim abgeht. In der Brust fühlt sie Hitze, dann kommen Schmerzen, die sich bis in den Rücken erstrecken. Bei diesen Schmerzen muss sie schreien; um andere nicht zu stören, schreit sie in ihr Kopfkissen. Dieser Anfall dauert ca. 5 Minuten, danach liegt sie völlig erschöpft in ihrem Bett. Sie kann nichts essen, es wird ihr übel, wenn sie Essen riecht. Dadurch hat sie viel Gewicht verloren und ist sehr schwach. Nachts kann sie vor Schmerzen und Angst nicht schlafen. Um zu schlafen sitzt sie auf der Couch mit nach vorne übergebeugtem Oberkörper, Arme und Kopf auf dem Tisch ruhend. Sie erwacht alle 2-3 Stunden. Um auf die Toilette zu gehen, braucht sie Hilfe. Ihre Hände zittern, sie atmet schnell und oberflächlich, hält sich dabei die Brust vor Schmerzen. Vor dem Krieg war sie gesund. Sie war sehr aktiv, machte viel.

Sie sagt: „Das Schlimmste war der Krieg und das Sehen von toten Körpern." Sie wohnten im Westen unweit von hier. Sie wurden vertrieben, der Ehemann kam ins Konzentrationslager. Sie wohnte mit den beiden Kindern in einem Keller, organisierte alles alleine während des Krieges. Nach dem Krieg fanden sie diese „Wohnung". Doch der Hausbesitzer ist Kroate und möchte sie aus der Wohnung hinausschmeißen. Er kommt unverhofft und droht ihnen mit Polizei und Rauswurf durch starke Männer. Sie hat dadurch vor allem nachts Angst. Erschwerend kommt hinzu, dass vor 10 Tagen ihr Onkel an Herzversagen starb. Sie liebte ihn wie ihren eigenen Vater. Frau B. fängt an zu weinen und ist zu schwach, um weiter zu sprechen. Wir beenden hier die Erstanamnese und geben ihr Natrium muriaticum C 200 1 x 3 Globuli. Die Stimmung bei dieser Anamnese war schwer auszuhalten. So viel Ungerechtigkeit und das Leid von Frau B. machte uns stark betroffen. Ehrlich gesagt, dachten wir, wir würden Frau B. nicht mehr lebendig wieder sehen.

Repertorisation:

Gemüt; Beschwerden durch Kummer
Gemüt; Beschwerden durch Grobheit anderer
Brust; Schmerz, Herz, nachts

Im Vordergrund der Verschreibung steht die Problematik des tiefen Kummers.

Nach 3 Tagen setzten wir die Anamnese fort. Herr B. empfing uns freudestrahlend am Eingang und erzählte, dass seine Frau aufgestanden sei und sich gewaschen hat. Das hat sie seit Wochen nicht mehr getan. Frau B. saß auf der Couch und berichtete mit einem offenen, lachenden Gesicht, dass sie nur einen Schmerzanfall in den 3 Tagen hatte und ohne Schlafmittel schlafen konnte. Sie träumte von ihrer Heimat und dem Haus, aus dem sie vertrieben wurden. Auch von dem Tod ihres Onkels träumte sie. Der Appetit ist noch nicht richtig zurückgekehrt. Sie aß wenig Suppe und Süßes. Da nach unserem Mittel eine so wiederbelebende Reaktion eintrat, bekam sie nun Natrium muriaticum C 200 1 x 3 Globuli in einem halben Glas Wasser verrührt, bei einem Schmerzanfall einen Teelöffel.

1. FU: 23.2.97

Ihre Schmerzen wurden trotz Natrium muriaticum wieder intensiver. Sie spürte das Brennen in der Brust wieder verstärkt, fühlte sich wie stranguliert. Schlafen konnte sie noch gut. Der Appetit ist weiterhin schlecht wegen der Sorgen und der Trauer um den Tod des Onkels. Spürte Gleichgültigkeit und legte sich vermehrt hin. Kann schlecht atmen. Der Hausbesitzer hat sich angemeldet, das macht ihr Angst. Sie befürchtet, wieder vertrieben zu werden. Wo sollten sie denn hin! Wegen der schwerwiegenden Atemnot und der Angstzustände bekommt sie Phosphor C 200 1 x 3 Globuli.

Repertorisation:

Brust; Schmerz, brennend
Gemüt; Furcht, etwas werde geschehen
Gemüt; Beschwerden durch Sorgen

2. FU: 7.3.97

Herzschmerzen wurden besser, aber seit letzter Nacht strahlen die Schmerzen in den linken Arm aus. Das kennt sie von früher. Die Schmerzen ziehen noch immer in den Rücken. Sie hat Angst, an einer Herzkrankheit zu sterben! Sie hat das Gefühl, das Herz werde umklammert. Sie war verzweifelt, weil sie nichts mehr machen konnte. Sie war auch beim Arzt, das EKG ist besser geworden.

Verordnung: Cactus C 200 1 x 3 Globuli

Repertorisation:

Brust; Hitze
Brust; Schmerz, zusammenschnürend
Brust; Schmerz, Herz, erstreckt sich zum linken Arm
Gemüt; Schreien bei Schmerzen
Gemüt; Furcht, Tod, bei Beschwerden des Herzens

3. FU: 3.4.97

Sie fühlt sich wesentlich besser, aber die Schmerzen im Herz sind jetzt wie elektrische Schläge. Sie hat Furcht in der Nacht zu sterben, nach 22 Uhr. Sie konnte nicht mehr schlafen. Sie war nachts ruhelos, wälzte sich hin und her. Sie bekam mehr Durst und Appetit. Weiter sehr starke Angst, wenn alleine. Sie friert die ganze Zeit, obwohl der Raum warm ist.

Verordnung: Cactus C 200 in Wasser aufgelöst, davon morgens und abends einen Teelöffel

Zusätzlich wurde Arsenicum album zurückgelassen. Aber Einnahme erst nach telefonischer Absprache.

4. FU: 4.5.97

Sie fühlt sich bezüglich der Herzschmerzen super. Sie spürt keine Hitze mehr in der Brust. Die Ärzte haben sich gewundert, dass es ihr trotz Herabsetzen der schulmedizinischen Medikamente so gut geht. Die Atemnot steht jetzt im Vordergrund. Dennoch kann sie super schlafen, der Appetit ist gut. Sie kann wieder ohne Angst alleine sein. Auch friert sie weniger.

Verordnung: S.L. täglich!

Fazit: Frau B. hat in nur 5 Wochen sehr große Schritte in Richtung Gesundheit gemacht. Alle, die Frau B. von Anfang an mitbetreuten, waren begeistert. Wir erweiterten die Konsultationsintervalle.

5. FU: 5.7.97

Herr B. kam vorbei und bat uns, zum Hausbesuch zu kommen, da der Zustand von Frau B. wieder akut wurde. Der Blutdruck erhöhte sich gefährlich, nachdem sie erfahren hatte, dass ihre Mutter gestorben war (Lungenkarzinom). Der Notarzt war hier und spritzte ihr Blutdruck- und Beruhigungsmedikamente. Danach regulierte sich der Blutdruck, aber die (wie ein Bügeleisen) brennenden Schmerzen traten in der Brust wieder auf. Nach 20 Uhr geht es ihr schlechter. Die Verschlechterung kommt plötzlich. Sie hat Angst zu sterben und Atemnot. Sie friert wieder extrem. Im Hinterkopf spürt sie ein Kribbeln und Taubheit.

Verordnung: Cactus C 200 in Wasser aufgelöst, 2 x täglich einen Teelöffel

DD: Aconit

6. FU: 3.11.97

Das Herz macht ihr keine Probleme mehr. Nur das Asthma macht Beschwerden. Das ist allerdings kein Wunder, denn 2/3 ihrer Lungen sind stark verschattet. Sie rauchte 15 Jahre lang täglich 40 Zigaretttten. Seit 5 Jahren raucht sie nicht mehr. Sie berichtet, dass sie gut schlafen kann. Der Blutdruck ist wechselnd, aber das beeinträchtigt sie nicht.

Fazit:

Frau B. brauchte im Laufe der Zeit noch mehrere homöopathische Mittel. Eine Besserung der Atemnot stellte sich mit Croton tiglium ein, natürlich nur soweit, wie funktionstüchtiges Lungengewebe noch vorhanden war. Die Schädigung der Lungen ist irreversibel. Ein Einzelmittel, das nicht nur zur Verbesserung des Zustandes, sondern zur dauerhaften Heilung führte, war bis zum Jahr 2000 noch nicht zu erkennen. Doch durch die Homöopathie konnte die Lebensqualität von Frau B. verbessert und der progressive Verlauf gestoppt werden.

Hannelore Huber

3.2.23. Atemnot mit Panikzuständen

Frau, 41 Jahre

EA: 23.10.98

Am 23.10.1998 kam eine Frau zum ersten Mal in unsere Praxis. Sie ist Witwe, hat zwei Kinder.

Ihr sommersprossiges Gesicht sieht aus, wie man sich eine klassische Sepia-Patientin vorstellt, ihre Stimme zittert, beim Erzählen zittert auch ihr Körper.

Sie erzählt von sich aus:

Während des Krieges hatte sie oft Angst. Angst hatte sie auch vor ihrem Mann, der viel trank. Angst auch, als er vor einem halben Jahr plötzlich tot auf dem Boden lag und ganz blau verfärbt war. Danach ging es ihr für einen Monat besser, dann aber wieder schlechter. Sie klagt zunächst über Atemnot, geradezu Erstickungsgefühle, die aus dem Magen aufsteigen, wobei sich im Kopf rechts oben hinten starke Hitze entwickelt, die Venen am Kopf dick werden und sich das Gefühl einstellt, ihr ganzer Körper explodiere. Manchmal fühlt sie sich wie in ein Loch gezogen oder hat beim Stehen das Gefühl, in die Erde zu versinken.

In der letzten Zeit hat sie Durchblutungsstörungen: ihre Beine sind kalt bis hinauf zu den Knien, ihre Hände und Unterarme bis zum Ellbogen.

In den vergangenen zehn Tagen ist sie immer um 5 Uhr wach geworden, mit schlimmen Phantasien: ihr Mann kommt nach Hause, sie sieht ihn tot vor sich liegen, im Alkoholrausch schreit er wie verrückt oder schlägt sie. Diese Phantasien können auch nachmittags um 17 Uhr kommen. Wenn sie darüber reden kann, legt sich ihre Aufregung. Das alles trägt sie weinend, z. T. heftig schluchzend vor.

Abgefragt:

Sie hat schon lange nicht mehr geweint.
Sie hat Angst vor dem Weinen.
Ihr Sohn ist 15, ihre Tochter 11 Jahre alt.
Appetit: ganz schlecht, ißt nicht
Durst: kein Durst
Verlangen: Milch, heiß, tut gut

kann nicht mehr lachen
Schmerzen in beiden Hüftknochen
war immer schon empfindlich, macht alles, was jemand will
muss oft seufzen
Menses: etwas mehr Blutung, regelmäßig, bei den letzten Menses hat sie zwei Tage geblutet, dann trat eine Pause von einem Tag ein, anschließend ging es normal weiter
muss plötzlich aus dem Zimmer gehen, zu Hause oder auf der Arbeit, und weiß nicht, warum
kann sich nicht schön anziehen, ist unsicher
Ängste:
(alles neue Ängste:) über eine Brücke zu gehen, hineinzufallen, aus der Höhe abzustürzen, Angst bei Dunkelheit

Verordnung: Ignatia C 30 / C 1000 im Abstand von drei Std. (C 200 leider nicht vorhanden)

Obwohl Natrium-muriaticum-Symptome in der Mehrheit vorkommen, besonders beim Repertorisieren, entscheide ich mich für Ignatia. Wegen meiner Gesamtwahrnehmung.
Medikamente: Oxetin und Deprin soll sie absetzen, helfen sowieso nicht.

Empfehlung an die weiterbehandelnden Kollegen: Wenn Ignatia nicht hilft, an Sepia oder Natrium muriaticum denken und chronische Anamnese weitermachen, die ich wegen voller Praxis leider nicht durchführen konnte.

FU 26.10.1998 (3 Tage später): akut (bei Kollegin Sonja)

Atemnot mit Angst und Panik
konnte über Brücke gehen und hinunterschauen
konnte nachmittags schlafen
konnte reden, konnte besser lachen
Schmerzen in den Hüften weg
vom Bauch her Gefühl, als würde sie explodieren, kommt bis zur Brust, sie kann deshalb nicht atmen
Mit ihrem Kopf stimmt etwas nicht.
das Gefühl, ihr Kopf sei größer geworden
das Gefühl, ihr Kopf sei 100 kg schwer
gestern Übelkeit, sie konnte mit Hilfe des Fingers erbrechen, danach Erleichterung

hat keinen Appetit seit zwei bis vier Wochen
Sie hatte Atemnot mittags und konnte deshalb nichts essen, es war wie ein Krampf, dann Atemnot mit Krampf im ganzen Körper.
Neu: etwas läuft auf der Kopfhaut, wenn sie läuft, das Gefühl ist angenehm.

Bei der Atemnot bekommt sie furchtbare Panik, außerdem ist ihr Mann an Atemnot gestorben, sie möchte deshalb nicht ohne Mittel aus der Praxis.

Notiz: hysterisch? oder echt?

Verordnung: S.L. und für den Notfall mit erneuter Angst zu sterben Aconitum C 30

FU 29.10.1998 (3 Tage später, Kollegin Sonja)

hat 2-mal 1 Kügelchen (Aconitum) genommen, vorgestern und heute um 2.00 Uhr
das hat gut geholfen, aber später beim Heimgehen wieder Probleme
Appetit besser
Brust, als wenn sich Gardinen zuziehen
keinen Krampf gehabt
fühlt sich viel entspannter
Stuhlgang ist unregelmäßig, wenn lange kein Stuhlgang, dann Beschwerden
Angst verrückt zu sein, laut zu schreien, wenn in Gesellschaft
Verordnung: S.L. für Notfälle

FU 17.11.1998 (Kollegin Caroline)

sehr viel besser
ein bisschen Druck im Kopf, kein Schmerz, ist aber kein Problem
Atemprobleme viel seltener und schwächer, da hilft S.L.
atmet manchmal sehr tief
kann öfter lachen
Füße nicht mehr kalt
Schlaf viel besser
Appetit besser
beim Essen plötzlich Angst verrückt zu werden, schnell wieder weg
Hüftschmerz stärker als früher, zieht in LWS-Bereich
Bewegung bessert, ein harter Stuhl oder Liegen auf Hartem bessert
Gefühl von Schwere im Kopf, als wenn das ganze Haus auf ihrem Kopf steht
Stuhlgang besser

Verordnung: S.L. bei Bedarf

Notiz: bei Verschlechterung evtl. Ignatia wiederholen, da Patientin immer noch extrem viel seufzt

FU 08.12.1998 (Kollegin Gisela)

fühlt sich viel besser
kann besser schlafen und arbeiten
ab und zu Depressionen, mit Angst verbunden – plötzlich, wenn sie mit jemandem zusammensitzt
selten Träume
ab und zu quälendes Gefühl von Kummer, hasst jemanden, möchte weinen, das fällt ihr aber schwer
Wenn sie Grund hat, kann sie weinen.
Dolmetscher: Sie sieht wieder schlechter aus, wie am Anfang, besonders die Augen.
angespanntes Gefühl im Gesicht
bei Angstanfall das Gefühl nicht mehr atmen zu können
Schmerzen waren ganz weg, jetzt kommen sie wieder.
schon 3 bis 4 kg zugenommen
kann wieder lachen

Verordnung: Ignatia C 1000 und Ignatia C 200 mitgegeben für Anfall

Notiz: lacht sofort nach der Einnahme, steckt Geld in unsere Spendendose, ist wie ausgewechselt

FU 18.02.1999 (Kollegin Elke)

Gefühle von Wasser im Kopf, wenn sie entspannt ist, voll von Wasser
Gefühl, sie schwanke beim Gehen, tut es aber nicht
ab und zu Angst: kann sie nicht erklären, auf dem Heimweg oder wenn sie irgendwo hingeht

träumt viel von:
- ihrem Ehemann
- einer Granatenexplosion an der Neretva
- dem Vorfall, als ihre Tochter von jemandem durch ein Loch im Fußboden gezogen und weggebracht wurde, sie selbst nach ihrer Tochter schrie
- Stürzen

Ängste hat sie schon seit ca. 15 Jahren, das hängt vielleicht mit der Ehe zusammen: Wenn er betrunken nach Hause kam, zitterten ihr anfangs die Knie; er warf mit Gegenständen nach ihr und schrie unbeherrscht; nüchtern war er ein sehr netter Mann – „Ich mag nicht darüber reden." Sie grinst.

beim Ausatmen ziehender Schmerz linke Seite

seufzt viel

Nach dem Mittel ging es viel besser, kann lachen, Angst war besser.

nach den letzten 5 Tagen verschlechtert, plötzlich wieder Ängste und Herzklopfen beim Ausatmen

FU 31.03.1999 (Kollegin Sonja)

Es geht ihr gut, sie nimmt S.L. ca. alle 10 Tage, das hilft.

Verordnung: abwarten

FU 04.11.99 (7 Monate später) (Nermin)

Es geht ihr gut, ihr Befinden ist ausgezeichnet.

Verordnung: abwarten

FU 24.07.2000 (Niko)

dunkle Ringe um die Augen
sichtlich aufgeregt, seit einigen Tagen, kann kaum essen oder schlafen
Was sie isst? Makkaroni und Fleisch
sie seufzt sehr oft, Verlangen tief zu atmen
schwankendes Gefühl beim Gehen, kann nicht geradeaus gehen
Empfindung, als würde sich die Schädeldecke öffnen, wie eine Blüte
Schwere in der Magengrube, Gefühl, sie müsste weinen
Es geht ihr schlechter, wenn es jemand anderem noch schlechter geht.

Ihre Geschichte sei folgende (sie steht auf und schließt die Tür, die wegen der großen Sommerhitze offenstand):

Nachdem vor über 2 Jahren ihr Mann verstarb, hat sie nun einen neuen Mann kennengelernt. Er behandelt sie gut und kümmert sich um sie.

Sie macht sich nun Gewissensbisse, ob ihre neue Beziehung ihren verstorbenen Mann stören würde, außerdem wegen der beiden Kinder (14 und 17 Jahre alt), vor denen sie sich nicht traut die neue Situation offenzulegen.

Wir antworten: Das geht die überhaupt nichts an.

Sie bräuchte eher was zur Beruhigung, sagt sie, und wir geben ihr Ignatia C 200.

Sie wirkt noch etwas ängstlich, lächelt aber schon wieder, als sie zum Abschied sagt, nun bräuchte sie nur noch Kügelchen, dass sie den Mut bekommt, zu dem neuen Mann zu gehen.

Genau die hätten wir ihr gegeben, sagen wir.

Helma Nastali

4. Projektdokumentation

4.1. Die Entstehung

4.1.1. Vorgedanken und Problematik

Nach zwei Jahren engagierter praktischer Arbeit in Mostar kam der Wunsch auf, einen zusammenhängenden Bericht oder eine Dokumentation über die geleistete Arbeit zu erstellen. Bei der Überlegung, welchen Umfang und welchen Rahmen diese Arbeit haben sollte, wurde klar, dass das Wertvollste der Arbeit die einzelnen Fälle waren. Doch wie sollte über die bis damals ca. 800 Fälle, die von 20 verschiedenen Therapeuten aufgezeichnet waren, berichtet werden? Sie existierten lediglich als Papierkarteikarten und waren nur alphabetisch, ohne weitere Kriterien geordnet. Es gab keine Richtlinien für Art und Inhalt der Aufzeichnungen und auch keine einheitliche Anamnesetechnik. Dadurch war das Verwerten der Karteikarten wesentlich schwieriger, als es in einer Einzelpraxis gewesen wäre.

Die Informationen für die Datenbank kommen auch nicht aus einer wissenschaftlichen Versuchsreihe, sondern aus einem alltäglichen Praxisbetrieb, in dem nicht Krankheiten, sondern Menschen mit bestimmten Krankheiten und persönlichen Problemen behandelt wurden. Und einer der Grundsätze der Homöopathie ist die Individualität des Patienten, d.h. es ist eine besondere Schwierigkeit, eine Normierung der Patientenfälle zu entwickeln.

Aus den bisherigen Aufzeichnungen (Papierkarteikarten) gab es keine Möglichkeiten auf bestimmte Informationen über Krankheiten, Mittel, Therapiefortschritte statistisch zuzugreifen.

Also wurde schnell klar, dass dies eine aufwendige Aufgabe würde und von den Therapeuten nicht neben dem Praxisalltag erledigt werden konnte. Ich bot mich damals an, diese Arbeit komplett zu übernehmen und dafür auch ein gutes halbes Jahr nach Bosnien zu ziehen. So entstand das Projekt, die Patientendatei im Computer zu erfassen.

Aufgrund der Tatsachen, dass es weder die finanziellen Mittel für eine perfekte wissenschaftliche Arbeit, die geeigneten ComputerspezialistInnen, das EDV-Programm noch den teuren Rechner gab, musste eine Lösung gefunden werden, bei der mit wenig finanziellem Aufwand größtmöglicher Erfolg verwirklicht werden konnte.

4.1.2. Ziele

So bestand ein Ziel darin, die persönlichen Patientendaten zu erfassen, um einen statistischen Überblick über Alter, Herkunft, Geschlecht, Diagnosen und Mittel zu bekommen.

Das nächste Ziel war eine Möglichkeit zu schaffen, Fälle mit bestimmten Inhalten und interessanten Details herauszufinden, u. a., um sie im Homöopathieunterrricht für Lehrzwecke zu verwenden.

Auch der einzelne Therapeut sollte seine Fälle nachvollziehen können, um möglichst viele Informationen aus seiner Arbeit zu selektieren und zu konservieren.

Die Zusammenfassung dieser Informationen bietet dann auch die Möglichkeit, statistische Auswertungen zu erstellen und die homöopathischen Inhalte der gesamten Arbeit in Mostar zu dokumentieren.

So lassen sich Fakten, Quantität und Qualität der Arbeit von HoG dem Interessierten vermitteln und ein fassbares Resümee davon der Öffentlichkeit nahebringen.

Ein weiteres Ziel war, mit dem vorliegenden Material zu versuchen, die Besonderheiten in den Krankheitsbildern und der Symptomatik in der Nachkriegssituation (PTSD) herauszuarbeiten, wenn man homöopathisch therapiert.

Mit dieser Dokumentation ist es auch möglich, darzustellen, mit welch geringen finanziellen Mitteln eine sinnvolle Gesundheitspflege in der Bevölkerung von Krisen- und Nachkriegsgebieten geleistet werden kann.

4.1.3. Die Umsetzung

Also wurde ein guter PC erworben, mit einem normalen Datenbankprogramm (Access) ausgestattet. Access ist zwar kein optimales Datenbanksystem für diesen Zweck, aber es bietet für Nicht-Computerfreaks eine ausreichende Bedienerfreundlichkeit und kann unendlich viele Daten aufnehmen, die auch über die Partnerprogramme Word und Excel weiterverarbeitet werden können. Wichtig war auch, dass der Zugang über das weit verbreitete Office-Paket vielen Anwendern möglich ist. Das Datenbankgerüst wurde von einem Nicht-Profi, aber Anwender (Jochen Veil) erstellt und diese Datenbank von mir in unendlicher Kleinarbeit gefüllt. Dadurch ist das Ergebnis weder statistisch unanfechtbar noch perfekt, aber für unsere Zwecke von größtmöglichem Nutzen. Denn wir können mit unseren „Abfragen“ und „Tabellen“ dem interessierten Homöopathen oder Laien Fakten, Ideen, Anregungen zur Homöopathie, dem Projekt und andere Daten geben.

4.1.4. Der Arbeitsbeginn

Gleich in den ersten Januartagen 1999 fuhren Jochen und ich mit einem prallvollgeladenen Kombi, der eine komplette Computerausrüstung und die nötigste Wohnungsausstattung enthielt, mit viel Elan in das verschneite und eiskalte Sarajevo. In einer kleinen Wohnung machten wir es uns zusammen mit unserer ehemaligen Dolmetscherin Lucija gemütlich. Jochen blieb den ersten Monat am Ort, um bei den Schwierigkeiten der Computertechnik und des Programmaufbaus unterstützend anwesend zu sein. In den 6 Monaten danach wurde dann die folgende Dokumentationsarbeit von mir erstellt.

Sonja Weinmann

4.2. Falldokumentation – eine Datenbank und ihre Möglichkeiten

4.2.1. Die Datenbank

Es wurden zwei verschiedene Datenbanken erstellt: die „Patientendatenbank" und die „EA-Sammeldatei".
In der „Patientendatenbank" wurden die Patientendaten (Name, Geschlecht, Wohnort, Geburtsdatum ...) festgehalten und jedem Patienten eine Kennnummer zugeteilt, die dann wiederum als Schlüssel für die einzelnen Konsultationen in der EA-Sammeldatei verwendet wurde.
In die „EA-Sammeldatei", die eigentlich „Sammeldatei aller Konsultationen" heißen müsste, wurden dann die wichtigsten Daten der einzelnen Konsultationen eingegeben, wie auf nachfolgendem Formular zu sehen ist.
Im Laufe der Eingabearbeit ergab sich die sinnvolle Konsequenz, die Fälle und ihren Verlauf zu bewerten. Dafür wurde eine kleine Datei mit dem Namen „Fallverlaufsschlüssel" eingerichtet.

Das Eingabeformular

Nach langen Überlegungen (siehe Vorgedanken und Problematik) und einigen Versuchen wurde das folgende Formular zur Patientendatenerfassung entwickelt. Abgebildet ist die entsprechende Bildschirmmaske mit einem ersten FU als Beispiel.

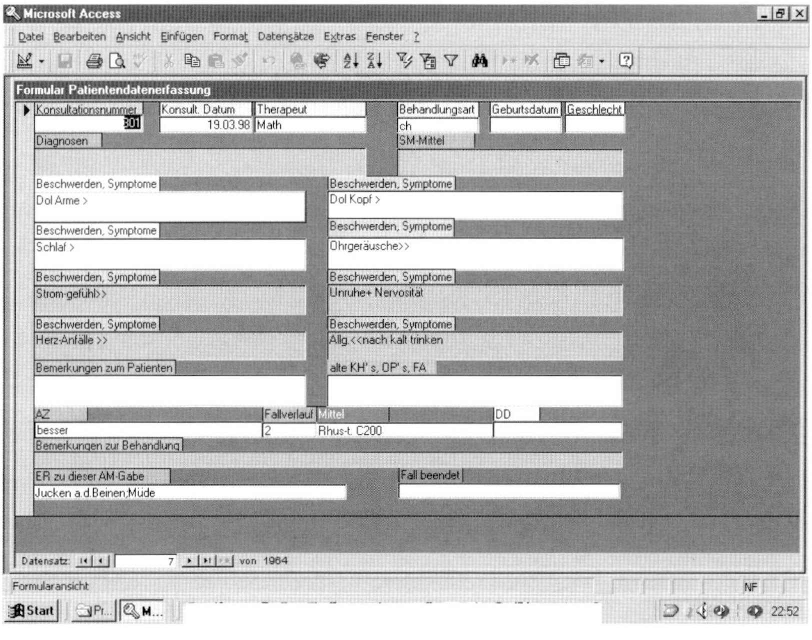

4.2.2. Erläuterungen zu den einzelnen Datenbankfeldern

Konsultationsnummer - die Patienten-Kennnummer, die bei der EA-Erfassung vergeben wird, mit fortlaufender Endnummer entsprechend der Anzahl der bisherigen Konsultationen (FUs)

Konsultationsdatum: Datum der EA/FU

Therapeut: Eingabe als Kürzel, damit die Informationen und Auswertungen relativ intern bleiben

Behandlungsart: Angabe, ob die Behandlung für den Akut-(Zwischen-)fall oder die laufende chronische Behandlung vorgenommen wurde

Geburtsdatum

Geschlecht: Die Geschlechtsangabe ist sinnvoll, um Symptome, Patientenproblematiken und Mittelwahl geschlechterspezifisch auswerten zu können.

Diagnosen: bisher konstatierte Diagnosen sowie evtl. vorhandene Laborwerte oder alles, was der Patient an sinnvoll verwertbarem Papier mitbringt; ebenso die Diagnose des untersuchenden Therapeuten, vor allem, falls abweichend von früheren

schulmedizinische Medikamente: was der Patient einnimmt oder verordnet bekommen hat; bei FU kann eingetragen werden, ob das Medikament abgesetzt oder die Dosis verringert wurde

Beschwerden, Symptome: Diese Felder enthalten die subjektiven Beschwerden des Patienten, eventuell hierarchisiert, soweit aus den Karteiinformationen zu entnehmen. Auch allgemeine und spezielle Symptome werden hier notiert.

Bemerkungen zum Patienten: weitere Auffälligkeiten des Patienten, ev. physiognomische Besonderheiten oder Verhaltensanomalien

alte Krankheiten, Operationen, Familienanamnese: Besonderheiten zusammengefasst und alle entsprechenden Hinweise, die der Karteikarte zu entnehmen sind

Allgemeinzustand: in kurzen Worten (z.B.: blass, müde, hektisch...; so kann der Nächstbehandler sich etwas vorstellen!)

Fallverlauf: Die Bewertung richtet sich nach den Angaben, die der Patient bei den FUs über Veränderungen seines Zustandes macht. Außerdem wer-

den über diesen Schlüssel Fälle selektiert, die nicht bewertet werden können (z.B. weil es keine FUs gibt) oder die für die Betrachtung des Fallverlaufs ungeeignet sind und deshalb nicht eingegeben werden. Die gängigste Lösung, die die Fallbewertung abgibt, ist die, Fälle zu separieren, „die gut laufen".
Den Schlüssel zu dieser Bewertung enthält die Datei „Fallverlaufsschlüssel".

verabreichtes Mittel mit Angabe der Potenz

DD-Differentialdiagnose: die in Betracht gezogenen Alternativen zur Mittelwahl entsprechend den differentialdiagnostischen Überlegungen über das Krankheitsbild des Patienten

Bemerkung zur Behandlung: besondere Anweisungen zur Einnahme des Mittels, Verordnungen oder weitere Therapieempfehlungen und Hinweise für den Nachbehandler

ER-Erstreaktion: auf die genannte Arzneimittelgabe, bei einem FU nachzutragen

Fall beendet: „ja", wenn der Patient länger als 6 Monate nicht wiederkam

4.2.3. Die „Abfragen"

Die Dokumentationsarbeit soll sich nicht auf die folgenden Abfragen und statistischen Daten reduzieren, denn dafür wurde sie nicht gemacht. Bei der Durchsicht sämtlicher Fälle sind viele interessante Querinformationen und Besonderheiten zutage getreten.

Die Abfragen erbringen im Wesentlichen die Informationen, die aus den Dateien herausgezogen werden können. Die Grenzen dafür liegen in den Fähigkeiten des Programmierers, den zur Verfügung stehenden Informationen und auch dem Sinn einer solchen Abfrage. Dieser Sinn ist in unserem Fall oft durch das Wesen der Homöopathie eingeschränkt, da hierin nicht die Bezüge zwischen den Details, sondern der Fall als Ganzes im Vordergrund steht. Von all den möglichen Abfragen, die in schriftlicher Form als Bericht ausgedruckt werden können, wollen wir hier nur einige vorstellen und einen Ausblick auf die weiteren Möglichkeiten geben.

4.2.4. Übersicht Abfragen

Fragestellung	Detailinformationen
Informationen über die Patienten	
Geographische Herkunft d. Patienten	Wohnorte außerhalb Mostars
Gesamtzahl der Patienten	
Geschlechterverteilung in Zahlen	auch prozentual möglich
Alter der Patienten	Durchschnitt / Geschlechterverteilung mgl.
Altersverteilung in 10-Jahres-Stufen	
Informationen über Therapeuten	
Aktivitäts-Zeiten der Therapeuten	Liste „von/bis" und gesamter Zeitaufwand
Konsultationsnummern-Zuordnung zum Therapeuten	ermöglicht einem Therapeuten, „seine" Fälle in der Kartei wiederzufinden
Anzahl der EAs der Therapeuten	Liste und Parameter möglich
Informationen über Mittel	
Auswahl und Häufigkeit verwendeter Mittel	z. B. Top 10 der verordneten Mittel mgl.
Auswahl und Häufigkeit verwendeter Potenzen	Welches Mittel in welcher Potenz?
Informationen über Diagnosen	
Auswahl und Häufigkeit behandelter Diagnosen	
Therapieerfolg anhand der Fallverläufe bei bestimmten Diagnosen	falls überhaupt bewertbar, ist das die „Erfolgsquote"
Auswahl und Häufigkeit der Fallverläufe in Bezug zur Diagnose und Mittelwahl	keine „Hitlisten", aber Parameterabfrage möglich
Informationen über Beschwerden und Symptome	
Auswahl und Häufigkeit der Beschwerden und Symptome	nur Parameterabfrage möglich
Informationen zu schulmedizinischen Mitteln	
Auswahl und Häufigkeit schulmedizinischer Mittel	Liste der verordneten Medikamente

Fragestellung	**Detailinformationen**
Statistik, Zeiten und Diverses	
Patientenverteilung von 1996-99	
EAs in bestimmten Zeiträumen	variable Musterabfrage
Verteilung der Fälle nach „akut/chronisch"	
Anzahl EAs ohne FUs	Patient nur 1 x da, keine Fallbewertung
Informationen über die Fälle für Unterrichtszwecke	
Suchfunktion nach Mitteln	z.B. alle Ars.-Fälle
Suchfunktion für Pathologien	z.B. alle Herzkrankheiten
Suchfunktion für bestimmte Altersgruppen	z.B. Kinderfälle
Auswahl guter Fälle	z.B. alle Fallbewertungen „2"
Einsichtmöglichkeit in die eigenen Fälle eines Therapeuten	z.B. alle EAs von „Son" (Sonja)

So werden aus den unendlich vielen Abfragemöglichkeiten einige im nächsten Kapitel vorgestellt.

PS: Eine Parameterabfrage ist eine Abfrage, bei der das Ergebnis nicht gleich in einer Liste geliefert wird, sondern es muss vorher der den Bezug herstellende Wert, der Parameter, eingegeben werden, um bestimmte Selektionen vornehmen zu können.

4.2.5. Ausblicke

Allgemein ist das Thema „Dokumentation des Patienten/Falles am Computer“ ein wesentliches Thema in der zeitgemäßen homöopathischen Praxis. Nicht nur als Kontrolle für die eigene Leistung des Therapeuten und für den schnellen Zugriff auf alle Daten bezüglich Patient, Diagnosen, Mittelwahl, sondern auch durch die Möglichkeit eines „eigenen Repertoriums“ etc. bietet diese computerunterstützte Kartei-Arbeit in der Homöopathie unschätzbare Vorteile.

Da im seltensten Fall während der Anamnese die Patientendaten und Informationen in den Computer eingegeben werden, ist es sinnvoll, Formulare auszuarbeiten, die den Datenbankfeldern beziehungsweise der Eingabemaske entsprechen. Wenn dies zu Beginn eines Projektes oder einer homöopathisch-wissenschaftlichen Arbeit mit einem bestimmten Ziel konsequent durchgeführt wird, lassen sich natürlich noch viele weitere detaillierte und dem Ziel des Projektes entsprechende Abfragen und Relationen erstellen.

Man kann nicht oft genug erwähnen, dass eine derartige Dokumentation eine ausgezeichnete Basis zum Selektieren von Fällen für Unterrichtszwecke ist.

Wir sind außerdem der Hoffnung, dass durch wissenschaftlich oder zumindest empirisch dokumentierte Fallverlaufsstudien die homöopathische Behandlung als wertvoller Bestandteils des Gesundheitssystems, besonders in armen Regionen, anerkannt wird.

Jochen Veil
Sonja Weinmann

4.3. Die Datenbank – die Ergebnisse aus Mostar

Stand 7/1999

4.3.1. Informationen über Patienten

Anzahl behandelter Patienten

Von Mai 1996 bis Juni 1999 wurden insgesamt 965 Patienten behandelt und in der Dokumentation erfasst.

1996:	16 behandelte Patienten
1997:	401 behandelte Patienten
1998:	413 behandelte Patienten
bis 6/1999:	135 behandelte Patienten
	965 behandelte Patienten

1996 war v. a. die Zeit des Aufbaus der Praxis, des Umfeldes und unseres Bekanntwerdens. 1999 wurde mehr Gewicht auf die Verbreitung der Homöopathie am Ort durch unseren Unterricht gelegt. So wurden durch die Ausbildung von Assistenten aus zeitlichen Gründen weniger Patienten behandelt.

Erfasste Konsultationen (EAs und FUs):1964

Einzugsbereich

90% Mostar und Umgebung
10% über 30 km Entfernung (Sarajevo, Zenica, Konjic, Jablanica)
einige Patienten über 400 km, z.B. aus Rijeka oder aus Serbien

Geschlechterverteilung

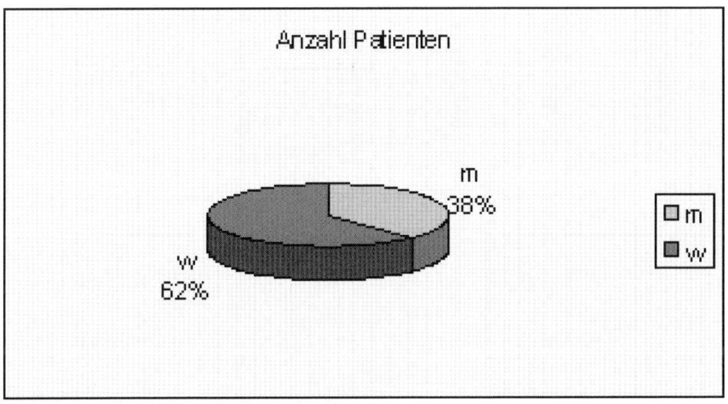

364 männlich, 601 weiblich

Altersverteilung in 10-Jahres-Stufen

bis 10 Jahre	33
10-20 Jahre	44
20-30 Jahre	56
30-40 Jahre	99
40-50 Jahre	196
50-60 Jahre	194
60-70 Jahre	227
70-80 Jahre	98
über 80 Jahre	10

einige Patienten ohne Altersangabe

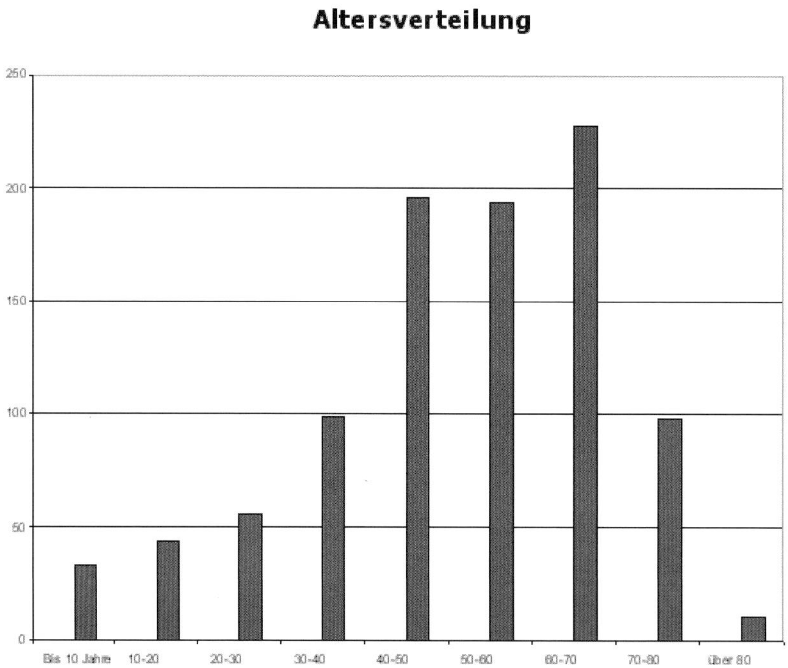

4.3.2. Informationen über Therapeuten

Die Assistenten, die nicht auf den Karteikarten vermerkt sind, bleiben leider hier unberücksichtigt.
Insgesamt waren in Mostar im erfassten Zeitraum 31 Mitarbeiter aus ganz Deutschland und aus Mostar tätig.
Die einzelnen Therapeuten verbrachten in diesem Zeitraum zwischen 2 und 16 Wochen in der Praxis in Mostar. Wer will, kann nun ausrechnen, wie hoch außer dem persönlichen Einsatz noch das finanzielle Engagement war (Einkommensverlust trotz laufender Kosten).
Eine Liste der TherapeutInnen und MitarbeiterInnen von Homöopathen ohne Grenzen, die in Mostar tätig waren, findet sich am Ende des Buches in Kapitel 11.

4.3.3. Informationen über die homöopathischen Verordnungen

Dem klassisch-homöopathisch arbeitenden Therapeuten geben folgende Aufstellungen und Grafiken eine Information über die Indikationsbereiche der verwendeten Mittel.

Die „TOP 10“ der verwendeten Mittel gesamt

Mittel		Anzahl
Nat. m.	C 200	43
Sulf.	C 200	42
Puls.	C 200	39
Lyc.	C 200	34
Lach.	C 200	31
Phos.	C 200	28
Caust.	C 200	27
Calc.c.	C 200	23
Sep.	C 200	20
Ign.	C 200	17

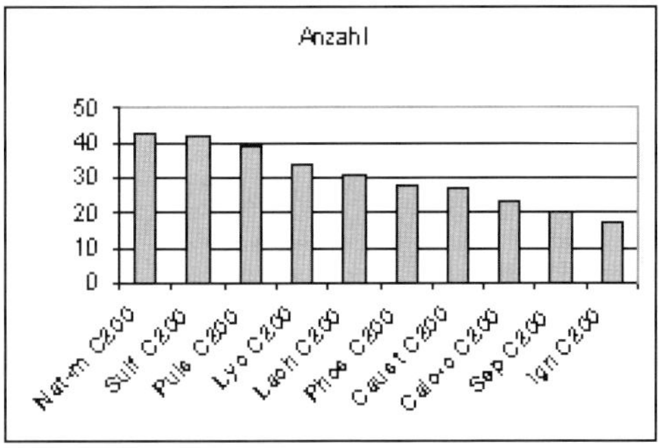

Die „TOP 10“ der verwendeten Mittel in EAs

Mittel		Anzahl
Nat. m.	C 200	33
Sulf.	C 200	31
Puls.	C 200	27
Lach.	C 200	25
Phos.	C 200	21
Caust.	C 200	19
Lyc.	C 200	17
Sep.	C 200	16
Ign.	C 200	15
Calc.c.	C 200	15

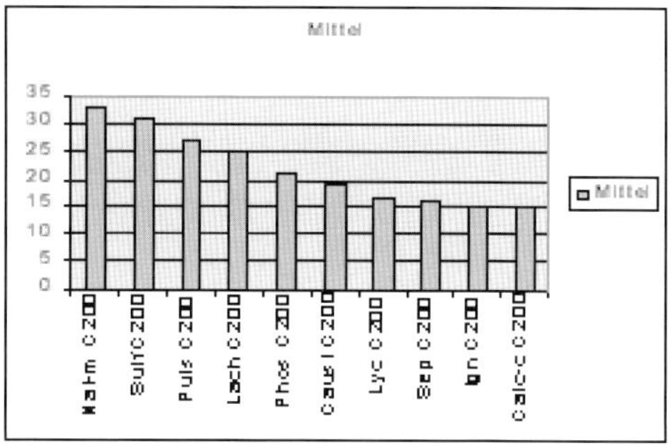

Es wurde natürlich sehr oft „abgewartet“, um das vorher verabreichte Mittel lang genug wirken zu lassen. Auch S.L. C 200 wurde häufig, zum Beispiel als Einschlafhilfe, verordnet.

Geschlechterspezifische Verteilung der Mittel bei EAs

Die Verteilung speziell bei Männern

Mittel		Anzahl
Sulf.	C 200	18
Phos.	C 200	12
Nat. m.	C 200	9
Nux v.	C 200	8
Caust.	C 200	8
Lyc.	C 200	7
Ars.	C 200	6
Ars.	C 30	6
Calc.c.	C 200	6
Nux v.	C 30/C 200	6

Die Verteilung speziell bei Frauen

Mittel		Anzahl
Nat. m.	C 200	24
Puls.	C 200	24
Lach.	C 200	20
Sep.	C 200	15
Ign.	C 200	15
Sulf.	C 200	13
Caust.	C 200	11
Lyc.	C 200	10
Calc.c.	C 200	9
Ign.	C 1000	9

Verwendete Potenzen

Aufgrund der Zusammenarbeit von über 20 Therapeuten einigten sich die meisten in stillem Einverständnis auf die einheitliche Gabe von C-Potenzen, meist C 30 oder C 200. So ist es für den weiterbehandelnden Therapeuten einfacher, Entscheidungen über eine folgende Mittelgabe zu treffen, da nicht jeder Therapeut mit Hochpotenzen vertraut ist und auch Meinungsverschiedenheiten diesbezüglich nicht zu unnötigen Diskussionspunkten werden. Die Doppelgabe (z.B. C 30/200) im Abstand von wenigen Stunden entstand aus der Erfahrung , dass bei dieser Art der Verordnung das Ausmaß der Erstreaktion gering blieb.

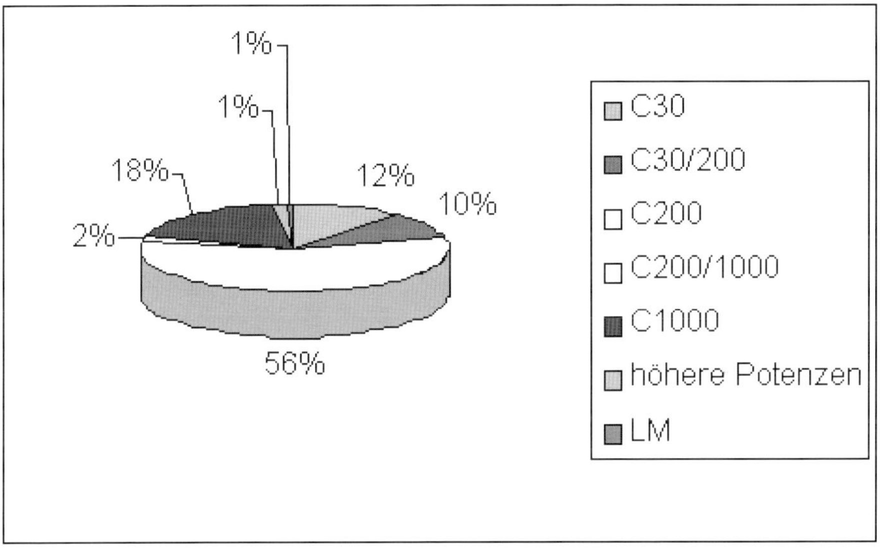

4.3.4. Therapieerfolg

Zuerst stellt sich die Frage nach der Definition eines Therapieerfolges, die sich in der Allopathie und der Homöopathie klar unterscheidet. Für uns als homöopathisch arbeitende Heilpraktiker und Ärzte sind der Allgemeinzustand und die Lebenskraft die wichtigsten Kriterien, mit deren Verbesserung gewöhnlich die Lokalbeschwerden auch gelindert werden. Die Veränderungen des Allgemeinzustandes und der Hauptbeschwerden sind nach direkter Fragestellung bei einigen Patienten prozentual festgehalten worden, bei anderen wurde nach Sichtung des Falles der Fallverlauf beim Erfassen bewertet. Somit ist der Fallverlauf kein klares Kriterium, sondern ein Hinweis, wie gut Fälle gelaufen sind. Dadurch ergibt sich die Möglichkeit zur Selbstkontrolle der Therapeuten und zur Selektion von „guten Fällen" z.B. für Unterrichtszwecke oder zur Falldokumentation. Eine Fallbewertung ist natürlich nur dann möglich, wenn ein Patient wiederkommt und über seine Zustandsveränderung berichtet. Es gibt viele Gründe, weshalb ein Patient nicht wiederkommt. Meist geht man nicht wieder zum Behandler, wenn man sich besser fühlt oder gar geheilt ist. In Mostar speziell gab es noch das Flüchtlingsproblem, das heißt, dass die Patienten schnell verzogen, nicht erreichbar waren oder noch Probleme mit dem West-Ost-Konflikt hatten.

Anzahl	Fallverlauf	Fall-Noten-Text
54	1	sehr gute Mittelwahl (Volltreffer)
354	2	gute Mittelwahl
220	3	Mittelwahl befriedigend
156	4	Veränderungen, aber nicht befriedigend
104	5	keine Änderung
9	6	Verschlechterung
337	9	nur EA (keine Wertung möglich)

Es hat sich gezeigt, dass wir im Schnitt bei 2/3 der Patienten zu einer Verbesserung ihrer Gesundheitssituation beitragen konnten, wenn man sich auf die Fallverläufe 1 – 3 bezieht.

4.3.5. Informationen über Diagnosen

Die Diagnosen geben einen Überblick über Pathologien in Mostar. Da es selten Einzeldiagnosen gab und die Diagnosen nicht in ihrer Intensität beurteilt werden, soll diese Aussage ein Bild aufzeigen, mit welchen „klinischen" Krankheiten wir in Mostar konfrontiert waren.

Es handelt sich um Diagnosen, die der Patient „mitgebracht" hat, d.h. um bereits vorher schulmedizinisch gestellte Diagnosen.

Die 20 häufigsten Diagnosen

	Diagnose
113	Hypertonie
62	Diabetes
40	Kopfschmerzen
39	Rheuma
36	Angina pectoris
35	Depression
31	Ekzem und Hautausschläge
30	Psoriasis
28	Ischialgie
26	Ulcus duodeni
22	Migräne
20	PTSD
19	Schlafstörungen/Schlaflosigkeit
18	psychische Probleme
15	Zustand nach Apoplex
13	Vertigo
9	Epilepsie
9	Vitiligo
8	Asthma bronchiale
7	Neurodermitis

4.3.6. Informationen über subjektive Beschwerden und Symptome

Eine systematische Erfassung der Beschwerden und Symptome in allen Einzelheiten würde den Rahmen des Buches sprengen. Bei den subjektiven Empfindungen und Belastungen und dem Grund, weswegen der Patient bei uns Hilfe suchte, lassen sich durch vielfältige Abfragen einige ganz klare Tendenzen erkennen.

So stehen die psychisch relevanten Beschwerden wie Ängste, Furcht, Schlafstörungen, Weinen ganz klar im Vordergrund. Körperlich folgen Atemnot, Kopfschmerzen, Schwindel, Hautprobleme und Magenbeschwerden. Auffallend war auch eine überproportional große Häufigkeit von Schmerzen der Extremitäten und des Rückens mit Gelenkbeschwerden, oft verbunden mit Kältegefühlen.

Interessant und eindeutig auf die Kriegssituation hinweisend ist auch ein Überblick über die wichtigsten Auslöser der Beschwerden:

Beschwerden/ Symptome, teilweise Repertoriumssprache

Beschwerden, Symptome
Beschwerden nach Tod des Zwillingsbruders, kann seitdem nicht weinen
Beschwerden <, seit Neffe starb
Beschwerden < seit Tod von Familienmitgliedern (weint); Herzschmerz seit Tod Sohn
Beschwerden bei feuchtem Wetter u. nach Duschen
Beschwerden durch Demütigung
Beschwerden durch Demütigung, Hass gg. Personen, die sie angriffen; schlimme Geschichten ergreifen sie tief
Beschwerden durch Erniedrigung, Demütigung, KZ
Beschwerden durch Erregung des Gemüts
Beschwerden durch Furcht, langandauernde Angst
Beschwerden durch Geldverlust
Beschwerden durch Grobheit anderer
Beschwerden durch Kummer
Beschwerden durch Kummer, „Verlust“ der Tochter
Beschwerden durch Kummer, Sohn verloren
Beschwerden durch Kummer; Trauer um Mann
Beschwerden durch Liebeskummer
Beschwerden durch Schreck
Beschwerden durch Schreck, Geräuschempfindlichkeit
Beschwerden durch Schreck, Streit

Beschwerden, Symptome
Beschwerden durch Schreck; Schwindel seit Schreck
Beschwerden durch Sorgen
Beschwerden durch Tod geliebter Personen
Beschwerden durch Tod Kinder
Beschwerden durch Tod Mutter, Kollegen, seit Krieg
Beschwerden durch Tod vieler Verwandter, Seufzen, Weinen
Beschwerden durch unterdrückten Zorn
Beschwerden durch Zorn, Zittern
Beschwerden haben links angefangen
Beschwerden infolge Kummer, empfindlich, weint viel
Beschwerden kommen periodisch
Beschwerden Kummer
Beschwerden Kummer, kann nicht loslassen
Beschwerden Kummer, Krieg, Verletzung; mag keinen Trost!!
Beschwerden Kummer, nervös bei Kleinigkeiten
Beschwerden linksseitig
Beschwerden nach Demütigung
Beschwerden nach Enttäuschung: Korruption, Schikane, Flucht, Verletzung
Beschwerden nach psychischem Schock
Beschwerden nach Schock (war in Wohnung, als Granate einschlug)
Beschwerden nach Schreck
Beschwerden nach Tod geliebter Person
Beschwerden nach vielen Drohungen, Flucht, Anspannungen
Beschwerden rechts
Beschwerden seit Bedrohung durch Soldaten, Sohn KZ; hatte Suizidgedanken
Beschwerden seit Infekt
Beschwerden durch geschäftlichen Misserfolg
Beschwerden seit Krankheit mit viel AB-Behandlung
Beschwerden seit Nieren- u. Harnwegsentzündung
Beschwerden seit Penicillinschock
Beschwerden seit Tod des Mannes; erzählt weinend von Grausamkeiten während des Krieges
Beschwerden seit Tod des Mannes
Beschwerden seit Tod von Familie, Freunden
Beschwerden seit Tod von Mann, Mutter
Beschwerden seit Verlust des Bruders
Beschwerden seit Vertreibung; Beschwerden sind alle verschwunden
Beschwerden von Schock, Resignation
Beschwerden, Gedanken an vergangenen Kummer; Gedanken Familie
Beschwerden, Gleichgültigkeit seit Tod, Verschleppung des Mannes
Beschwerden, Schwäche nach Kummer, Trennung

Details zu den oben genannten subjektiven Beschwerden

Ängste und Furcht

Bei der Abfrage zu den Beschwerden fällt auf, dass sehr viele Patienten uns als „Außenstehenden“ ihre Ängste äußern konnten. Das zeigt, dass das Thema Angst und Furcht im Vordergrund steht. Ersichtlich wird, dass die Ängste einen großen Bezug zu den Kriegserlebnissen haben, denn es sind klar definierte Ängste vor Dunkelheit, engen Räumen, dem Ungewissen, Geräuschen, vor der Nacht und vor dem Schlaf (sowohl vor Alpträumen als auch davor, dass im Schlaf etwas Unerwartetes passiert). Die Folgen des Krieges bringen auch die Ängste vor der ungewissen Zukunft mit sich, verbunden mit Furcht und Sorge um das Wohlergehen der Familie und um die eigene Gesundheit, die durch die Kriegserlebnisse starke Einbußen der Lebenskraft erlitt. Auch andere Ängste sind stark ausgeprägt, die nicht kriegsbedingt sind, so Angst vor Menschenmengen, Höhe und besonders vor Schlangen.

Träume

Träume haben meist psychische Traumata aus den Kriegserlebnissen wie Vergewaltigung, Tod, KZ-Aufenthalt, Kämpfe, Gefahren und Bedrohungen zum Inhalt.
Auffallend häufig kamen auch hellsichtige und prophetische Träume vor.

Schlafstörungen

Bei einem Großteil der Patienten waren Schlafprobleme vorhanden. Dies wird auch deutlich an dem extremen Verbrauch von schulmedizinischen Schlaf- und Beruhigungsmitteln (Lexilium und Apaurin). Die Gedanken an die grausamen Kriegserlebnisse sowie die Sorgen und Ängste um Familie und Zukunft sind die Gründe der vielfach vorhandenen Einschlafstörungen.

Weinen

Weinen als emotionale Äußerungsform, auch vor uns Fremden, wurde von den Patienten täglich gezeigt; über diese Art der emotionalen Offenheit waren wir immer wieder erstaunt. Ursache für das plötzliche Weinen waren natürlich oft die Gedanken an den Verlust von Angehörigen, Freunden und Heimat. Die Beschwerde, dass jemand seit den Kriegserlebnissen nicht mehr weinen kann, war eine gute Hilfe zur Findung der Mittelwahl. Eine andere

Variante war, dass Patienten das eigene Weinen fürchterlich störte, sie hielten es für eine Schwäche, die sie vor dem Krieg nicht hatten.

Angst/Furcht	341
Atemnot	43
Hautprobleme	122
Kopfschmerzen	164
Magen	160
Schlaf	313
Schwindel	142
Weinen	140
Psoriasis	26
Rückenprobleme	157

4.3.7. Informationen zu schulmedizinischen Mitteln

Liste der am häufigsten verordneten Medikamente:

Andol (ASS)	Schmerzmittel
Antibiotica	–
Apaurin	Tranquilizer
Cordipin	Herzmittel
Cortisonpräparate	–
Insulin	Antidiabetikum
Isoptin	Calcium-Antagonist
Lanicor	Herzglykosid
Lexilium	Tranquilizer
Lopril	Antihypertonikum
Olivin	Antihypertonikum
Voltaren	Schmerzmittel

Die wie Kaffee, Zucker und Zigaretten konsumierten schulmedizinischen Medikamente sind Apaurin, Andol und Lexilium als Standardverschreibung für einen Großteil der Patienten. Diese und andere teils sehr starke schulmedizinische Mittel mit Nebenwirkungen konnten im Einverständnis mit dem behandelnden Arzt bei Therapieerfolg reduziert werden, was zusätzlich Verbesserungen im Lebensgefühl des Patienten brachte.

4.3.8. Informationen über die Verwendung der Datenbank zu Unterrichtszwecken

Ein Hauptanliegen der Dokumentationsarbeit war es, die Suchfunktionen im Computer nach verschiedenen Kriterien (Mitteln, Diagnosen, Beschwerden, Altersgruppen, Schockmitteln ...) u.a. für Unterrichtszwecke zu ermöglichen.

So konnten wir schon in Mostar sowie an den Unterrichtswochenenden in Sarajevo, Dubrovnik und Split davon profitieren.

Bei dem Thema „Akut- und Verletzungsmittel" extrahierten wir Fälle mit den Mitteln Arnika, Aconitum, Apis, Belladonna etc. mit akutem Charakter (z.B.: Suchfunktion: Mittel, alle Arnika-Fälle; Suchfunktion: akut/chr.).

Für ein anderes Wochenende, dessen Themen „Psychische Kriegsfolgen" und „Arzneimittelbesprechungen" waren, konnten z.B. Natrium-, Ignatia- oder Staphisagriafälle selektiert werden (z.B.: Suchfunktion: Mittel, alle Nat.m.-Fälle; Suchfunktion: Beschwerden, Kummer; oder Suchfunktion: Diagnosen, Post-War-Syndrom ...).

Für einen Unterricht mit dem Thema „Homöopathische Behandlung von Kindern" fanden wir die Fälle durch folgende Eingabe: Suchfunktion: Altersgruppe, Fälle von 1-10 Jahren.

Durch die Fallbewertungen konnte dann auch recht schnell entschieden werden, ob dieser oder jener Fall auch „gut gelaufen" war.

Außerdem erlaubten die Suchfunktionen jedem einzelnen Therapeuten, seine eigenen Fälle, sprich Erstanamnesen, wiederzufinden und den Verlauf zu beobachten, eine Art der Selbstkontrolle (z.B.: Suchfunktion: Kürzel des Therapeuten, son).

Sonja Weinmann / Jochen Veil

5. Reise- und Erlebnisberichte

5.1. Reise ins Ungewisse

Am Freitag, den 31.01.1997, war es soweit. Das Abenteuer konnte beginnen! Nachdem bei unserem ersten Teamtreffen in Fulda im Januar 1997 Steffen Jung und ich auserkoren waren, mit dem Auto nach Mostar zu fahren, hatten wir noch alle Hände voll zu tun. Zwei Wochen Vorbereitungszeit genügten gerade, um uns organisatorisch wie mental auf diese doch etwas ungewohnte Reise einzustimmen. Neben den allgemeinen Vorbereitungen, wie Autocheck, Karten sortieren, Versicherungen abschließen, mussten wir auch noch alle nötigen Utensilien zum Einrichten des Zentrums in Mostar besorgen. Nebenbei wurde dann auch noch in der Praxis gearbeitet und für unser Bosnien-Projekt geworben. Alles in allem doch eine aufregende Zeit. Aber dies war erst der Anfang einer Reise, die uns 14 Tage in Atem halten sollte. Nun war es endlich soweit. Von Saarbrücken aus führte uns die Route über München, Salzburg und Klagenfurt, wo wir übernachteten. Am nächsten Tag ging es weiter über den Loiblpass nach Slowenien und von dort aus nach Ljubljana und Rijeka. Von Rijeka nach Split verläuft eine ca. 450 km lange Küstenstraße. Ein kurzer Abstecher ins Landesinnere bei Zadar offenbarte uns schon die ersten Nachkriegseindrücke. Zerschossene Häuser und ein zerbombtes E-Werk erinnerten an den Krieg, der sich dort bis zur kroatischen Küste ausgebreitet hatte. Ein Picknick bei herrlichem Wetter entlohnte uns für die anstrengende Fahrt.

Übernachtung an der Makarska Riviera, wo wir gut bewirtet wurden.

Am nächsten Tag nun das letzte Stück unserer Hinreise. An der kroatisch-bosnischen Grenze in Metkovic erste strenge Grenzkontrolle mit weiteren nervenden Polizeikontrollen ca. alle 10 km bis nach Mostar. Endlich nach zwei Stunden Suche und einer Odyssee durch nicht beschilderte Straßen fanden wir in Mostar die Praxis. Na ja; wenigstens bekamen wir so einen ersten Eindruck von den verheerenden Zerstörungen, die der Krieg in der Stadt hinterlassen hat.

Lucija, unsere deutsch-bosnische Dolmetscherin, begrüßte uns herzlich, und wir waren heilfroh, unversehrt hier angekommen zu sein.

Nach kurzer Verschnaufpause wartete dann auch schon die Arbeit auf uns: wir behandelten eine junge Frau mit einer schweren Psoriasis pustulosa, die in einem sehr schwachen und besorgniserregenden Allgemeinzustand war.

In der Anamnese spiegelte sich eine Kriegsgeschichte wider, die wir später noch oft zu hören bekommen sollten.

Geschichten von Lagerinternierungen, Vertreibungen, Verlust von Familienangehörigen, Hunger und Armut sind bei den Fallerhebungen an der Tagesordnung. Es gab kaum einen Patienten, der nicht über ein solches oder ähnliches Schicksal berichtet hätte. Die Frage für uns war, wie diese Menschen solche schrecklichen Kriegstraumen verarbeiten würden und welche gesundheitlichen Folgen daraus resultierten.

Die Praxis liegt im Ostteil der Stadt, also im moslemischen Teil, welcher zur Zeit des Krieges am meisten unter den Artilleriebeschüssen zu leiden hatte. Direkt an der Neretva gelegen (dem Fluss, der durch Mostar fließt) und einen Steinwurf vom Markt entfernt, wurden von Elisabeth und Oliver, unseren Projektleitern, Räumlichkeiten gefunden, die den Anforderungen an eine homöopathische Praxis genügen. Dies war sicherlich eine Meisterleistung, wenn man bedenkt, dass es im Ostteil der Stadt kaum Wohnungen mit Strom, Heizung und fließendem Wasser gibt. Trotzdem war es oft saukalt (vor allem die Nächte), und wir mussten uns mit zwei kleinen Elektroradiatoren begnügen. Die Praxis stellte nun unser Domizil für die nächsten zwei Wochen dar. Auf ca. 40 Quadratmetern wurde gearbeitet, gegessen, geschlafen, gewaschen etc.; und dies alles mit vier Personen und vielen Patienten. Man kann sich die beengte Situation sicherlich gut vorstellen.

Eine zentrale Stellung nahmen unsere beiden Dolmetscher ein, ohne die das ganze Projekt sicherlich nicht möglich gewesen wäre.

Lucija und Nusret, so die Namen der beiden, waren das sprachliche und kulturelle Bindeglied zwischen den Patienten und den Therapeuten. Ohne diese beiden lief nichts in der Praxis. Ob es nun um Termine ging oder um die Übersetzungen, immer waren diese beiden idealistischen und mutigen Menschen gefragt; nicht nur Dolmetscher eben, sondern „Mädchen für alles". Bei den Anamnesen fungierten sie besonders als Bindeglied zwischen Patient und Therapeut. Diese Arbeit ist sehr anstrengend, da nicht nur sprachliche Barrieren zu überwinden sind, sondern auch Symptome oder Stimmungen vom Übersetzer aufgenommen werden, die ihn während der Anamnese energetisch aussaugen können. Dazu ein Beispiel: Bei einer Patientin mittleren Alters, die sehr geschwätzig war und eine starke Ausstrahlung besaß, musste Lucija die Behandlung zweimal unterbrechen, da sie sich völlig ausgelaugt fühlte, wohingegen ich keine derartige Beeinträchtigung empfand. Allerdings brachte mich diese Tatsache auf das richtige Mittel, nämlich Lachesis, das der Patientin auch gut geholfen hat, wie wir später beim Follow up erfahren haben. Solche und ähnliche Erfahrungen, wo quasi der Dolmetscher einen „homöopathischen Katalysator“ darstellt, haben wir in Mostar während der Anamnesen häufiger gemacht, was unseren „therapeutischen Horizont“ erweitert hat.

Einen Tag nach unserer Ankunft besichtigten wir die ehemalige Frontlinie, und Steffen, unser „Haus-und-Hoffotograf“, schoss sehr beeindruckende Bilder von den Verwüstungen der Straßen, Häuser und sonstigen Gebäude. Ich empfand eine Mischung aus Entsetzen, Unverständnis und Faszination, als wir durch die Ruinen wandelten, und mir kam der Gedanke, dass es nach dem 2. Weltkrieg in Deutschland so ausgesehen haben muss. Erstaunlicherweise sind einige zerstörte Häuser wieder bewohnt, und die Menschen versuchen sich erneut eine Existenz aufzubauen. Am stärksten ist der Ostteil der Stadt zerstört (der moslemische Teil), da im Krieg die Serben und die Kroaten Ostmostar eingekesselt hatten und monatelang schwere Artillerie die Stadt beschoss. Am Nachmittag behandelten wir wieder Patienten und vereinbarten neue Termine für die nächsten Tage. Am darauf folgenden Tag waren zwei Hausbesuche angesagt. In einem Vorort von Mostar waren wir zu zwei Patientinnen gerufen worden, die beide in einem teilweise zerstörten Hochhaus wohnten. Der Aufstieg in den 5. Stock war recht gefährlich, da es stockdunkel war und das Treppenhaus tiefe Löcher von Granateinschlägen aufwies. Die Begrüßung durch die Familie war sehr herzlich. Kaffee und Baklava (eine türkische Süßspeise) wurden uns im Übermaß gereicht, während wir die Anamnesen erhoben. Ohne Kaffee geht in der moslemischen Welt gar nichts. Was beim ersten Blick die homöopathische Behandlung zu behindern scheint, stört aber beim zweiten Blick doch nicht, da der Kaffee ein fester Grundnahrungsbestandteil ist und von morgens bis abends konsumiert wird. Auch die Röstung des türkischen Mokkas scheint dabei eine Rolle zu spielen. Jedenfalls wirkten die Mittel auch trotz allgemeinen Kaffeegenusses. Während der Anamnesen ist immer die ganze Familie zugegen, die das Procedere aufmerksam verfolgt. Dieser Umstand ermöglicht es dem Behandler, auch die Familienmitglieder zu den Beschwerden der Patienten zu befragen, was unter Umständen eine Hilfe sein kann (schon Hahnemann hat diesen Vorteil erkannt!).

Steffen behandelte eine schwerkranke Frau. Die Patientin litt an einem Lungenschaden nach einer alten, zwar ausgeheilten Tbc-Infektion, von deren Folgen sie sich aber nicht mehr erholt hatte. Sie wog damals noch 36 kg, hatte Bluthusten und Bluterbrechen und sah zehn Jahre älter aus, als sie war.

Trotz der schlechten Prognose strahlte diese Frau noch etwas Zuversicht aus, und man konnte die Hoffnung in ihren Augen erkennen. Abends dann, nach einem zehnstündigen Arbeitstag, blieb nur noch ein Abendessen im Restaurant und „das Bett".

Tags darauf wurde Lucija, unsere Dolmetscherin, krank und lag den ganzen Tag auf der Couch. Sie hatte sich wohl die von uns so benannte „Mostar-Grippe" eingefangen. Steffen erging es nicht besser; er klagte über Atembeschwerden und Husten. Die Luft in Mostar kann man in etwa mit der in Tokyo City oder Mexiko Stadt vergleichen. Da es keine Müllabfuhr gibt, werden die Abfälle und der Müll einfach auf die Straße gekippt und angezündet. Dadurch entstehen dicke, giftige Rauchschwaden, die die Luft der halben Stadt schwängern und einen Geruch verbreiten, der sich beißend auf die Bronchien setzt.

Viele der Menschen leiden auch unter Bronchitis oder Asthma. Jung und Alt hustet unentwegt. Kälte, mangelnde Hygiene, Feuchtigkeit und schlechte Ernährung tun ihr Übriges, um die Menschen in einen schlechten Allgemeinzustand zu versetzen. Mit diesen kriegs- und umweltbedingten Erkrankungen wurden wir in der Praxis oft konfrontiert und konnten die Patienten auch teilweise erfolgreich therapieren, wie sich beim Follow up später herausstellte.

Die Praxisarbeit in Mostar ist etwas anders als zu Hause. Viele Patienten kommen mit körperlichen Beschwerden, die doch sehr heftig sind. Trotz der sprachlichen Barrieren war es möglich, gute Anamnesen zu machen, was teils an der einfühlsamen Art unserer Dolmetscher lag und teils an der für mich überraschenden Offenheit der Menschen. Diese waren sehr froh darüber, dass ihnen ein Therapeut ein bis zwei Stunden zuhörte und an ihrem Leid Anteil nahm. Die Kunde der „neuartigen" Therapie (Homöopathie) verbreitete sich dann unter der Bevölkerung wie ein Lauffeuer, und wir hatten große Mühe, allen Terminierungen gerecht zu werden. Die Praxis platzte an manchen Tagen aus allen Nähten. Wenn diese Entwicklung anhält, werden wir wohl über eine Ausdehnung der Räumlichkeiten nachdenken müssen. Erfreulich war für mich auch der Umstand, dass bosnische Ärzte uns Patienten überwiesen, was für ein gewisses Interesse an der Homöopathie spricht. Selbst Menschen aus um Mostar liegenden Dörfern kamen zur Behandlung.

Während unseres Aufenthaltes in Mostar wurden wir auch sehr stark mit der moslemischen Kultur konfrontiert. Neu erbaute Moscheen und Minarette drängen sich dicht an dicht. Der Muezzin (ein moslemischer Geistlicher) rief dreimal am Tag zum Gebet, und dieser wunderschöne spirituelle Gesang ließ uns jeden Tag andächtig den Suren des Korans lauschen. Auf den Straßen des Ostteils der Stadt herrscht ein zum Teil orientalisches Treiben, und man bekommt den Eindruck, in Istanbul zu sein. Der Markt bietet alles, was man zu einer vollwertigen, vitaminreichen Kost benötigt. An gutem Essen hat es uns daher nie gemangelt, wenngleich die Kochmöglichkeiten in der Praxis sehr beschränkt waren.

In die Zeit unseres zweiwöchigen Aufenthaltes fiel die Fastenzeit der Moslems, der „Ramadan“. Der „Ramadan“ dauert einen Monat; während dieser Zeit dürfen gläubige Moslems von Sonnenaufgang bis Sonnenuntergang nichts essen. Diese Fastenzeit wird durch das „Bayramfest“ beendet, bei welchem die moslemischen Familien gemeinsam feiern und ihrer Toten gedenken. Beim diesjährigen „Bayramfest“ gab es leider blutige Auseinandersetzungen zwischen Moslems und Kroaten. Bilanz des Konfliktes waren zwei Tote und viele Verletzte. Kroaten hatten den Moslems den Zutritt zu einem Friedhof verweigert, der im Westteil der Stadt, also im kroatisch kontrollierten Gebiet, liegt. Dieser Vorfall stieß eine Lawine ins Rollen, welche die nächsten Tage einige unliebsame Konsequenzen mit sich brachte, unter denen auch unser Praxisteam zu leiden hatte. Einen Tag nach dem Vorfall gerieten Lucija und ich in einen Tumult von jugendlichen kroatischen „Hooligans“, die mit russischen Maschinenpistolen einen erneuten Minikrieg anzetteln wollten. Die Atmosphäre war sehr gespannt, und wir hatten panische Angst, in die Auseinandersetzungen mit hineingezogen zu werden. SFOR-Panzer umstellten die Menschenmenge, in der wir uns befanden, und die Situation drohte zu eskalieren. Mit Müh und Not konnte ich Lucija, die vor Angst wie paralysiert war, aus dem Tumult rausbringen und über Schleichwege in den Ostteil der Stadt gelangen. Die Angst und der Stress bescherten mir am Abend eine Migräne, wie ich sie noch nie in meinem Leben hatte. Steffen gab mir dann Ignatia C 200, welches sehr gut half und mich in einen schmerz- und traumlosen Schlaf sinken ließ.

Die nächsten Tage wurde über die ganze Stadt der Ausnahmezustand verhängt, während SFOR-Helicopter pausenlos über den Häusern kreisten. Nusret, unser moslemischer Dolmetscher, sprach von Krieg und hatte Angst, wieder die Uniform anziehen zu müssen. Für einen Mann, der eine Frau und zwei kleine Kinder hat und der während des Krieges drei Monate in kroatischer Lagerhaft war, muss diese Vorstellung sehr beängstigend gewesen sein.

Trotz all diesen Widrigkeiten haben wir weiter gearbeitet und behandelt, obwohl auch nachts noch Granateinschläge zu hören waren, die einen immer wieder aus dem Schlaf schreckten.

Leider haben wir vergeblich versucht, mit anderen medizinischen Hilfsorganisationen Kontakt aufzunehmen, wie z.B. „Médecins sans frontieres" oder dem „Medizinischen Archiv" in Mostar. Wir waren immer zur falschen Zeit am falschen Ort. Solche Kontakte wären für das Projekt sehr wichtig, da sie die Popularität und die Verbreitung der Homöopathie fördern würden.

Am letzten Arbeitstag waren wieder Hausbesuche angesagt. Beide Follow ups waren zufriedenstellend, da es den Patienten besser ging. Steffens Tbc-Patientin fühlte sich kräftiger, und das Magenbluten hatte aufgehört; alles nach einer Gabe Phos. C 30. An diesem Beispiel mag man erkennen, was die Homöopathie auch noch in solch vermeintlich aussichtslosen Fällen bewirken kann. Meine Patientin, die ich wegen Asthma, Schwindel und Migräne behandelte, bekam nach einer Gabe Nux v. C 30/200 eine heftige Erstverschlimmerung, die zwei Tage anhielt. Darauf ging es ihr allgemein besser, und sie brauchte das Berotec-Spray nicht mehr. Auch der Schwindel wurde besser, und sie war recht zufrieden mit der Behandlung. Wieder war bei der Konsultation die ganze Familie anwesend, der Fernseher lief und man kam sich wie auf einem Familienfest vor. Erstaunlicherweise haben wir nach der richtigen homöopathischen Mittelgabe in sehr kurzer Zeit (14 Tagen) klare und deutliche Verbesserungen gesehen. Diese Beobachtung gibt Grund zu der Annahme, dass homöopathische Mittel auch unter widrigsten Umständen sehr gute Wirkungen erzielen können. Im Übrigen hat mir die Arbeit in der Praxis noch selten so viel Spaß gemacht, da wir ja quasi als „Mostar-Pioniere" fast nur Erstanamnesen erhoben haben, die zudem noch sehr spannend waren. Da war man zwar nach zehn Stunden Arbeitstag kaputt, aber auch glücklich, so viele Menschen behandelt zu haben.

Abends dann das Abschiedsessen mit Lucija und Nusret in einem gemütlichen Lokal nahe der Neretva. Freude auf zu Hause, aber auch Wehmut empfanden wir, als wir nun noch einmal mit dem „Team" die letzten 14 Tage Revue passieren ließen. Mit gemischten Gefühlen verabschiedeten wir uns von Nusret, der wegen der verhängten Ausgangssperre ab 21.00 Uhr beizeiten aufbrechen musste. Lucija begleitete uns noch zur Praxis, worauf wir uns herzlich verabschiedeten. In Windeseile packten wir unsere Sachen zusammen und tranken zum Abschluss noch das obligate „Karlovacko Pivo" (kroatische Biersorte).

Am Freitag, den 14.02.1997, ging es nun mit dem Auto von Mostar über Sarajewo und Banja Luka an die bosnisch-kroatische Grenze. Die verheerenden Zerstörungen der Dörfer und Landschaft verfolgten uns über 350 km. Die Straßen sind in einem erschreckenden Zustand, Brücken gesprengt, sodass man manchmal viele Umwege fahren muss auf Straßen, die nicht beschildert sind. „Verbrannte Erde" kam mir in den Sinn, als ich diese Totalzerstörung eines ganzen Landes sah. Diese Rückfahrt wird Steffen und mir ewig in Erinnerung bleiben, da noch andere Überraschungen am selben Tag auf uns warteten. An besagter Grenze, mit Blick auf die Autobahn nach Zagreb, wurden wir von den Grenzpolizisten zurückgewiesen. Ohne gültige Visa, wie es hieß, dürften wir die Grenze nicht überschreiten. In ganz Bosnien gibt es nur drei zivile Grenzübergänge, die es Privatpersonen gestatten, die Grenze zu passieren.

Alle anderen Grenzübergänge dürfen ausschließlich von SFOR-Einheiten und „offiziellen" Hilfsorganisationen benutzt werden.

Unter verhaltenem Protest fuhren wir wieder zurück nach Banja Luka, um von dort aus auf so genannten SFOR-Straßen (Straßen, die einigermaßen sicher sind) nach Bihac zu gelangen: in Bosnien eine Odyssee ohne Ende! Nach zwölf Stunden langer Autofahrt, total fertig, physisch wie psychisch, fanden wir dann endlich in Bihac ein Hotel, das wir später wegen seines desolaten Zustandes „HOTEL KAPUTT" nannten. Kein fließendes Wasser, weder im Zimmer noch im Bad; Toiletten, gegen die eine Kläranlage steril wirkt. Das Hotel stellte im negativen Sinne den krönenden Abschluss des Tages dar. Dafür gab es aber unfreundliches Personal und einen kräftigen Zimmerpreis (84,— DM/Nacht).

Am nächsten Morgen verließen wir dann fluchtartig das Hotel, um ungeduscht und ohne Frühstück uns der „rettenden" Grenze zu nähern. Der Weg führte nun über Zagreb nach Ljubljana, der slowenischen Hauptstadt, und durch den Karawankentunnel nach Österreich, wo wir erst einmal Frühstück und Mittagessen gleichzeitig verspeisten. Von nun an ging es wettermäßig bergab; selbst die Einspritzpumpe meines alten Peugeot wollte schon den Geist aufgeben, überlegte es sich zur Freude von Steffen und mir doch noch einmal anders. Nach horribler 16-stündiger Autofahrt bei Regen und Schnee kamen wir dann mitten in der Nacht ausgelaugt und todmüde in der Heimat an.

Die Reise hatte ein glückliches Ende gefunden!

Stefan Warken

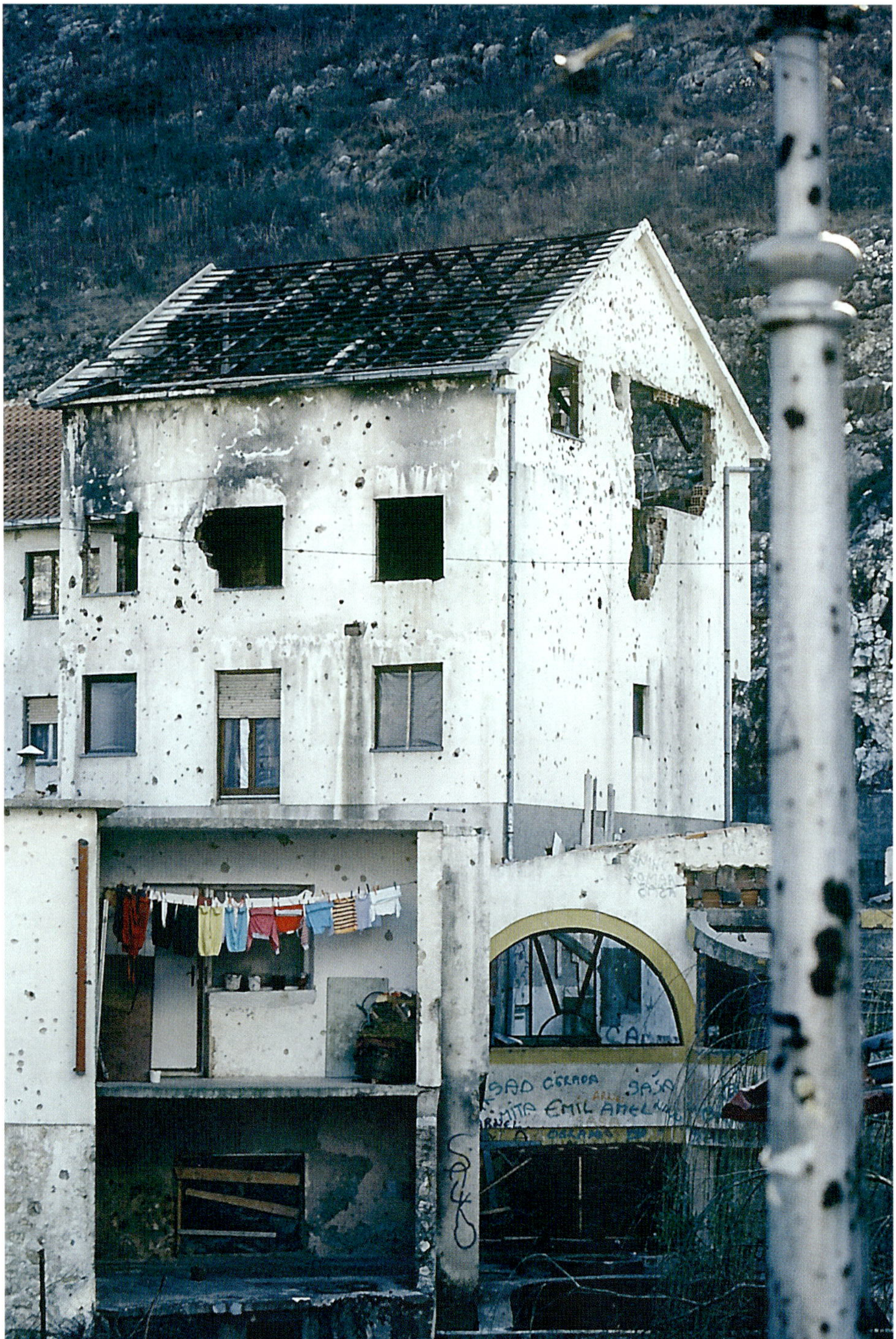

Auch solche Häuser sind bewohnt

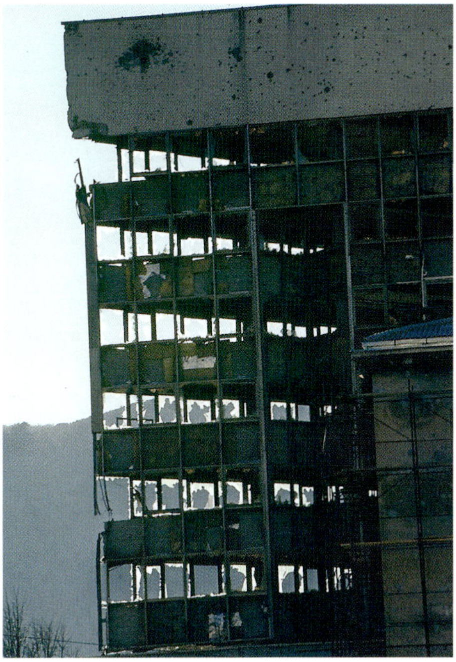

Kriegsgerippe

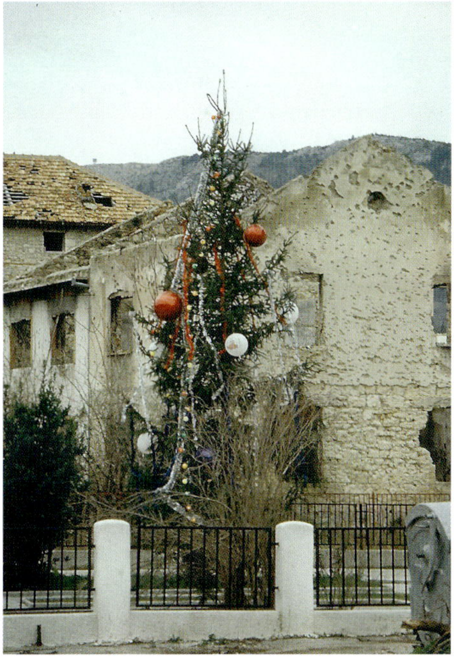

Weihnachten an der Frontlinie

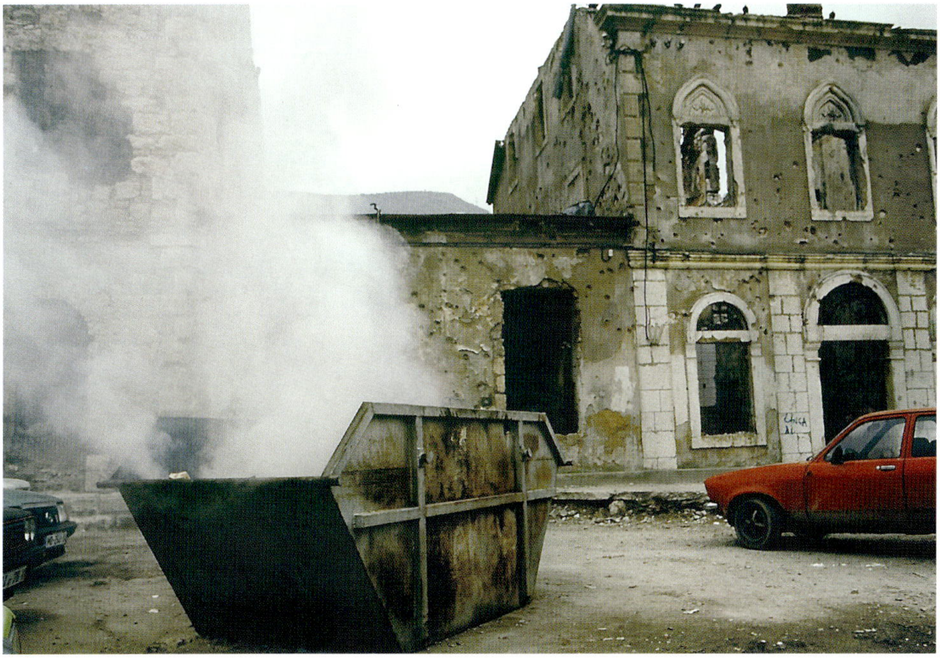

Wohin mit dem Müll?

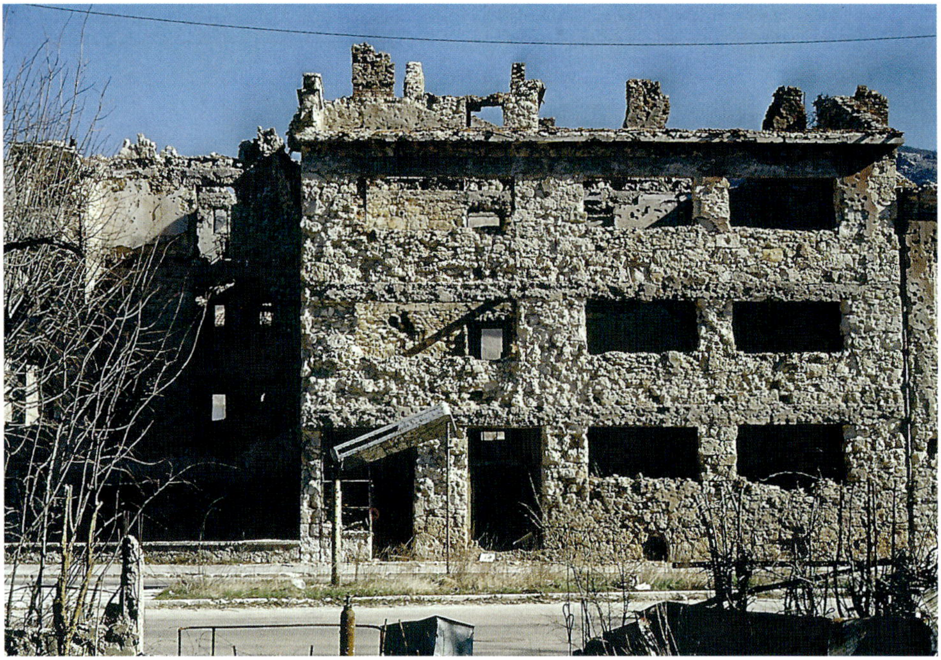

Haus an der Frontlinie

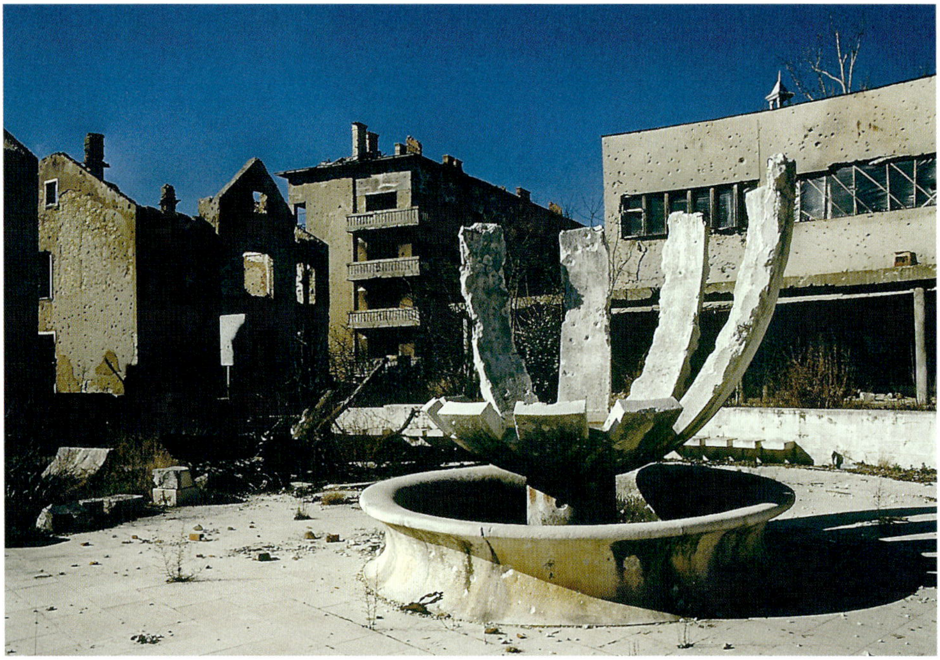

Mahnmal

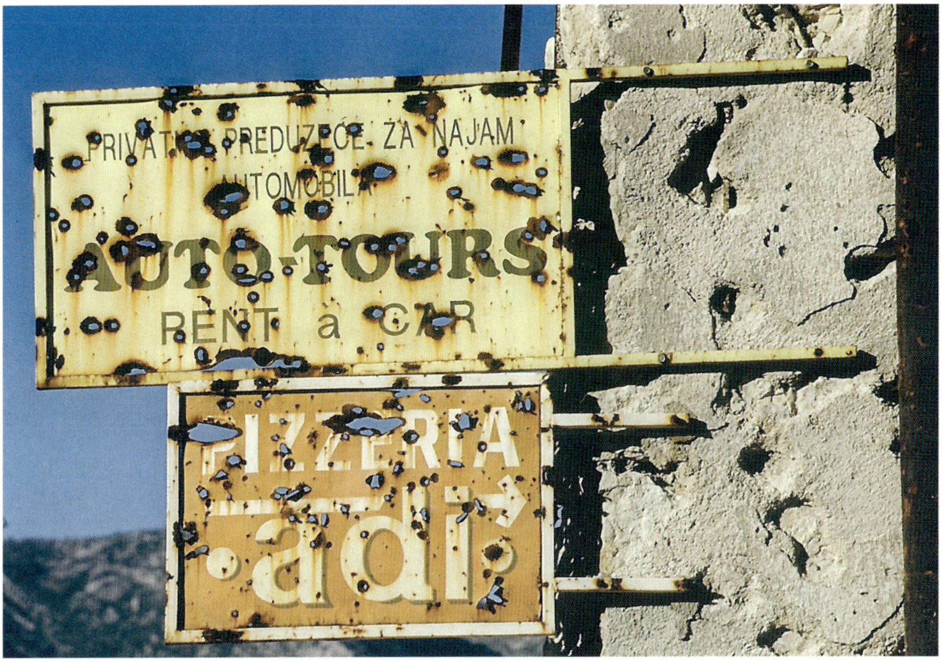

Schilder nach dem Kugelhagel

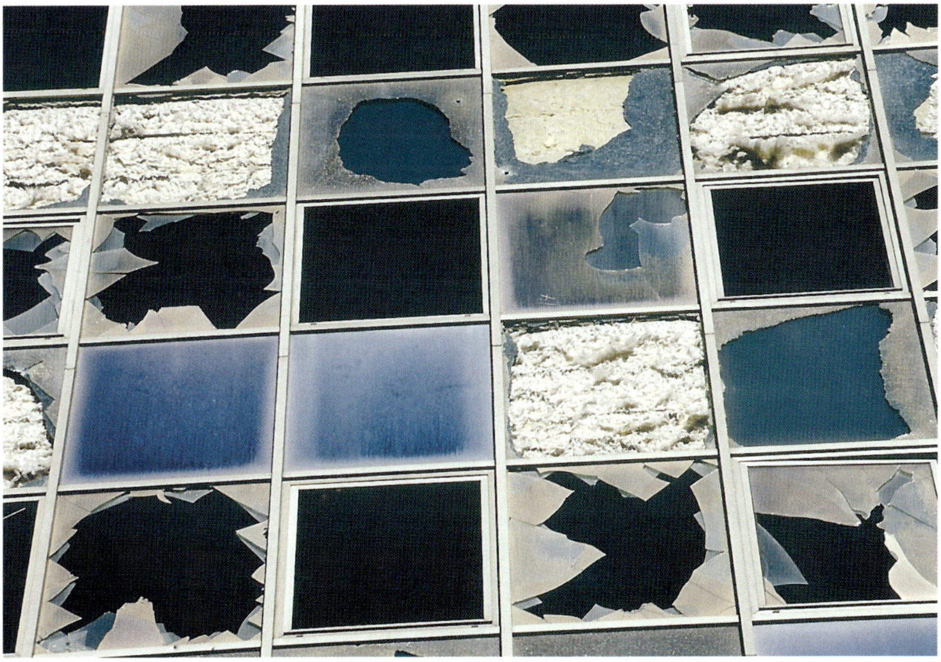

Hochhausfassade

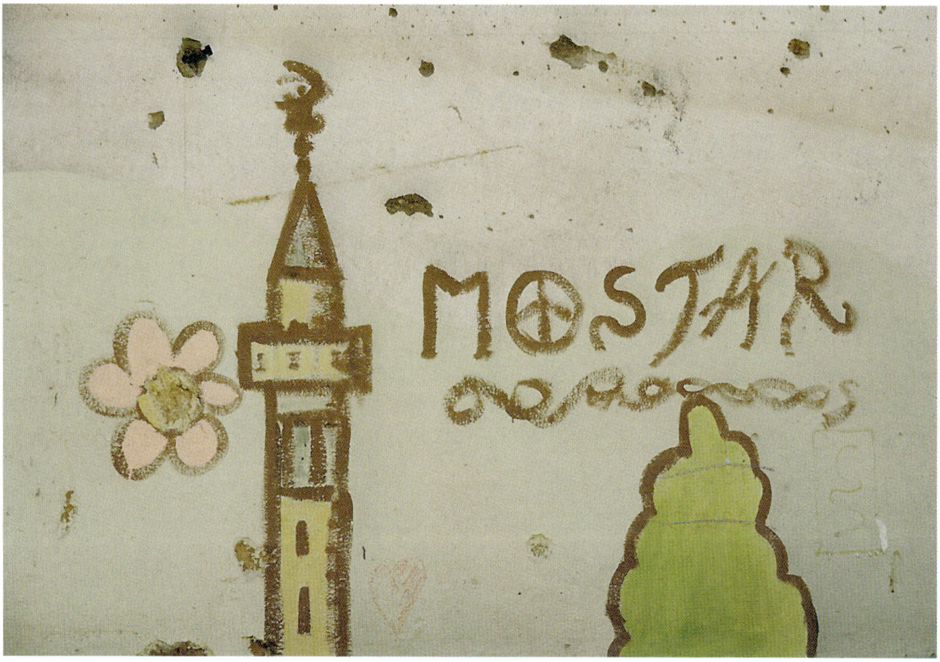

Wandmalerei

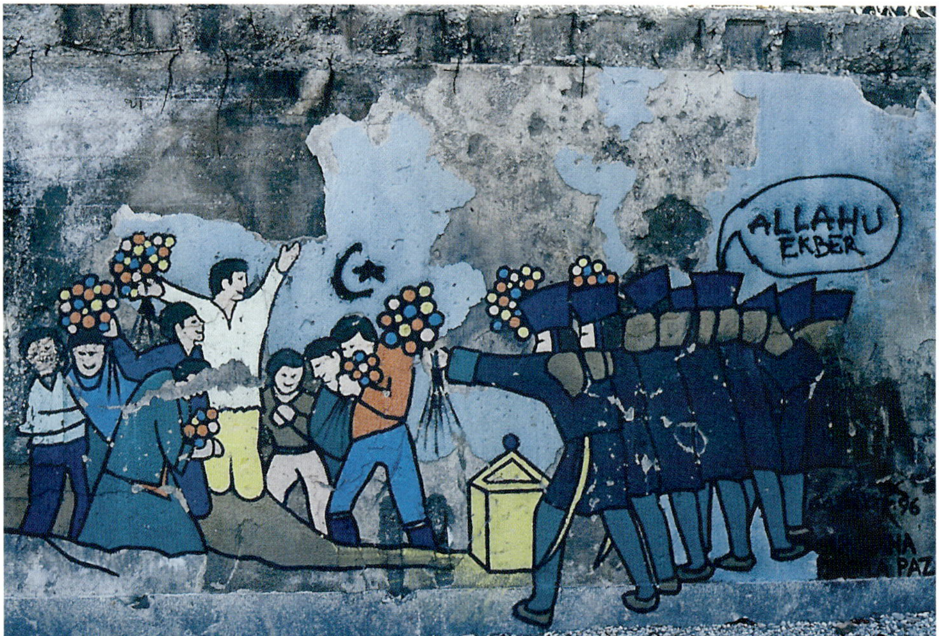

An Goya angelehntes Graffito der Friedensbrigade

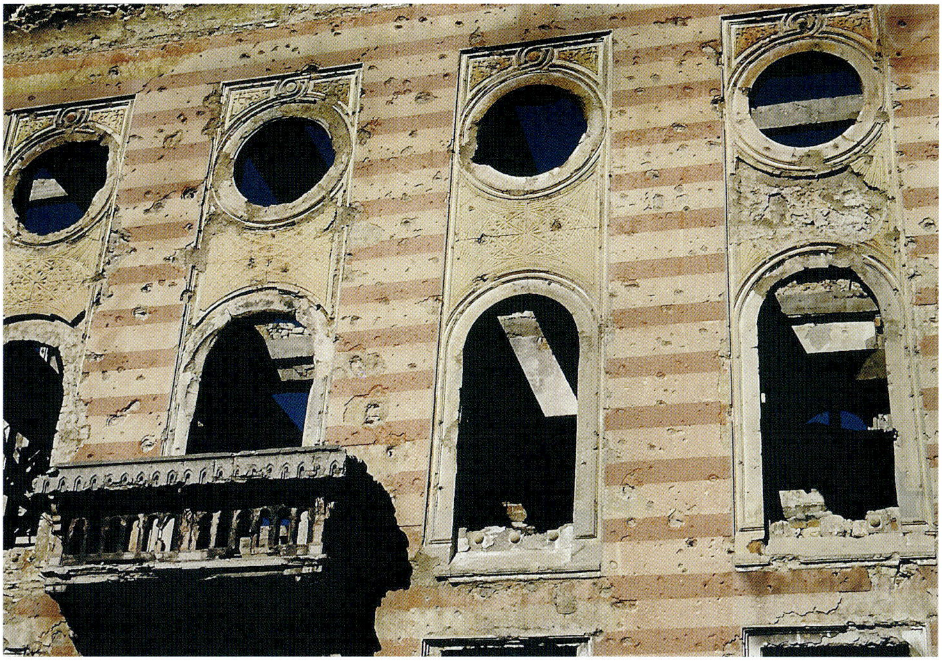

Hotel "Neretva"

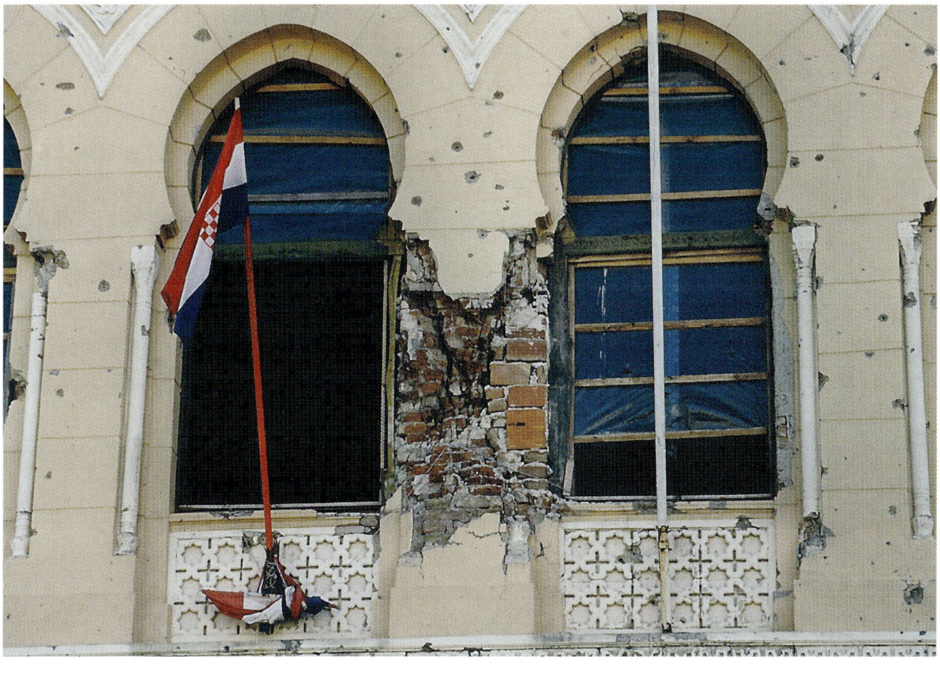

Kroatisches MG-Nest

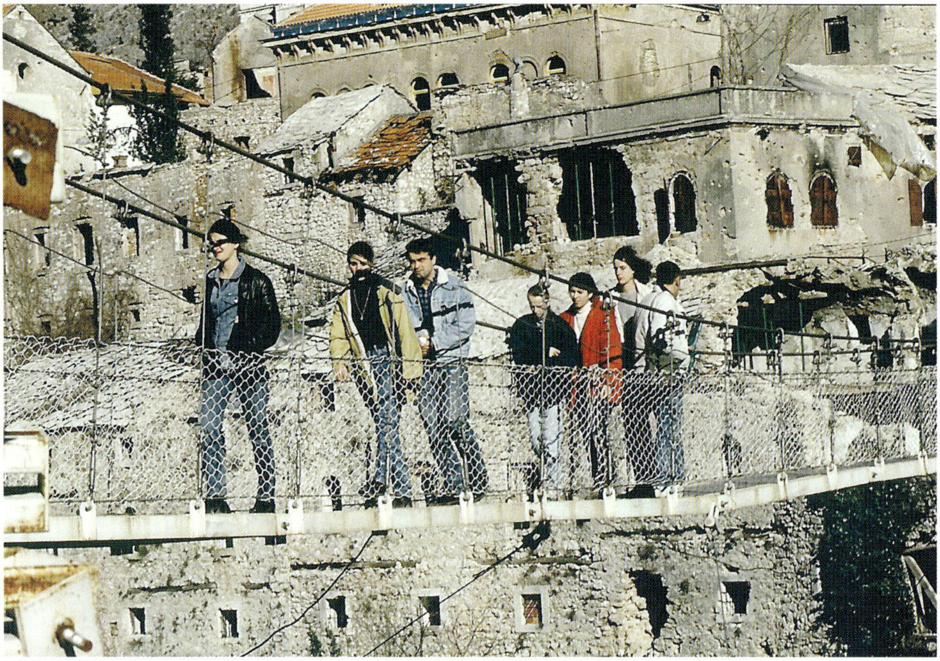

Behelfsbrücke über die Neretva

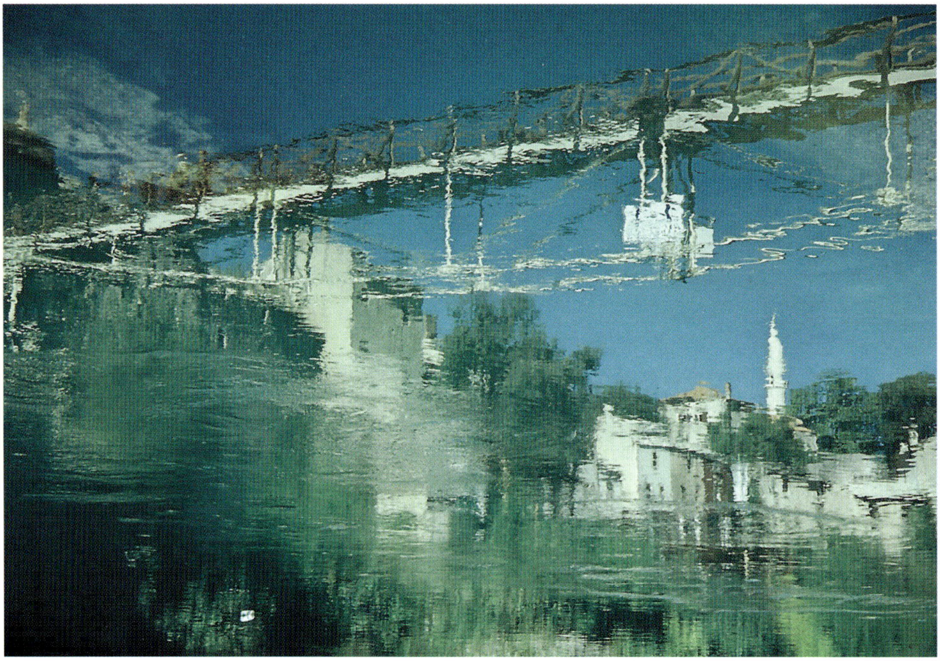

Fata Morgana

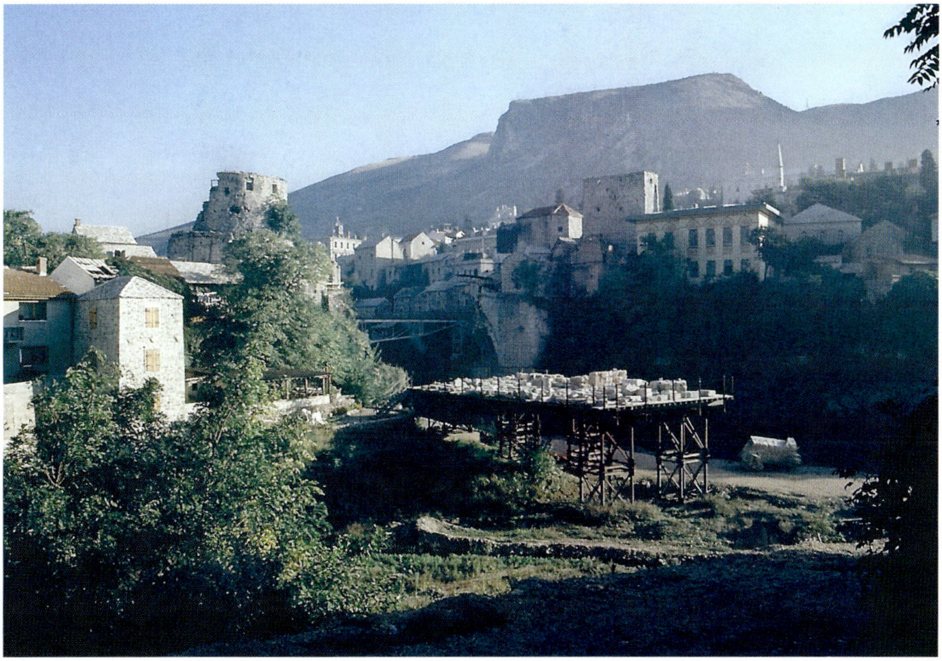

Morgenstimmung an der Neretva

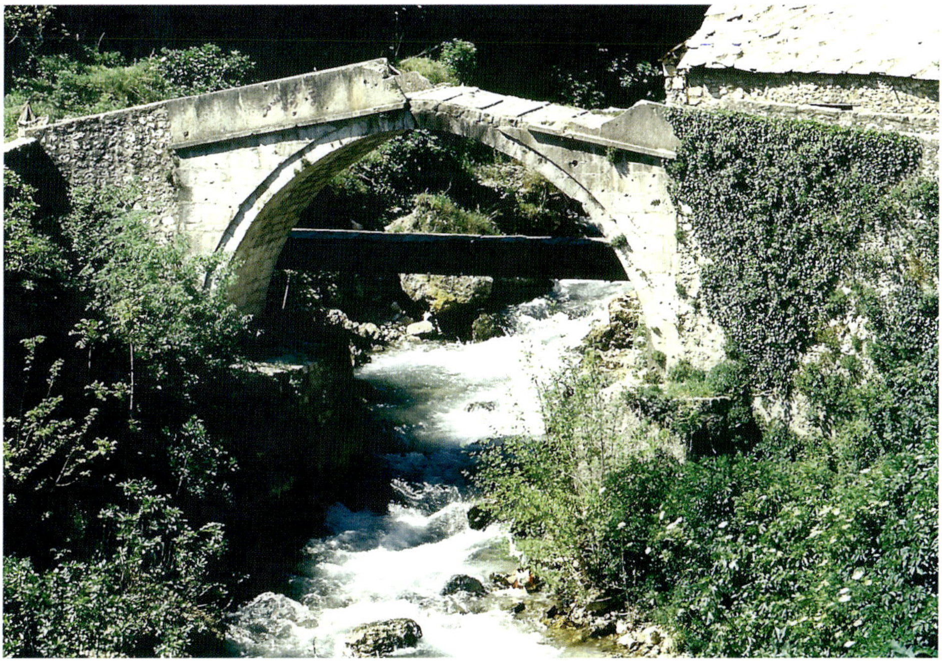

"Criva Kuprija", die "Krumme Brücke"

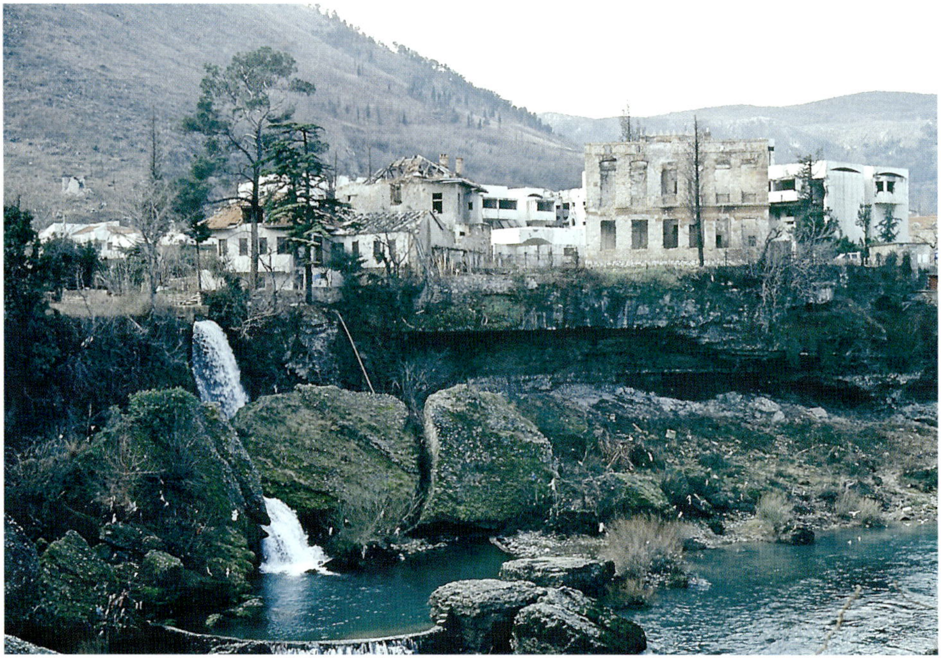

Blick aus dem Praxisfenster

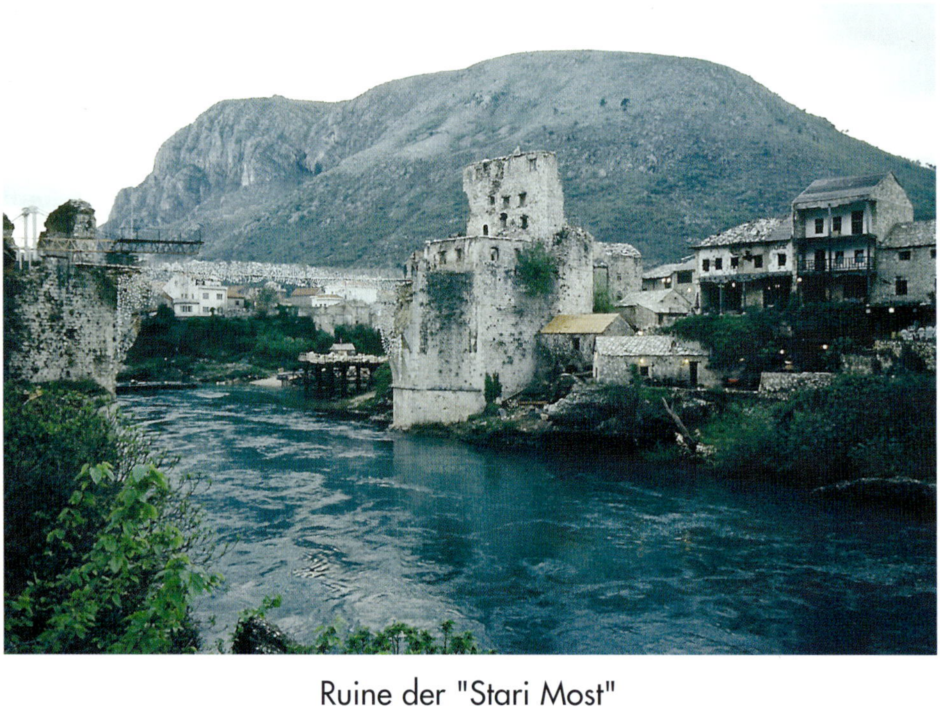

Ruine der "Stari Most"

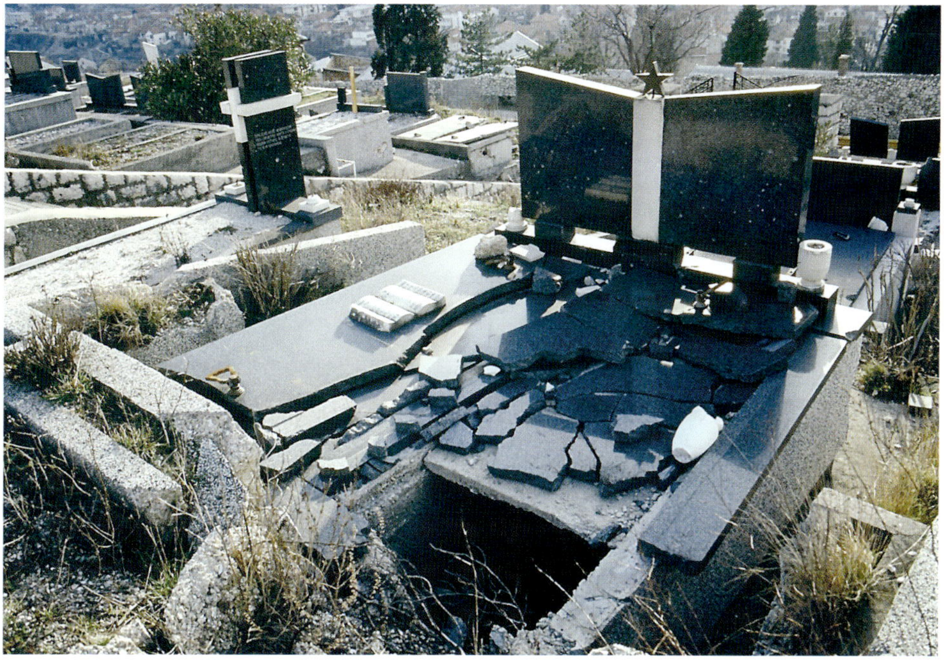

Grabschändung

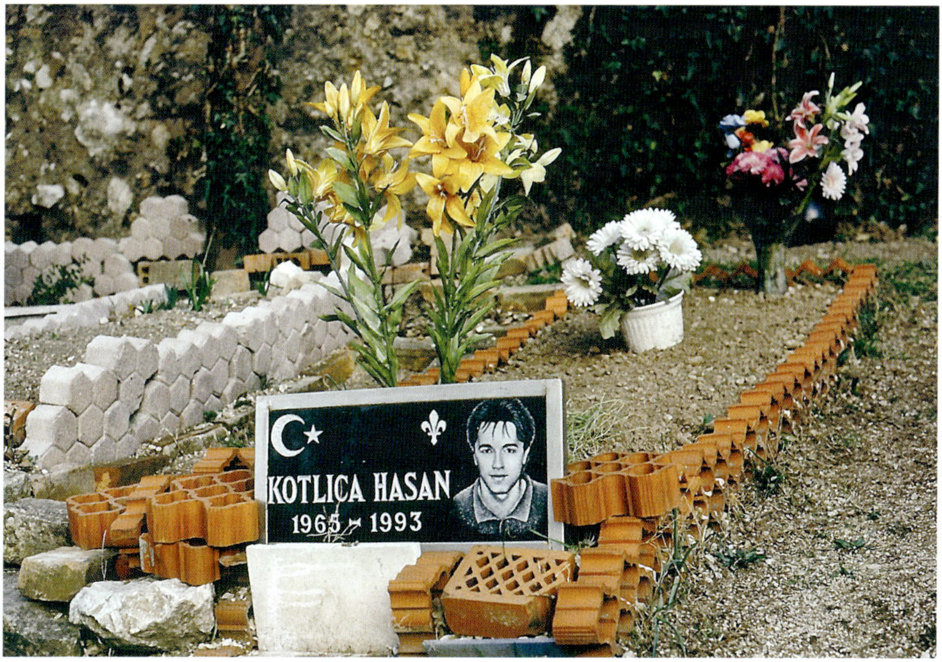

Kriegsgrab im Stadtpark

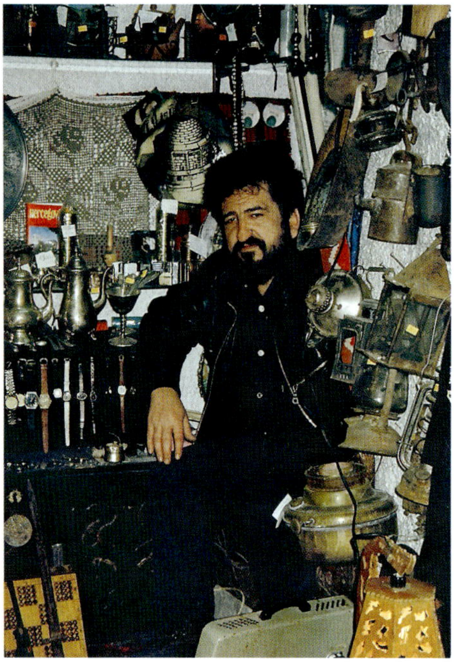

Trödler

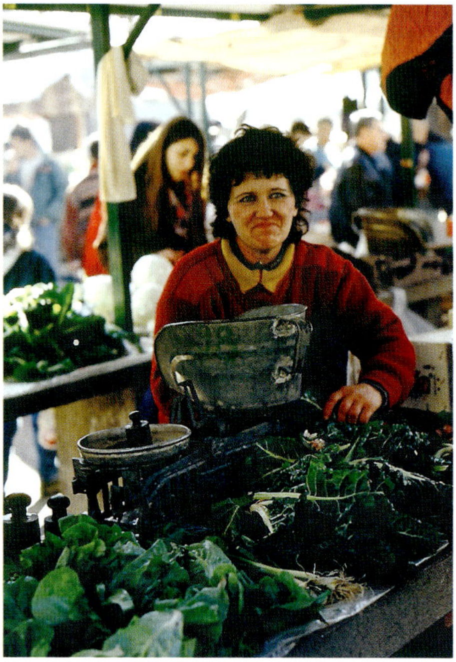

Marktfrau

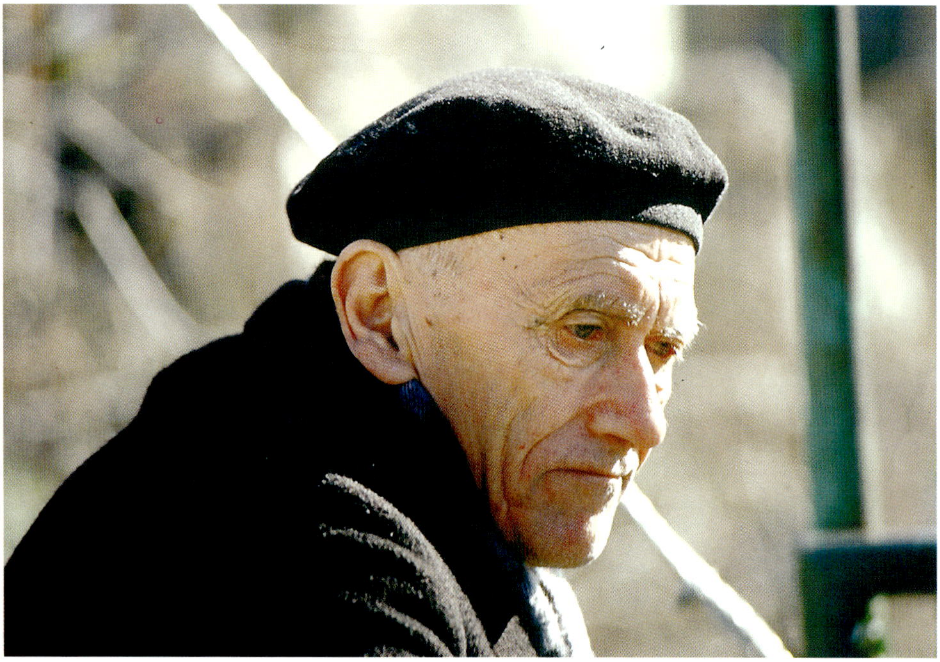

Alter Mann an der Neretva

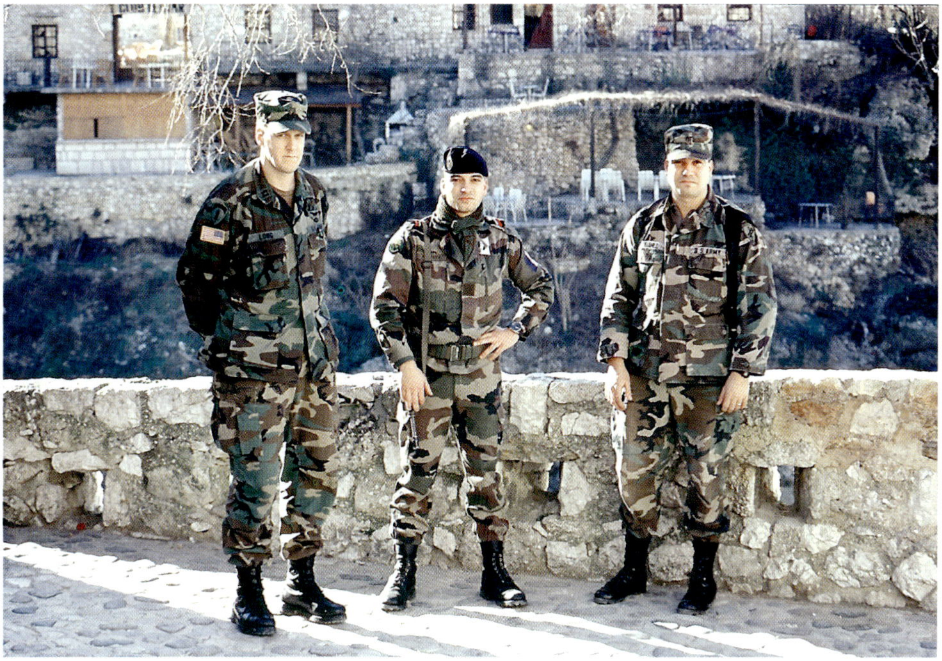

SFOR-Soldaten

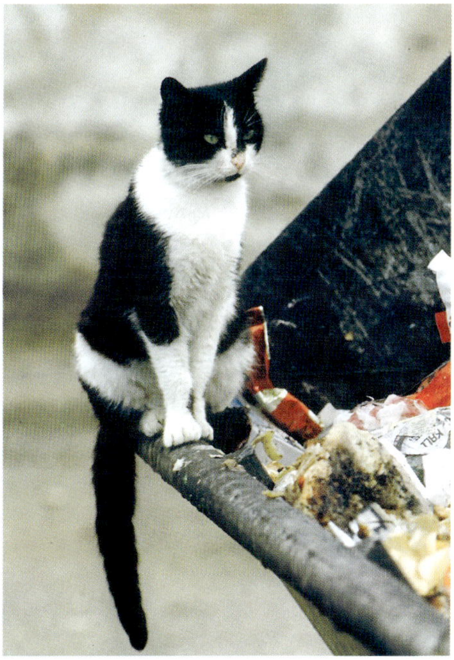

Veteran

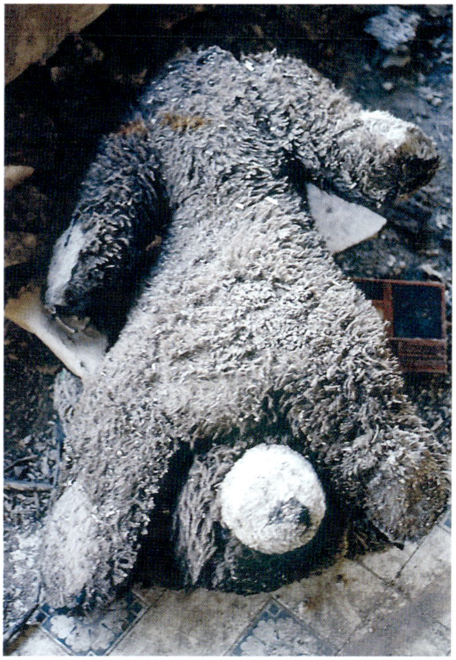

Bär im zerstörten Kaufhaus

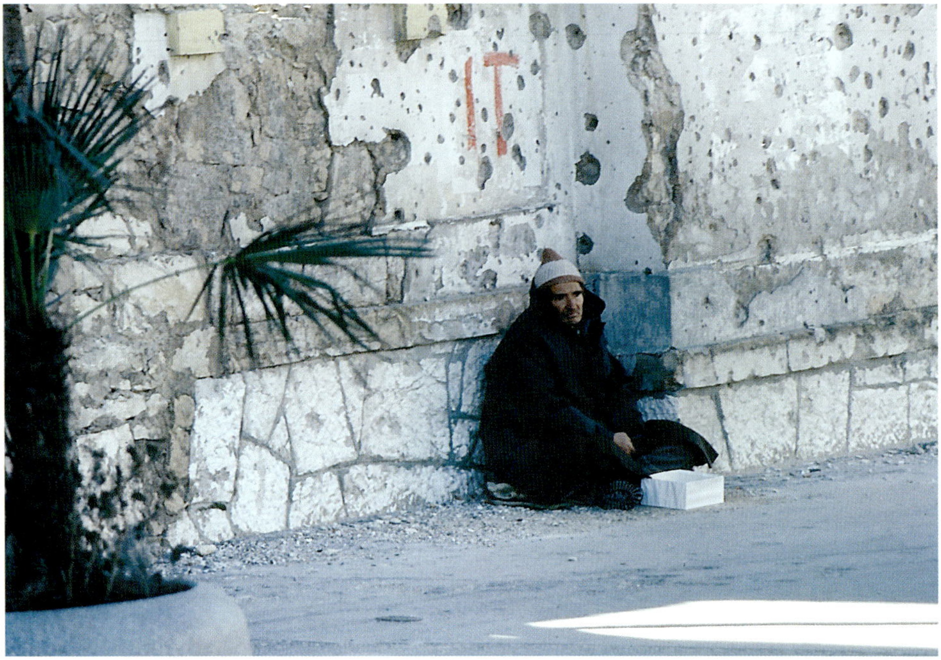

Obdachlos

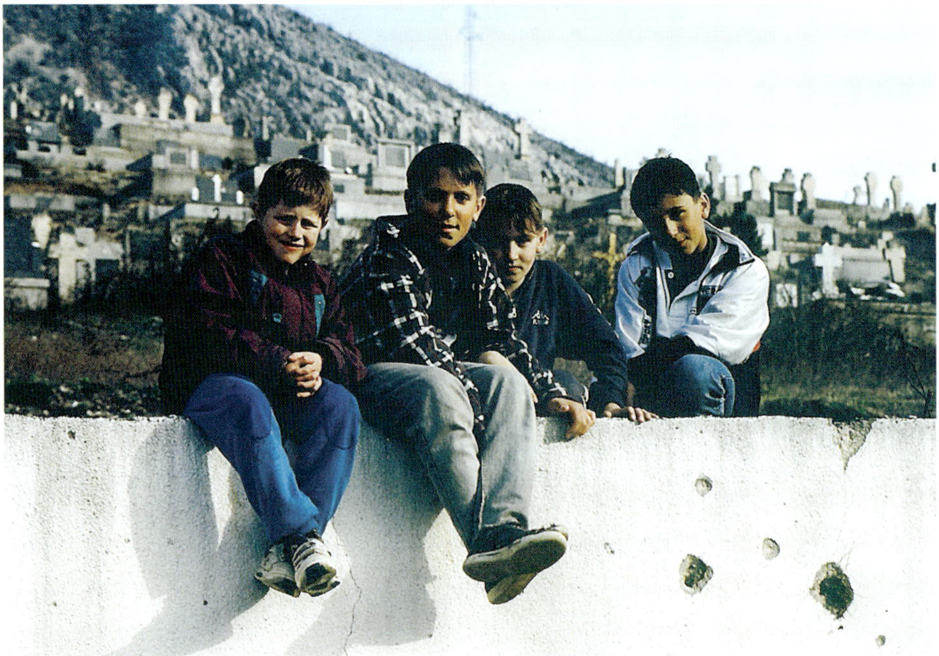

Heimkehrerkinder

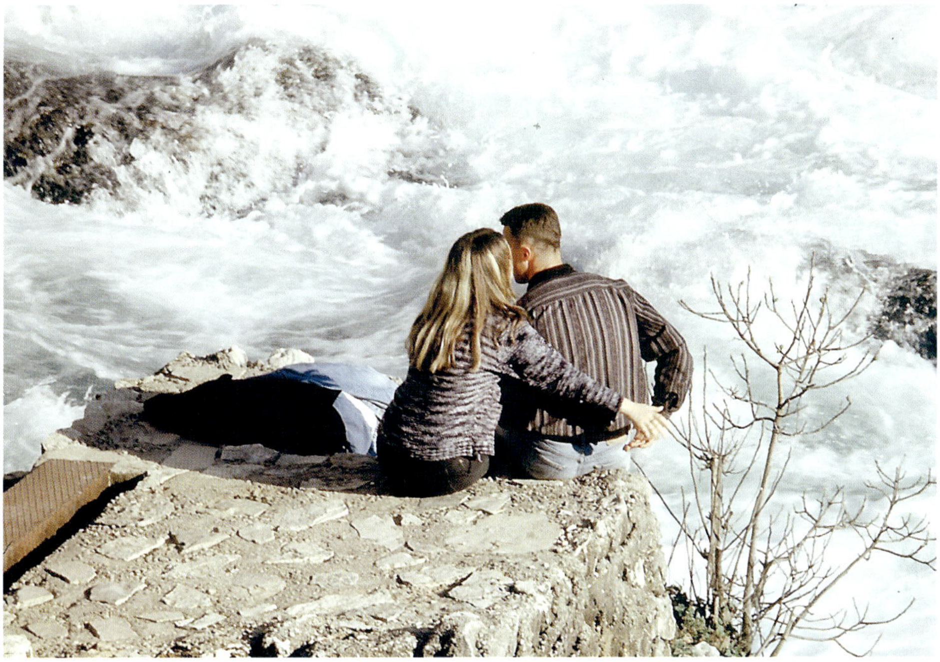

Liebespaar in Blagaj

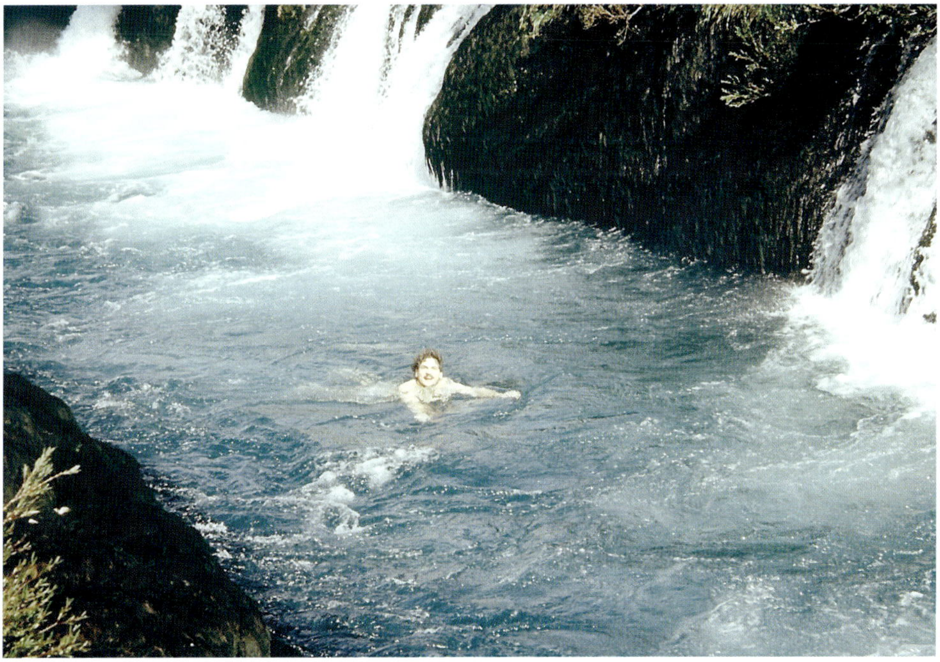

Erfrischung in der Mittagspause

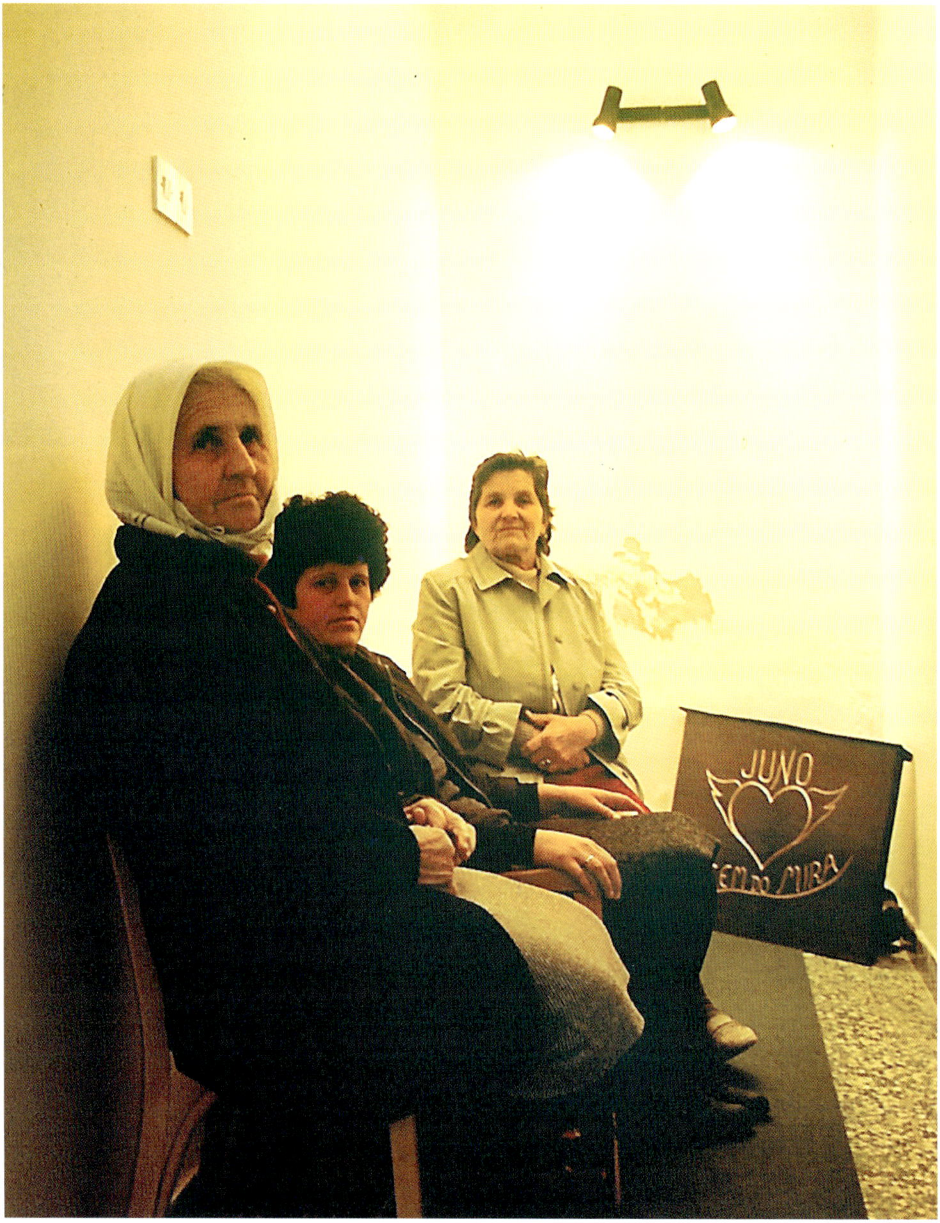

Frauen im Wartezimmer

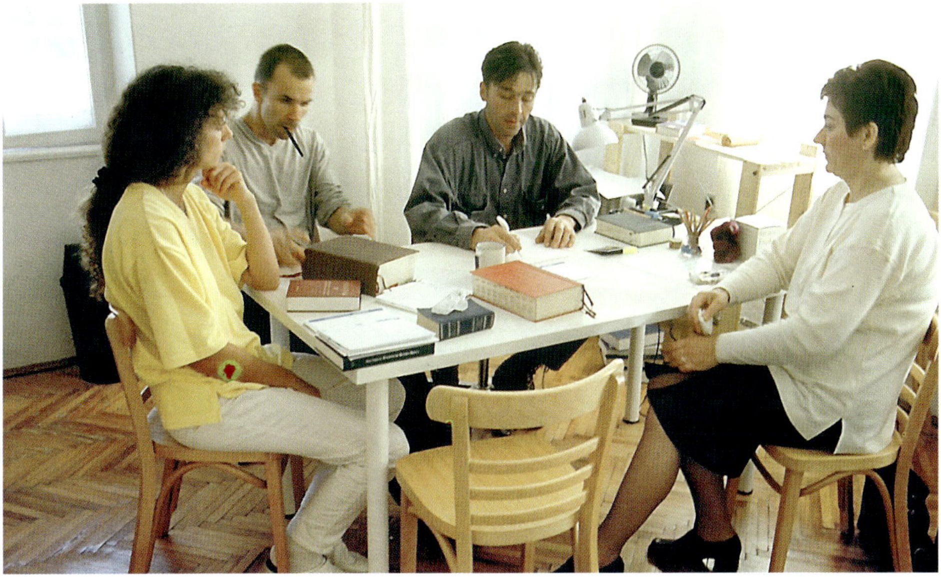

Sprechstunde

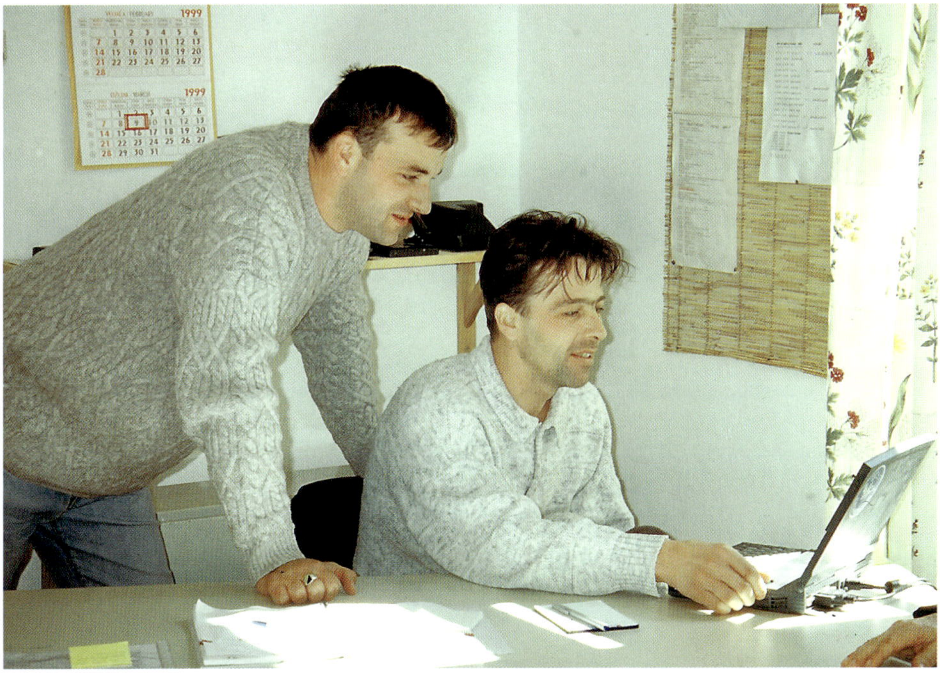

Nermin und Nusret, die Dolmetscher

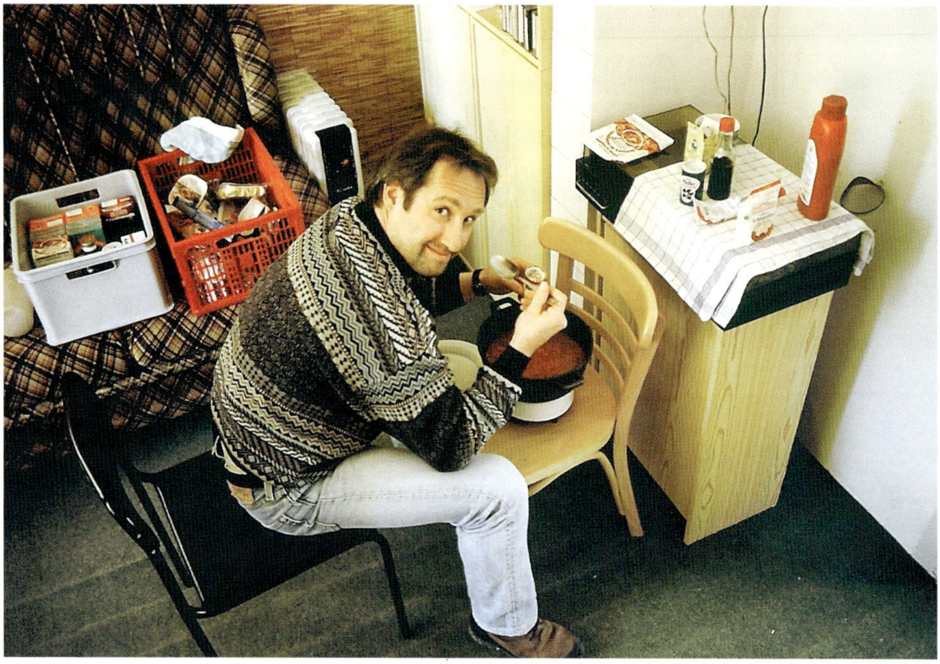

Unsere Wohn-Schlaf-Büroküche

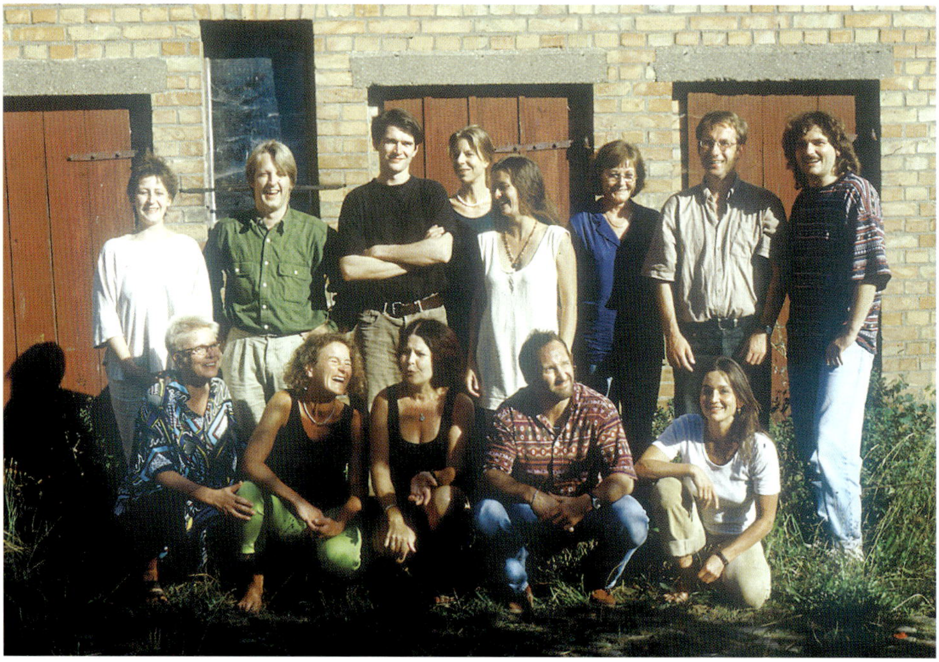

Das 2. Mostartherapeutentreffen in Liesten, Sommer 1997

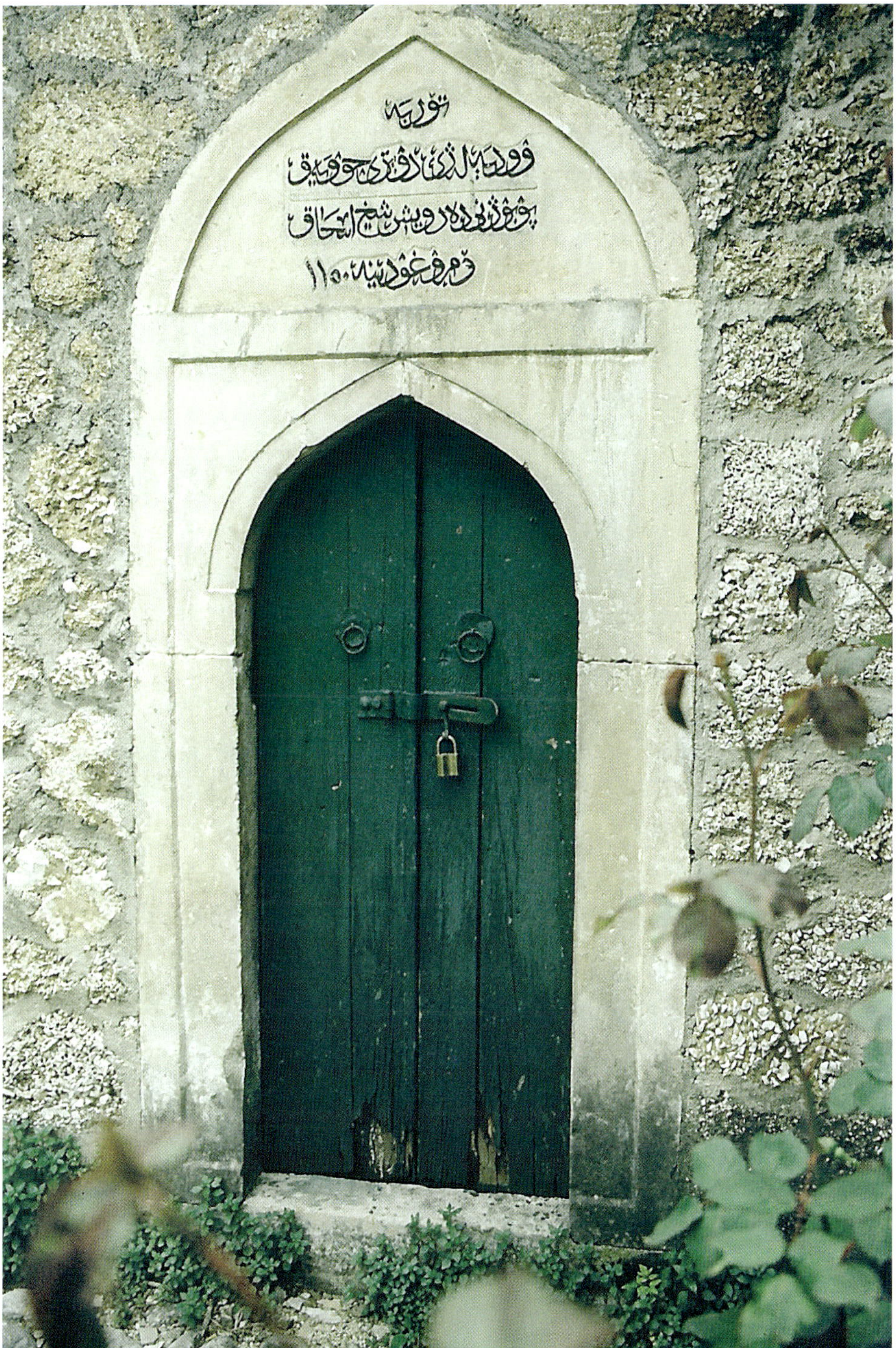

Tür einer alten Moschee

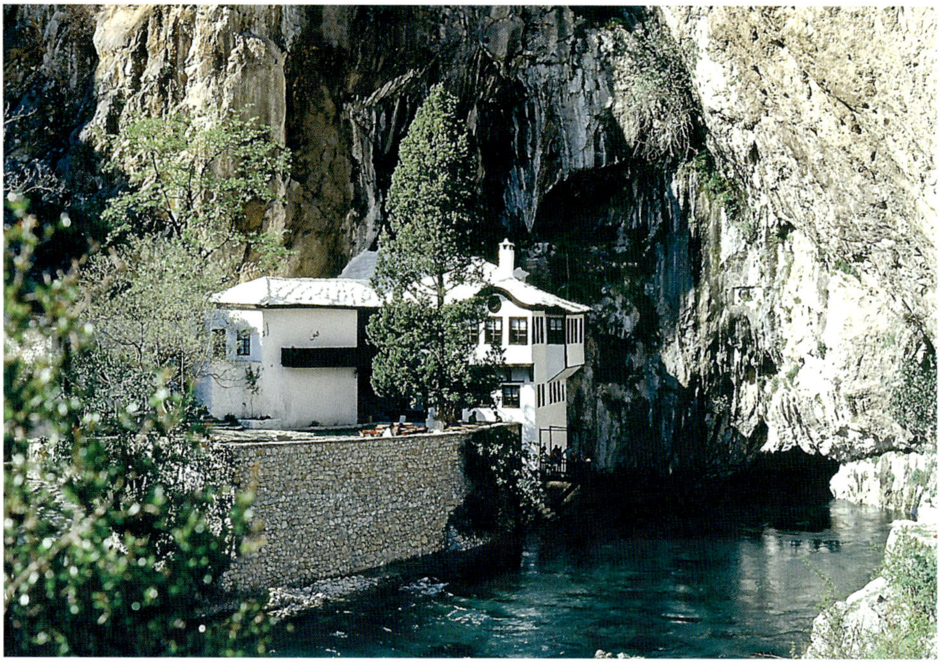

Derwischkloster in Blagaj

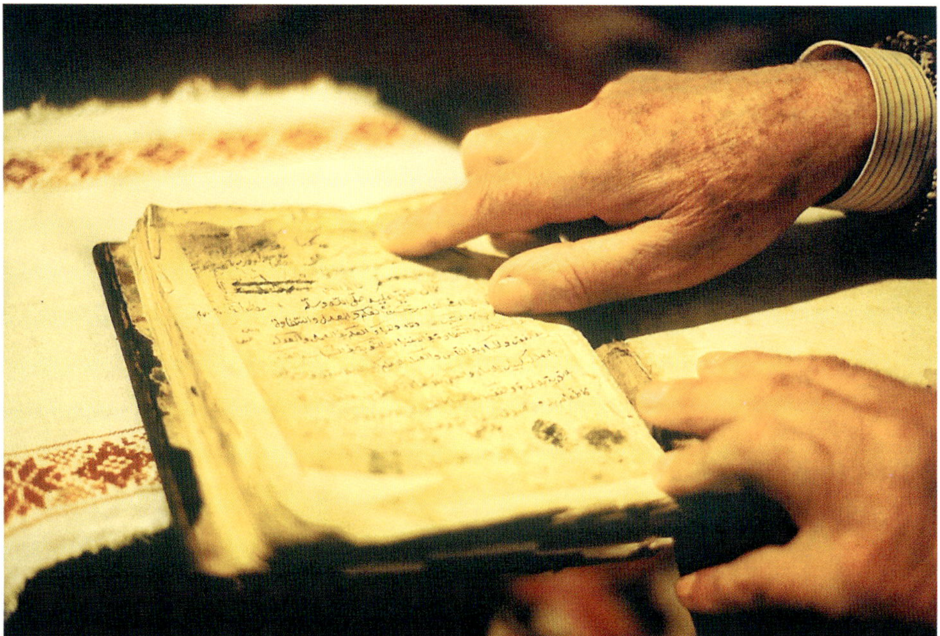

Alte osmanische Handschrift

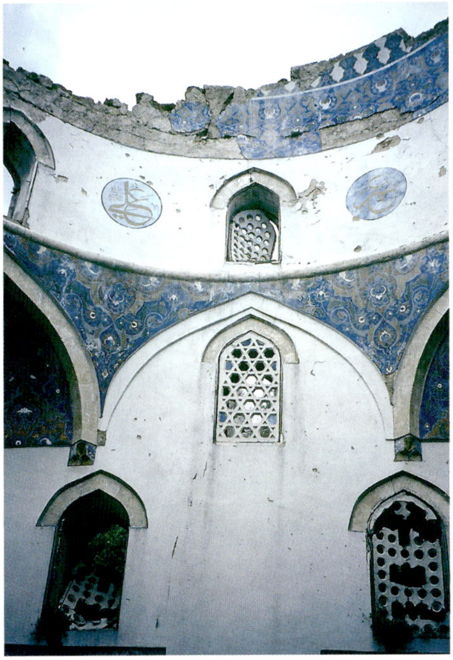

Zerstörte Moschee

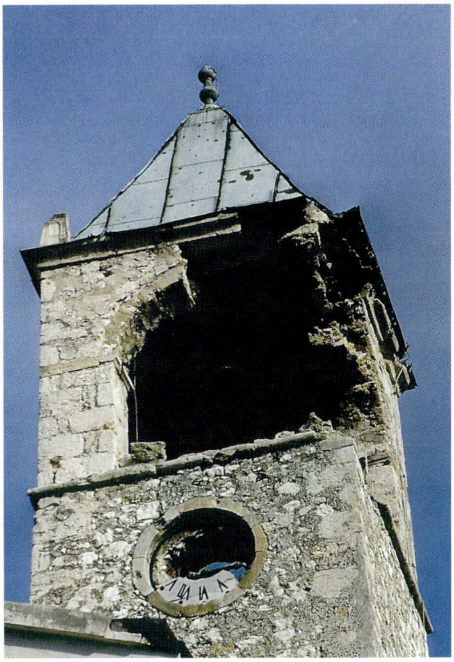

Glockenturm in Mostar

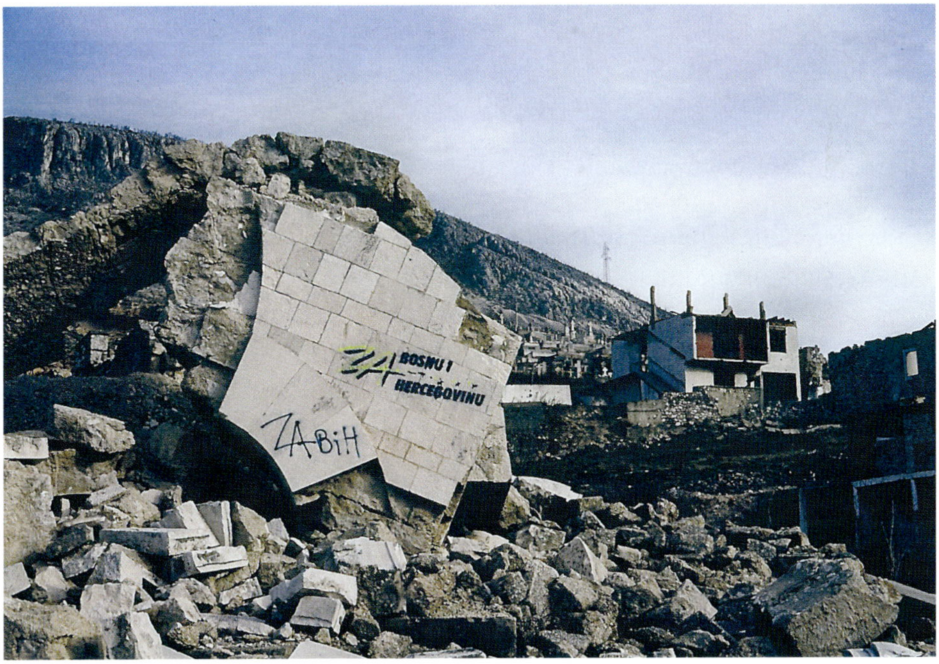

Ruine einer orthodoxen Kirche

5.2. Bilder aus Mostar, Januar 1997- Juni 1999

Wenn ich in Gedanken zurückwandere und nach meinen ersten Eindrücken von Bosnien suche, springen mir sofort die tristen Bilder am Flughafen von Sarajevo vor Augen. Die aufgerissene Erde übersät mit tiefen Kratern, das Flughafengebäude zerfetzt und nun provisorisch abgesichert, um die Fluggäste durchzuschleusen.

Der Flug nach Sarajevo war bereits verspätet gestartet, wegen stürmischen Wetters und weil die Sicht am Flughafen in Sarajevo „unter 500 Meter" betrug. Als Elisabeth von Wedel und ich, völlig durchgerüttelt vom Flug, nach dem zweiten Landeversuch endlich wieder festen Boden unter den Füßen hatten, konnten wir nachvollziehen, dass hier, mangels technischer Ausrüstung, 500 Meter Sicht nötig waren, um zu landen.

An sich war der Flughafen immer noch Militärflughafen und nur eine zivile Maschine landete hier. Nur wer ein gültiges Ticket besaß, durfte den Schlagbaum passieren und den Flughafen betreten. Überall schwerbewaffnete Soldaten, Natodraht, Armeeflugzeuge und -fahrzeuge. Dazu graubewölkter Himmel und Nieselregen.

Gedrückte Stimmung. Ich war heilfroh, mit Elisabeth unterwegs zu sein, die bereits dreimal hier war und sich inzwischen gut auskannte. Allein hätte ich mir angesichts der Zerstörung rundherum bestimmt überlegt, wie es denn wäre, einfach im Flieger sitzen zu bleiben und wieder nach Hause zu fliegen. Was, wenn der Krieg plötzlich wieder losgeht?

Der Krieg war aber schon über ein Jahr zu Ende. Wie es wohl unmittelbar nach Kriegsende hier ausgesehen haben mag? Nachdem wir die Passkontrolle hinter uns hatten – ein Beamter in einem transportablen Kabuff schrieb unsere Ausweisnummern in ein Schulheft –, verließen wir das Flughafengebäude über einen schmalen, abgesicherten Weg, der den Blick freiließ auf die zerstörten Wartehallen ohne Deckenverkleidung, die scheibenlosen Fenster, das aufgerissene Dach mit Blick in den Himmel.

Draußen wurden wir gleich von einem Offiziellen in einen Bus gewinkt, der uns in die Innenstadt zum Busbahnhof fuhr. Nach einigen Stunden Wartezeit ging die Fahrt bei heftigem Regen Richtung Mostar. In der Abenddämmerung konnte ich durch die beschlagenen Fensterscheiben die riesigen Löcher in der Straße erkennen, denen der Bus immer ausweichen musste. Einige Tunnel waren noch verschüttet, sodass wir Umwege über kleine Straßen nehmen mussten, krumm und schlammig. Irgendwann bin ich eingeschlafen im wankenden Bus.

Nach endlos langer Zeit erreichten wir Mostar, immerhin gab es jetzt hier und dort eine Straßenlaterne. Bei ihrem letzten Besuch sei die östliche (moslemische) Seite der Stadt mangels Strom nachts eben im Dunkeln gelegen, erzählte Elisabeth.

Endlich waren wir da, in der kleinen Praxis, die ganz zentral in der Altstadt Mostars lag. Viele Hürden musste Elisabeth im Jahr zuvor nehmen, um Räume im zerstörten Mostar zu finden, die noch bezahlbar waren. Zum Vergleich: Unsere Praxis mit zwei kleinen Räumen, einem winzigen Bad und Gang, zusammen etwa 40 Quadratmeter, sollte 1.000,– DM kosten, ein durchschnittlicher Monatsverdienst liegt etwa bei 400,– DM und die Rente beträgt oft nicht mehr als 120,– DM. ÄrztInnen und LehrerInnen arbeiteten zu dieser Zeit gar unbezahlt, weil kein Geld da war.

Zum Glück für unser Projekt hatte die Vermieterin in Elisabeth eine ebenso charmante wie hartnäckige Verhandlungspartnerin, die durch zähes Feilschen bei unendlich vielen Tassen Mokka den Preis schließlich auf 800,– DM drücken konnte.

Obwohl die Räume feucht und zugig waren (Einschusslöcher in der Alutür, die zum Boden eine fingerdicke Ritze hatte) und es keine Heizung gab, waren wir privilegiert, denn viele Menschen wohnten und wohnen bis heute in Kellern, Baracken oder Containern unter haarsträubenden Verhältnissen. Davon erzählten die PatientInnen in den Anamnesen mehr als genug.

Der Praxisbetrieb begann gleich am nächsten Tag offiziell, ein paar PatientInnen kamen schon, und nachdem wir einen Vortrag gehalten und Elisabeth über Rundfunk und Fernsehen unsere Praxis publik gemacht hatte, war kein Halten mehr. Bereits nach wenigen Wochen war die Praxis auf drei Monate ausgebucht. Ein Grund dafür war sicherlich, dass die Behandlung kostenlos war und ist. Dazu hatten wir gleich zu Anfang einige geradezu spektakuläre Heilungen oder Besserungen schwerer Krankheitszustände – die oder der Genesene schickte daraufhin die ganze Großfamilie samt Freundeskreis und Nachbarschaft und im Nu hatten wir alle Hände voll zu tun.

Arbeiten in Mostar heißt täglich bis zu vier Erstanamnesen, vier bis sechs Folgeanamnesen, am Abend vielleicht noch Hausbesuche bei bettlägerigen PatientInnen und dann noch repertorisieren und Mittel finden. Nicht wenige arbeiten bis Mitternacht, aber alle sind begeistert und tief berührt von der Freundlichkeit der Menschen und der – trotz Zerstörung – immer noch schönen Stimmung in der Altstadt Mostars. Die Menschen und die Stadt sind vielleicht auch der Grund, warum wir alle immer wieder gerne hinfahren und dort dreimal so viel arbeiten wie zu Hause in der eigenen Praxis.

Um ein Licht zu werfen auf die alltäglichen Verhältnisse im Nachkriegsmostar, möchte ich gerne den Fall eines Patienten vorstellen, der 1997 in Behandlung kam:

Es war ein ehemaliger Frontsoldat, der seit Kriegsende unter enormen Angstzuständen in Menschenmengen litt, verbunden mit schrecklichen Migräneanfällen, Schwächezuständen, Absterben und Pelzigsein der Extremitäten und völliger Schlaflosigkeit, was ihn alles sehr reizbar werden ließ, besonders gegenüber seiner Familie, denn er konnte nicht mehr auf die Straße gehen, ohne panisch zu werden. So saß er seit zwei Jahren fast nur noch zu Hause, mit Frau und zwei Kindern in zwei kleinen Zimmern, was für alle eine große Belastung war. Aber „leider hat das Mittel nicht gewirkt", berichtete er mir in der Praxis. Allerdings hatte Nermin, einer unser Übersetzer, ihn nachts mit Freunden auf der Straße getroffen und mir davon erzählt, und ich fragte ihn, ob es ihm denn nicht eine Weile besser gegangen sei.

Und wie! Nach einigen Wochen ging es ihm so viel besser, dass er sogar wieder die Wohnung verlassen konnte. Seine alten Freunde haben ihn abgeholt, und sie sind zusammen feiern gegangen, da sind aus zwei Flaschen Bier eben zweiundzwanzig geworden ... (wobei ich erwähnen muss, dass die Flasche Bier 0,3 l hat). Und seitdem ist es ihm leider nicht mehr so gut gegangen, die Angstzustände, Kopfschmerzen etc. kamen wieder.

Glücklicherweise konnten wir das antidotierte Mittel (Aconit C 1000) wiederholen, und er versprach hoch und heilig, sich nicht wieder so zu betrinken.

Die Geschichte dieses Patienten zeigt nur einen winzigen Ausschnitt aus dem Alltag in Mostar. In unserer Praxis behandeln wir PatientInnen mit den unterschiedlichsten körperlichen oder psychischen Leiden. Besonders schlimm betroffen sind diejenigen, die das so genannte „Post-War-Syndrom" aufweisen, das heißt, die PatientInnen weisen Symptome auf, die eine mehr oder weniger deutliche Folge des Krieges sind. Typisch sind Zustände, die sich häufig erst Wochen oder Monate nach Kriegsende einstellen wie Panikattacken, Klaustrophobie, Agoraphobie, Aggressionen, chronisches Erschöpfungssyndrom, Schlafstörungen etc., von den körperlichen Beschwerden ganz zu schweigen. Aber mit der homöopathischen Behandlung haben wir schon die erstaunlichsten Resultate erzielt.

Christine Lauterbach

5.3. Ein Tagebuch aus Mostar, August 1997

Freitag

„Taxi, Taxi, wollen Sie ein Taxi?“ Sarajevo Flughafen – ein Menschengewimmel nimmt uns in Empfang. Viele sehnsüchtige Gesichter scheinen auf den Besuch oder die Rückkehr von Verwandten zu warten; andere versuchen ihre Familien zu ernähren, der Kampf um die Kunden wird hier vor der Schiebetüre der ankommenden Fluggäste ausgefochten.

Wir steigen in einen alten Golf, der bei uns sicherlich nicht mehr durch den TÜV gekommen ist und hierher verkauft wurde. Für 20 DM lassen wir uns an den Busbahnhof bringen. DM ist inzwischen die offizielle Währung (warum eigentlich DM?). – Wohin die Reise gehe? – Ob er uns nicht nach Mostar fahren soll – mit dem Bus dauert es doch viel zu lange!

Beim Verlassen des Flughafens schon ein Bild des Grauens: riesige Wohnsilos, größtenteils ohne Fensterscheiben, die Fensterlöcher sind teilweise notdürftig mit Plastikfolie oder Pappkartons zugeklebt. Jetzt im Sommer ist das ja nicht das Problem, aber wie viele Winter mussten sie wohl schon in diesem Zustand verbringen? Hinter diesen Fenstern viele Gesichter, Menschen, Schicksale.

Die dreistündige Busfahrt nach Mostar führt uns durch das wunderschöne, romantische Tal der Neretva. Sie wird immer wieder zu türkisblauen Seen aufgestaut, umgeben von wilden zerklüfteten Felsvorhängen. Die Romantik wird jedoch jäh durch die Bilder entlang der Straße unterbrochen. Fast alle Häuser zerstört, zerfallen, durchlöchert vom Kugelhagel sinnloser Schießerei. In den Trümmern, den Ruinen die Versuche den Alltag zu bewältigen. Die Häuser provisorisch ausgebessert, die kleinsten Fleckchen Erde oft bestens als Gemüsegarten ausgenutzt. Wer Glück hat, besitzt eine Ziege oder sogar eine Kuh, die aber scheint den ganzen Tag bewacht werden zu müssen.

Kleine Tante-Emma-Läden in den Dörfern, in denen die Coca-Cola-Flaschen auch schon wieder in der ersten Reihe stehen.

Der erste Eindruck von Mostar ist ein riesiges SFOR-Truppen-Camp. Es ist schon Wahnsinn, welch massiver militärischer Präsenz es bedarf, um mit Waffengewalt Frieden zu sichern!

Die SFOR-Panzerpatrouillen gehören inzwischen zum Stadtbild. Das erinnert mich stark an meinen Israelaufenthalt vor Jahren, wo wir uns auch an die schwer bewaffneten Soldaten gewöhnen mussten.

Nusret, unser Dolmetscher, steht seit zwei Stunden am Busbahnhof und wartet auf uns. Nach zwölf Stunden Reise kommen wir endlich an unserem Arbeitsplatz, dem Homeopatija Centar, an.

Die Praxis besteht aus zwei kleinen Räumen. Ein Behandlungszimmer, ein Büro-Schlaf-Koch-Aufenthaltszimmer, Toilettenbad, in dem gleichzeitig gespült, gewaschen und Teewasser gekocht wird, und der Gang als Wartezimmer für Patienten. Draußen das Prachtstück: eine kleine Terrasse mit Blick auf die Neretva, eine Wachsdecke kaschiert die Einschusslöcher im Tisch.

Wir geben dem Schrei unserer Beine nach Bewegung nach und machen eine kleine Erkundungstour durch den Ostteil der Stadt, in dem auch die Praxis ist. Was bisher im Bus wie ein Film an mir vorüberlief, ist plötzlich hautnah.

Ganze Hochhäuser, Einkaufszentren und Hotels stehen leer – ausgebombt. Kaum noch eine Scheibe ist ganz, Granatlöcher, Wände mit Kugeleinschüssen. Notbrücken stellen den Kontakt zwischen dem Ost- und dem Westteil der Stadt wieder her.

Während ich erschüttert von diesen unter die Haut gehenden Eindrücken bin, ist Stefan, der im Februar schon hier war, ganz angetan, was sich inzwischen schon alles verändert hat.

Es gibt wieder eine Müllabfuhr, im Februar wurde noch der ganze Müll einfach auf der Straße verbrannt. Durch Rauch und Kälte litten fast alle an einem schlimmen Husten, nachts gab es noch Granateinschläge und Ausgangssperren, denn es kam immer wieder zu Angriffen und gewaltsamen Zwischenfällen, die den Frieden auf wackelige Beine stellten.

Jetzt ist Sommer, es gibt inzwischen viele neue Cafés und Restaurants, denn das Leben spielt sich nach südländischer Manier auf der Straße ab, v.a. da die meisten zusammengepfercht auf engstem Raum leben müssen. Einige Häuser sind schon wieder renoviert, neue Läden entstehen, jeder versucht sich irgendwie seine Existenz zu sichern.

Ein schönes Beispiel ist auch eine Bar, welche einfach zwischen zwei kaputten Häusern eröffnet wurde: die Mauern sind bunt gestrichen, Stühle und Tische, eine Theke und ein paar Pflanzenkübel, um das Ganze etwas zu verschönern. Überlaute Musik rundet dieses Überlebenskunstwerk ab. Für den Sommer ist das optimal, doch was passiert im Winter?

Und tatsächlich kämpfen die Menschen hier ums Weiterleben wie die Pflanzen, die auf vielen Mauerresten der Ruinen um ihr Wachstum kämpfen, irgendwann werden sie alles überwuchert haben und die schrecklichen Bilder unter sich begraben.

Auf den ersten Blick sieht man den Menschen hier oft gar nicht an, in welcher Not sie sind. Auf das Äußerliche, wie Kleider und Schmuck, wird sehr viel Wert gelegt. Die Zeichen der Not zeigen sich aber in Magersucht oder in den von Skorbut verfaulten oder ausgefallenen Zahnreihen (Mostar war im Krieg viele Monate eingekesselt und sollte ausgehungert werden). Man stößt immer wieder auf Leute, die völlig abgedriftet sind. Wer weiß schon, was sie durchgemacht haben? Und im Zustand des Nicht-mehr-ganz-bei-Sinnen-Seins läßt es sich wohl noch am besten ertragen.

In einem der neuen Restaurants essen wir Pizza mit Mayonnaise und lassen uns von der Musik zudröhnen. Ein paar Pive (Biere) helfen mir dabei, diese ersten gewaltigen Eindrücke erst mal etwas abzudämpfen.

Samstag

Eigentlich sollte heute nur eine Neuaufnahme sein, aber wie das hier so ist, kamen noch ein paar dazu, so dass wir doch bis um 17.00 Uhr beschäftigt waren.

Danach machten wir uns mit Foto und Videokamera bewaffnet auf eine weitere Stadttour auf. Wir fühlten uns wie Journalisten der Bildzeitung oder Voyeurtouristen beim Aufnehmen, aber die Dokumentation ist einfach wichtig für Spenden aus Deutschland, auf die wir angewiesen sind.

Der Weg führt uns über den bunten Markt gleich neben der Praxis, ein Herzstück der Stadt. Das Angebot sowie das bunte Treiben bezeugen die wiedereingekehrte Normalität des Alltags. Durch enge Gässchen mit Kopfsteinpflaster nähern wir uns, umgeben von kleinen Handwerksläden und Ständen, dem ehemaligen Wahrzeichen der Stadt, der Stari-Most-Brücke.

Was einst als wunderschöne sichelförmige Steinbrücke über der Neretva thronte und der Jugend der Stadt zu Mutproben durch Sprung in den tief unten gelegenen Fluss diente, ist heute nur noch eine provisorische Hängebrücke aus Metall. SFOR-Soldaten posieren stolz in ihren Uniformen zum Gruppenbild. Ich selbst war vor Jahren im Winter schon mal hier und kann das Entsetzen der Leute über die Zerstörung ihrer „Alten“, wie sie sie zu nennen pflegen, sehr gut nachempfinden. Es kursieren Gerüchte, dass ein deutscher Privatsender viel gezahlt haben soll, um live bei der Zerstörung dabei zu sein.

Aber Gerüchte kursieren in Mostar sehr viele – man weiß manchmal gar nicht mehr, wem oder was man glauben kann.

Auf der Brücke haben wir einen wunderschönen Blick auf das tief eingeschnittene Tal der Neretva, die sich mit ihrem türkisblauen Wasser durch

Mostar schlängelt und dem Stadtbild einen wildromantischen Ausdruck verleiht.

Unter uns das Schreien der Kinder, die sich am herrlichen Nass erfrischen. Ob hier wohl schon wieder Muslime und Kroaten zusammen baden?

In die Felswände sind viele kleine Restaurants gebaut, was vor allem am Abend eine herrliche Stimmung verbreitet.

Auf der anderen Seite geht der Ostteil mit seinen engen belebten Gassen noch weiter. Plötzlich ändert sich das Bild abrupt: wir sind an der Frontlinie angekommen. Der Grenze zum kroatischen Teil der Stadt.

Ihr folgen wir etwa einen Kilometer. Das ist das Schlimmste an Zerstörung, was ich bisher gesehen habe: kein Haus ist unversehrt, teilweise sind ganze Wände herausgerissen, ab und zu sieht man noch Gegenstände des täglichen Lebens, die bezeugen, dass hier tatsächlich Menschen gewohnt haben. Blümchentapete an der Wand, ein verrosteter und zerlöcherter Herd, zerschossene Briefkästen, ein alter Feuerlöscher ... Bewohnt ist kein einziges Haus mehr. Der Müll sammelt sich in den Ruinen an, die „Häuser" sind verbarrikadiert, wahrscheinlich, um vor der Gefahr, auf Minen zu treten, zu warnen. Ich bin erschüttert, aber v.a. erschüttert darüber, dass ich hier durchlaufe und das Ganze mich gar nicht so richtig zu berühren scheint. Es ist wie eine Geisterstadt, besser noch, wie eine Filmkulisse für einen Kriegsfilm – alles so irreal und unvorstellbar.

Im allerletzten Haus scheinen zwei Wohnungen noch bewohnt zu sein. Die Fenster sind mit Pappkarton zugemacht, und an einem Fenster blühen zwei kleine Geranien. Ein winziges Lebenszeichen in einer trostlosen Ruine. Jetzt wird mir auch bewusst, warum ich durch diese ganze Straße so emotionslos gegangen bin: weil durch das Ausmaß an Zerstörung der Bezug zum einzelnen menschlichen Schicksal gefehlt hat. Das machen mir diese zwei kleinen Blümchen dort oben klar.

Abends gehen wir in eins der schönen kleinen Restaurants zum Essen. Wenn die Dunkelheit ihren Schleier über die zerstörte Stadt legt, die Lichter angehen, die Grillen zirpen und der Muezzin zum Abendgebet ruft, dann kommt hier tatsächlich so etwas wie eine friedliche Stille und Urlaubsstimmung auf ...

Was von weitem wie ein schöner Wasserfall aussah, entpuppt sich als eingestürzte Brücke, die durch ihre Masse die Neretva anstaut und das Wasser darüberspringen lässt. Betroffen stehe ich davor und stelle mir vor, welcher Gewalt es bedarf, so eine Brücke zum Einstürzen zu bringen. Die zwei Frauen, die dort an der Abbruchkante sitzen, bemerken wohl meine Bestürzung und sprechen mich an. Aber leider klappt es mit der Verständigung nicht sehr gut. Sie wollen mich gleich auf einen Kaffee einladen, aber es ist inzwischen schon 20 Uhr – ich habe die Zeit ganz vergessen und bin zum Abendessen verabredet. Obwohl mir bei solchen Streifzügen immer der Appetit vergeht. Ich hätte mich gerne mit den zwei Frauen unterhalten.

Auf dem Heimweg heute Abend kommen wir an einer Geburtstagsfeier vorbei. Ein Akkordeonspieler, zu dessen Musik die Gäste singen und tanzen. Wir sehen Lucija, unsere Dolmetscherin, zwischen den Gästen. Als wir fragen, ob wir ein bisschen diese schöne Atmosphäre filmen dürfen, werden wir gleich herzlichst eingeladen, und der Akkordeonspieler stimmt „Lilly Marleen" für uns an. Es ist schon spät und die Lieder werden melancholischer. Wahrscheinlich sprechen sie von der Liebe oder der guten alten Zeit. Die Augen der Gäste glänzen beim Mitsingen der Melodien. Freude und Trauer liegen so nah beieinander.

Dienstag, 23 Uhr

Ein langer Arbeitstag geht zu Ende – bis gerade eben haben wir Fälle analysiert und Bücher gewälzt, um die richtigen Heilmittel für unsere Patienten zu finden. Diese Woche arbeiten wir hier zu fünft: Elisabeth, die Begründerin des Projektes, die diese Woche noch hier ist und neben Behandlungen noch Organisatorisches erledigt, Stefan, ein homöopathisch arbeitender Heilpraktiker aus Saarbrücken, Nusret, ein moslemischer Mostari, der uns ins Englische übersetzt, und Lucija, eine in Deutschland geborene Kroatin (anfangs nicht ganz leicht für sie hier im moslemischen Teil der Stadt, aber inzwischen ist sie durch ihre offene Art überall beliebt).

Morgens beim Frühstück auf unserer Terrasse über der Neretva kommen schon drei Männer wegen eines Termins. Lucija muss sie auf nächsten Monat vertrösten – bis dahin sind wir ausgebucht. Aber es scheint sich in der ganzen Stadt herumgesprochen zu haben, dass diese paar winzigen Zuckerkügelchen, trotz größter Skepsis, doch eine Wirkung erzielen, so dass jeder geduldig wartet, bis er an der Reihe ist.

Ein Fall nach dem anderen, eine Geschichte – ein Schicksal nach dem anderen. Zwischendrin ein Hausbesuch bei einer schwer asthmakranken Frau, die selbst nicht mehr in die Praxis kommen kann. Im kleinen Wohnzimmer sitzen ihre Mutter und ihr durch einen Lageraufenthalt ausgezehrter Mann. Es gibt orientalischen Kaffee mit dem Pulver gekocht und mit der gleichen Menge Zucker wie Kaffee serviert. Mutter und Mann zünden sich eine Zigarette nach der anderen an und qualmen ihr das bisschen Luft, das sie noch bekommt, voll Rauch. Diskussion sinnlos – es ist, als seien Kaffee und Zigarette das Letzte, an das sie sich noch klammern können.

Schwere Schicksale, schwere Diagnosen!

Der erste Patient dieser Woche hatte schon gleich eine Kugel im Kopf stecken, die zu seinem Glück nicht durch die Schädeldecke ging. Aber nicht diese Kugel, sondern die Tritte und Schläge im Lager bereiten ihm heftigste Kopfschmerzen („als würde mein rechtes Auge herausgequetscht") und Alpträume (siehe Fall 3.2.10).

Die nächste Frau kommt mit Kopfschmerz und Schwindel, welcher anfing, als sie vom Krieg überrascht wurde und ein Jahr lang keinen Kontakt zu ihren Kindern hatte. Sie hatte damals ihre Kinder bei ihrer Mutter im Ostteil der Stadt abgegeben, um noch Sachen aus ihrem Haus im Westteil zu holen, aus dem sie vertrieben wurden, als plötzlich der Krieg begann und sie nicht mehr in den Ostteil konnte. Sie magerte damals nicht durch Hunger, sondern aus Kummer 20 kg ab. Einem Mann passierte ein ähnliches Schicksal, nur dass seine Frau, als er nach zwei Jahren das erste Mal anrufen konnte, meinte, dass er jetzt erst gar nicht mehr zu kommen brauche. Er kommt mit Herzbeschwerden, „als ob jemand das Herz zusammendrückt und herumdreht".

Die Körpersprache wird hier sehr deutlich: Herzbeschwerden durch Kummer und gebrochene Herzen, Kopfschmerzen, weil der Kopf das alles gar nicht verstehen kann, Schwindel – alles ist zuviel, man ist in Emotionen gefangen und dreht sich im Kreis oder neigt dazu, alles fallen zu lassen. Asthma, Atemprobleme und Brustschwere – bei Schreck und Angst halten wir alle den Atem an, Bluthochdruck, Schlafprobleme, Nervosität zeigen die Spannung, unter der die Menschen hier noch leiden, da wohl sehr viel unterdrückt und noch nicht verarbeitet ist. Viele Patienten sind auch noch sehr verschlossen und können gar nicht über ihre Erlebnisse im Krieg sprechen.

Das Schöne in diesem ganzen Leid ist, dass wir wirklich helfen können, da die meisten Erkrankungen traumatisch bedingt sind und die Homöopathie diese Blockaden zu lösen vermag.

Donnerstag

Diese Woche habe ich gut gelaufene Fälle zur Dokumentation abgetippt. Wo die Schulmedizin häufig am Ende ihres Lateins ist und nur noch lindern oder unterdrücken kann, kann Homöopathie den Menschen helfen, ihre gestörte Lebenskraft wieder in Harmonie zu bringen, um sich selbst zu heilen.

So kam beispielsweise ein Patient wegen Kopfschmerz, Schwindel, Taubheit und Sprachstörungen, die auftraten, nachdem eine Granate dicht neben ihm explodierte. Er stand unter Valium und hatte dadurch keine Kraft mehr. Eine Gabe ARNICA C 1000 nahm ihm die Kopfschmerzen, sein Gehör wurde besser, Valium konnte abgesetzt werden, und er konnte wieder an etwas anderes als seinen Kopf denken.

Derlei Fälle erleben wir tagtäglich in unserer Praxis.

Es ist schon schön, diese anfängliche Verzweiflung oder Leere in den Augen sich in Dankbarkeit wandeln zu sehen und wenigstens einen winzigen Teil dazu beizutragen, dass die Schrecken dieses Krieges besser verarbeitet werden können.

Denn erst wenn die Emotionen sich wieder beruhigt haben, wird die Möglichkeit zum Verzeihen und friedlichen Zusammenwachsen der Stadt gegeben sein.

Ich mache heute alleine einen Streifzug durch die Stadt, suche Orte auf, die ich noch nicht gesehen habe. Doch überall das gleiche Bild der Zerstörung.

Es ist 19.30 Uhr und auf allen Baustellen wird noch fleißig gearbeitet. „16.00 Uhr, Feierabend“ ist hier ein Fremdwort. Ich komme an einem ehemaligen Stadtpark vorbei. Er wurde umfunktioniert zu einem Friedhof. Die Holztafeln zeigen, dass hier fast ausschließlich junge Männer liegen. Später dieselbe Szene noch mal, während der Belagerung gab es keine andere Möglichkeit, die Toten zu begraben.

Schlussgedanken

Inzwischen bin ich wieder in Deutschland. Man setzt sich ins Flugzeug und ist plötzlich wieder in einer ganz anderen Welt, in der man sich Gedanken macht, was man noch einkaufen muss, was wohl die Nachbarn denken, ob die Telefonrechnung schon bezahlt ist, was heute Abend im Theater, Kino oder Fernsehen kommt ... alles Dinge, die für eine Woche kilometerweit weg waren und gar keine Rolle gespielt haben.

Der Alltag nimmt seinen Lauf, aber die Erlebnisse und Erfahrungen, die ich in Mostar gemacht habe, leben noch weiter in mir. Ich habe die Stadt und vor allem die Menschen irgendwie in mein Herz geschlossen. Die Kontraste zwischen Zerstörung und Wiederaufgebautem, Leid und Lebensfreude, Nachkriegsstadt und Urlaubsstimmung, den Müll durchsuchenden Menschen und den fetten Mercedes, die kaum durch die engen Gassen kommen und so gar nicht in die Umgebung passen.

Bevor ich losfuhr, kam mir noch der Gedanke, warum ich denn eigentlich so weit wegfliege, um zu helfen. Hier gibt es doch genügend Hilfsbedürftige. Aber während die Menschen hier immer noch von unserem sozialen System aufgefangen werden, müssen die Menschen dort, die nicht dem Krieg entfliehen konnten, jetzt in den Trümmern leben. In den Trümmern zerbombter Häuser, die sie täglich von neuem an die Geschehnisse erinnern, in den Trümmern medizinischer Versorgung (wir finden dort abgelaufene oder bei uns vom Markt genommene Medikamente und vieles einfach überhaupt nicht, wie z.B. Ringelblumensalbe für Wunden), in den Trümmern ihrer Emotionen und erlittenen Schicksale, die sie oft unfähig machen, ihren Alltag zu bewältigen.

Da ich weiß und auch selbst erfahren konnte, wie gut die Homöopathie bei derartigen psychischen Traumata helfen kann, bin ich froh diesen Schritt getan zu haben. Es ist schön, dass es Menschen gibt, die in einer unsicheren Zeit an einen noch unsichereren Ort fahren, um ihre Energie zu investieren und ihr Wissen weiterzugeben, um Menschen in größter Not zu unterstützen.

In Mostar ist es wieder ruhig geworden, keine spektakulären, blutigen Szenen mehr, die für die Presse interessant sind. Im Fernsehen habe ich auch schon lange nichts mehr davon gesehen. Längst bestimmen andere Kriegsschauplätze auf dieser Welt die Nachrichten. So sinkt auch die Spendenbereitschaft der Bürger, von welcher dieses Projekt abhängig ist.

Doch diese Ruhe geht einher mit Tranquilizern, Schmerztabletten und Schlaftabletten, die das Erlebte abdämpfen; die innere Spannung zeigt sich deutlich in den ständig zitternden Beinen und Händen der Menschen, der Schlaflosigkeit, dem Bluthochdruck u.v.m.

Dagmar Fürst

5.4. Ein Arbeits- und Erlebnisbericht

24.01.1997: 22.00 Abfahrt mit dem Nachtzug von Berlin nach Köln.
25.01.1997: 7.30 Ankunft in Köln, sofort Anschlussbus zum Flughafen. Ich will eine Fahrkarte beim Busfahrer erwerben, aber er geht noch mal kurz zum Kiosk, kommt zurück und fährt sofort los. Am Ende der Fahrt fällt ihm ein, dass ich noch nicht bezahlt habe, und er kassiert, ohne mir eine Fahrkarte auszuhändigen.

Am Flughafen pünktlich angekommen und kein Abfertigungspersonal vorgefunden, obwohl wir unbedingt zwei Stunden vor Abflug da sein sollen. Geht alles 20 Min. später los. Zeit vertreiben mit Kaffeetrinken und Zeitunglesen. Einchecken – warten – lesen. Dann holt uns ein Mitarbeiter der Fluggesellschaft mit der Begründung, der Kapitän wüsste noch nicht, ob wir in Sarajevo landen können, aus der Wartehalle wieder raus. Dies macht nun einige Probleme, da einige Fluggäste Illegale sein sollen und bereits als aus der BRD ausgereist gelten. Auch hatten schon einige im Duty-free-Shop eingekauft, was nun natürlich nicht in die Abfertigungshalle eingeführt werden durfte. Nach einigem Hin und Her, ob und wann und wohin – Sarajevo oder Split – wir fliegen, erneutes Einchecken, bei dem ich, als ich in der Schlange stand, bemerkte, dass Menschen mit einem roten Pass (Europass) extrem freundlich abgefertigt wurden und die mit dem blauen sehr viel weniger freundlich, sondern teilweise noch barsch gefragt wurden, was sie denn dort (in Bosnien) wollten. Was geht dies eigentlich die deutschen Grenzbeamten an? Nachdem ich abgefertigt war, sagte ich zu dem Beamten: Es wäre schön, wenn Menschen, die keinen roten Pass besitzen, genauso freundlich abgefertigt würden. Worauf er natürlich behauptete, dass er dies tue. Naja!

Wieder in der Wartehalle – Warten – nach einiger Zeit in den Bus, jetzt geht es los – denkste, der bleibt stehen und nach 10 Min. heißt es wieder Aussteigen – Warten. Jedenfalls ging es dann um kurz vor 13.00 (statt 10.00) in die Lüfte, ohne dass wir wussten, wo wir landen würden. Sarajevo wurde angesteuert, aber Landen war wegen dicken Nebels nicht möglich, also nach Split ausweichen.

Von dort soll es mit dem Bus nach Sarajevo (8 Stunden) gehen. Ich werde nicht mitfahren, da ich nach Mostar will. Auch in Split ein ständiges Hin und Her, ob der Flughafenbus nach Split fährt. Eigentlich ja, wenn die nächste Maschine kommt, in einer Stunde, sie kommt, aber keiner außer mir will den

Bus – also fahren sie nicht. Ab zum Linienbus, der nach ein paar Minuten kommt. Auch hier bescheißt mich der Busschaffner. Auf der Fahrkarte steht 9 Kuna, er gibt auf 20 Kuna aber nur 5 Kuna raus – der Rest sei für das Gepäck. Endlich an der Railway–Station in Split angekommen: alle Info-Schalter zu. Auch die älteren Frauen, die am Bahnhof preiswerte private Übernachtungen anbieten sollen, sind nicht da. Nach einigen Fragen entscheide ich mich für ein Taxi, das mich ins Hotel fahren soll. Dies war wohl ein glücklicher Griff, der Taxifahrer fuhr mich zu einem verhältnismäßig preiswerten Hotel. Hier sitze ich nun hundemüde, schreibe die ersten Zeilen. Morgen geht es weiter nach Mostar – HOFFENTLICH!

Es geht weiter, aber statt um 11.45 Uhr erst um 14.00 Uhr. Wir durchqueren eine wunderschöne Landschaft in einem total defekten Bus. Jede kleinste Bodenwelle nimmt er mit heftigsten Schwingungen, die Abgase dringen in den Fahrgastraum etc. Ich lasse mich davon nicht stören und genieße den Blick. Fahrgäste steigen aus und zu, man nimmt keine Notiz von mir – denke ich. Nach ca. 3 Stunden Fahrt habe ich plötzlich an einer Haltestelle mindestens drei Hände auf meiner Schulter, die mir mitteilen wollen, dass ich jetzt wohl aussteigen müsste. Mit Händen und Füßen vermittle ich, dass ich nach Mostar will und nicht nach Medjugorje. Sie dachten wohl, ich sei eine Pilgerin. Ab jetzt interessiert sich eine Frau in meinem Alter für mich. Mit beiderseitigem schlechtem Englisch unterhalten wir uns, und sie fragt, wo ich denn in Mostar hin will. Ich antworte: Bis zur Endstation und dann zum Hotel Ero, wo ich auf Elisabeth und Christine treffen will, damit wir dann zu Fuß in den Ostteil laufen können. Sie bietet mir an, mit mir zusammen einige Stationen früher in Mostar auszusteigen, wo ihr Mann sie abholen wird, und dann bringen sie mich mit dem Auto zu dem Hotel. Ich lasse mich darauf ein, und es klappt wunderbar. Nach den kleinen Bescheißereien, die ich unterwegs erlebt habe, kommt es mir wie eine Entschädigung vor. Sie erzählt mir noch, dass sie, als sie im Krieg nach Kanada zu ihrer Schwester geflohen war, unterwegs viel Hilfe von fremden Menschen erhalten hat und nun auch anderen helfen will, die unterwegs sind.

Nun bin ich endlich in Mostar am Treffpunkt. Noch eine Tasse bosnischen Kaffee und ab rüber in den Osten durch eine unsichtbare Grenze. Komische Gefühle melden sich bei mir. Ich kenne sie von früher, vor 1961 – vor dem Mauerbau in Berlin war die Grenze auch nicht so sichtbar. Mit mulmigen Gefühlen ist meine Mutter mit uns rüber, um billig einzukaufen. Alles wie

früher: Grenze, Ruinen und doch ganz anders. Sicher auch, weil ich es mit 47 Jahren anders wahrnehme als mit sieben Jahren. Ruinen waren in den 50er Jahren unser Spielplatz, hier spielen keine Kinder in den Ruinen. Trotz starker Zerstörung kommt Mostar mir sehr aufgeräumt und sauber vor. Ich komme aus einer geteilten Stadt, habe den Mauerbau mit zwölf Jahren ganz bewußt erlebt, habe den Mauerfall erlebt und fahre nun in eine neu geteilte Stadt. Bin ich eigentlich bescheuert? Hab ich noch nicht genug davon? Klar ist, dass die Homöopathie mich hierher treibt, hier wird sie ebenso dringend benötigt wie überall auf der Welt. Aber ich lande in einer geteilten Stadt. Unglaublich. Was hat das für eine Bedeutung? Für mich, für die Menschen in Mostar? Ich weiß es (noch?) nicht. Nur eins weiß ich, der Genozid und Kriege müssen endlich aufhören. Kann ich etwas dazu beitragen?
Ich habe eine homöopathisch-philosophische Idee:
Wenn Größenwahn pathologisch ist, dann ist er homöopathisch heilbar.
Wenn die Homöopathie sich über die ganze Welt ergießen würde und somit auch die kranken Herrscher aller Systeme homöopathisch behandelt und gesund würden, dürfte es keine Kriege und Ausrottungen mehr geben. Eine Spinnerei von mir und ein endlos langer Weg. Vielleicht kann ich ein klitzekleines Fünkchen dazu beitragen. Selbst wenn meine Idee absoluter Quatsch ist, die Homöopathie in die Welt zu tragen – lohnt sich immer.

Montag – an die Arbeit:

Einige Termine für Anamnesen in der Praxis und für Hausbesuche regeln wir. Wer macht was, wer dolmetscht für wen. Ein nicht angemeldeter Patient steht vor der Tür und will sofort behandelt werden. Er hat Schmerzen in den Beinen, kommt von weit her und kann den Weg nicht noch einmal auf sich nehmen.

Er wird mein erster Patient hier in Mostar sein.

67 J., m., ehem. Motorradpolizist, seit 6 – 7 J. Schmerzen in den Knien, aber nicht ständig, sondern nach langem Stehen und langem Gehen.
Die Frage, ob er denn jetzt Schmerzen habe, verneint er. Hat er heute schon Schmerzen gehabt? Nein.
Er hat also gelogen, s.o. (aber er hat einen gewissen Charme dabei).
Den Schmerz selber kann er schlecht beschreiben, er sei wie ein Druck oder als wenn das Fett, die Schmiere fehlt.
Beschwerden: im Liegen, im Sitzen

Essen: immer kalorienreich gegessen und gut
Verl.: Fleisch (haben fast alle hier), Milchprodukte, Salat, Salz 2, Fettes 2, im Sommer 1 Liter Ziegenmilch tägl.
Abneigung: Obst
Verdauung: normal, täglich
Er betont seine Manneskraft, hat neben seiner Ehefrau immer eine Geliebte. Für Frauen würde er alles geben (dies sagt er ungefragt).
Schlaf: ohne Probleme
Träume: nicht so viel
Aber wenn er von lebenden Fischen träumt, kommen im realen Leben Probleme auf ihn zu, er weiß aber nicht, welche. Wenn er von toten Fischen träumte, gab es keine Probleme.

Real.: Als Polizist konnte er bei 30 – 40 % der Menschen, die ihm begegneten, den Namen richtig erraten.

Ängste: keine
Auch sonst ist nichts an allgemeinen Symptomen oder Krankheiten herauszubekommen.

Ich frage aus Verzweiflung, wie sein Leben so war.
Nie im Leben hart gearbeitet, es sei wichtig, nicht schwer zu arbeiten, damit man gesund bleibt, er würde nie rennen, sich nie körperlich anstrengen.
Mein vom Äußeren ausgehender Calc.c.-Verdacht bestätigt sich durch diesen Satz.

Ich frage noch, ob er gerne Eier esse. Eier? Mit erstaunten, großen Augen antwortet er: Zehn Stück könnte er jetzt sofort essen, und auch sonst immer.

Ein Fall, der nicht viel hergibt, aber dennoch sehr klar ist.

Verordnung: Calcium carbonicum C 200

Die weiteren Fälle sollten nicht mehr ganz so einfach sein.
Schwere Gelenkbeschwerden und Ischias nach langem Warten (acht Stunden), Schlangestehen im Schnee mit schlechtem Schuhwerk für ein Fresspaket, Asthma, Angstzustände, Depressionen, Magenbeschwerden, Folgen des Todes von Familienangehörigen, Kriegsfolgen etc.
Aber fast alle Fälle haben einiges gemeinsam: Es wird nicht herumpsychologisiert, die Antworten sind klar und deutlich, meistens werden die Beschwerden einfach und genau beschrieben. Wenn es doch in Berlin in der Praxis auch so klar und deutlich wäre. Und noch etwas ist hier sehr viel deutlicher:

Alle, wirklich alle Patienten sagten, und zwar, ohne dass es gefragt wurde: Als ich krank wurde, ging ich zum Arzt oder Krankenhaus, und seit ich die verordnete Medizin einnehme, geht es mir noch schlechter. Das höre ich in Berlin nicht so häufig, und ich denke, dass es daran liegt, dass die Patienten, die hier bei mir waren, tatsächlich bis zu dieser Erkrankung ziemlich gesund waren und bei Einnahme von Medikamenten deutlicher spüren, was die mit ihnen machen. Bei uns ist dieser Prozess wohl etwas schleichender, da öfter für dies oder jenes mal Medizin genommen wird. Hier nehmen die Menschen keine Arznei bei jedem Wehwehchen.
Nach einer beeindruckenden Woche ging es wieder nach Hause. Die Rückfahrt klappte im Gegensatz zur Hinfahrt hervorragend ohne jede Verzögerung. Doch eine Sorge trug ich mit mir nach Hause: Am letzten Tag meines Aufenthaltes gab ich mittags einem Asthmapatienten sein Arzneimittel. Er hatte schwere Anfälle, sodass er täglich zu seinem Arzt ging, sich eine Spritze holen, die aber nur etwas Erleichterung verschaffte. Zwei Stunden nach der Mittelgabe war er wieder in der Praxis und sagte, dabei stark gestikulierend, dass es ihm sehr schlecht gehe und er einen starken Anfall habe. Ich untersuchte ihn, konnte aber nur eine normale Atmung feststellen und schickte ihn wieder weg mit der Auflage, natürlich seinen Arzt aufzusuchen, wenn es ihm wieder schlecht gehe. Er ist ein Hypochonder, trotzdem hätte ich ihn gerne betreut, wenn es ihm nicht gut geht, aber ich fahre nach Hause. Als ich ein paar Tage zu Hause war, rief ich in Mostar an, um zu hören, wie es ihm gehe. Es geht ihm sehr viel besser, keine Spritzen mehr, er kann wieder schlafen, hat wieder richtig Appetit und besucht alle zwei Tage die Kollegen, die jetzt anwesend sind, und beklagt sich über seine Prostata. Davon hatte er mir gar nichts erzählt, vielleicht weil ich eine Frau bin. Nun muss er erst mal warten, bis ich wieder da bin.
Ich freue mich darauf, in drei Monaten wieder nach Mostar zu fahren und die Patienten wieder zu sehen.

15.04.1997: Es geht wieder nach Mostar,
diesmal über Hamburg – Sarajevo – Mostar, klappt alles problemlos. In Berlin April: ein Tag Sonne und 14 Grad, nächster Tag Schneeregen. In Bosnien wird es schöner. Denkste, Aprilwetter und nur 3 Grad. Am Donnerstag soll die Arbeit wieder losgehen. Terminkalender ist proppevoll, drei Erstanamnesen pro Tag. Als die Termine gemacht wurden, hat niemand daran gedacht, dass Bayram ist, der höchste Feiertag der Moslems, und das über zwei Tage, es wird also keiner kommen. Richtig – es erscheint von den bestellten Patienten niemand. So behandeln wir diejenigen, die gerade vorbeikommen,

um einen Termin zu vereinbaren – auch gut. Am Sonntag fahre ich mit Lucija, unserer Dolmetscherin, mit dem Bus nach Blagaj zu den Quellen. Der Bus quillt über von Menschen; unglaublich, wie die alle reinpassen. Mich amüsiert es, an jeder Haltestelle quetschen sich noch mehr Menschen rein, Lucija wird immer blasser, dabei gibt es noch einen Platz, den niemand sieht: beim Busfahrer auf dem Schoß!!!

Es ist ein sonniger Tag – juhuuuuh – und wir machen einen schönen Spaziergang am Fluss entlang. In Blagaj gibt es noch eine riesige Forellenzucht mit Restaurant, in dem wir dann auch Fisch essen.

Am Montag geht es wieder richtig in der Praxis los. Es ist unglaublich, wie groß der Andrang ist. Ein Problem der Patienten ist auch, dass sie kein Geld haben für die vom Arzt verordneten Arzneimittel und sie somit nicht einnehmen. Für uns natürlich ein erheblicher Vorteil, da die Patienten uns oft wirklich recht klare Symptome, die sie selber produzieren und die nicht durch Medikamente beeinflusst sind, beschreiben können. Einige Patienten, die ich im Januar behandelt habe, durfte ich jetzt wiedersehen. Es war für mich eine große Freude, und mit Begeisterung wurde ich von den Patienten begrüßt. Lucija sagte mir, dass Menschen kamen und fragten, ob hier die Leute sind, die alles heilen können. Oh je, wenn sich so was rumspricht, was werden da für Erwartungen geweckt, die wir sicherlich nicht alle erfüllen können.

Helma Nastali

5.5. Vom Abflug bis zur Rückkehr (2.-10.5.1997)

Am Freitag, den 2. Mai, war es endlich soweit. Eigentlich wäre ich ja schon im Januar in Mostar gewesen. Doch damals ließ die angespannte Finanzlage des Projekts es ratsam erscheinen, nicht zu fliegen.

Unerwarteterweise hatte Jennie, meine Frau, zwei Wochen vor dem Abflug eine große Notoperation, so dass es auch diesmal schien, als ob ich nicht fliegen könnte. Doch in dem Wissen, dass meine Schwägerin Vicky während meiner Abwesenheit, aus Liverpool kommend, Jennie unterstützen würde, haben wir uns schließlich doch entschieden, dass ich fahre.

Katharina fuhr mich zusammen mit Theresia und Charly zum Frankfurter Flughafen und holte gleichzeitig Vicky, sozusagen im fliegenden Wechsel, ab.

Pünktlich um 18.40 Uhr hob die Maschine ab. Bei bestem Wetter landeten wir in der Dämmerung in Split, Kroatien. Der Flughafenzubringerbus brachte mich zum bereits reservierten Hotel in Splits Altstadt am Hafen. Einziger Nachteil: eine große deutsche Brauerei ist gerade auf einem Werbefeldzug in Kroatien und ließ genau vor dem Hotel zum Tanz aufspielen. So nutzte ich den späten Abend zum Spaziergang durch die malerische Altstadt, die vom Krieg nicht betroffen war.

In dieser Nacht habe ich jedoch aus einem anderen Grund kein Auge zugetan. Mir wurde in Split erst bewusst, welch große Angst ich eigentlich vor diesem „Einsatz“ hatte. Ich hörte jedes Geräusch. Ich war in diesem ehemaligen Kriegsgebiet und erwartete überall Aggressivität. Ich war sehr misstrauisch auf der Straße, ja, hatte eine fast paranoide Angst, man könne mich überfallen und ausrauben. Ich muss mich im Nachhinein bei Jennie und meinen Kindern Hannah und Rebecca für die Unruhe und Reizbarkeit während der Tage vor meinem Abflug entschuldigen.

Um 13.00 Uhr verließen wir Split in einem kleinen Bus. Zuerst ging es entlang der kurvenreichen Küstenstraße gen Süden. Es war angenehm, dass die Busfahrer zwar zügig, jedoch auch sehr sicher fuhren. Am Grenzübergang bei Metkovic nach Bosnien war mein Rucksack das einzige Gepäckstück, welches inspiziert wurde. Als ich jedoch sagte, dass der Rucksack wegen der homöopathischen Bücher schwer sei, war das Filzen mit einem Lächeln gleich beendet. Ich habe es dann als gutes Omen angesehen, dass wir kurze Zeit später unerwarteterweise durch Medjugorje, den Marienwallfahrtsort in Bosnien, fuhren. Dort erscheint Maria seit 15 Jahren jeden Tag um 18.40 Uhr einer Reihe junger Erwachsener.

Es war sehr heiß im Bus. Doch je näher wir nach Mostar kamen, um so ruhiger wurde ich. Es war eigenartig. Nach vier Stunden Fahrt schlängelte sich der Bus die Serpentinen in das weite Hochtal, in dem Mostar liegt, hinunter. Der erste Eindruck waren nicht so sehr die zerstörten Häuser, sondern die großen Friedhöfe mit den frischen Gräbern. Endstation war im westlichen (kroatischen) Teil von Mostar. Ein kroatischer Bus würde nicht in den östlichen (moslemischen) Teil der Stadt fahren. Dort war zuerst mal niemand, um mich abzuholen. Und es ist kaum zu glauben, aber ich hatte vergessen, mir die Praxisadresse zu notieren. Da ich wusste, dass die Praxis im Ostteil liegt, erfragte ich den Weg dorthin und hoffte sie irgendwie zu finden. Doch auf dem Weg, auf der Brücke über die Neretva, erwarteten mich Nusret und Steffen, ein deutscher Kollege. Nusret, unser Übersetzer, Praxisorganisator und „Mädchen für alles", traut sich als Moslem, der im KZ war, noch nicht in den kroatischen Teil der Stadt. Ich war glücklich und erleichtert, die beiden gefunden zu haben. Sie führten mich sicher in die Wohnung/Praxis.

Diese ist einfach eingerichtet mit fließend kaltem und warmem Wasser. Steffen schlief in der „Rezeption/Küche/Aufenthaltsraum" und ich in der „Praxis/Schlafzimmer" auf der Matratze. Die Räume liegen sehr zentral in der Nähe des Marktes und gleich bei der Neretva, deren Rauschen unablässig hörbar ist und von der auch eine kühle Brise heraufweht. Einziger Nachteil ist, dass die Räume ein wenig feucht sind. Nichtsdestotrotz schlief ich die gesamte Woche in Mostar auffallend gut. Ich war froh, dass Steffen die ersten beiden Tage noch da war und mich in Mostar einführte. Das gab mir Sicherheit.

Am Abend gingen wir ins „Taurus", die Kneipe mit dem besten Essen und den nettesten Leuten (Vegetarier haben es allerdings in Mostars Restaurants nicht so leicht). Lucija, unsere kroatisch-deutsche Übersetzerin, die hier so etwas wie ein freiwilliges soziales Jahr macht und mit viel Engagement bei der Sache ist, Nusret, Steffen und ich erlebten einen langen und feuchten Abend. Es wurde Gitarre gespielt, Einheimische kamen dazu und eine Runde folgte der anderen.

Am Sonntagmorgen führte mich Steffen zur „front line". Das ist die Grenzlinie zwischen den beiden Stadtteilen. Hier steht kein Stein mehr auf dem anderen. ZERSTÖRUNG ... Das kann man nicht mit Worten ausdrücken, was man hier an Aggressionspotential und Gewalt sieht und noch spürt. Hier lagen in den zerstörten Häusern die Heckenschützen. Viele junge Mostarer auf beiden Seiten verloren hier sinnlos ihr Leben. Hier fühlte ich mich trotz der massiven Präsenz der SFOR-Truppen mit ihren Panzern nicht sicher. Erst als wir zurück in Ost-Mostar waren, fühlte ich mich wieder sicher.

Am Nachmittag lud Nusret uns ein, nach Blagaj zu fahren. Nur 15 km von Mostar entfernt ist die größte Quelle Europas. Sie ist ein heiliger Ort des Ordens der Derwische, in dem rituelle Waschungen, wohl vergleichbar mit der christlichen Taufe, vollzogen werden. Wir waren eingeladen das Innere des „Tempels“ zu besuchen. Diese Stunden waren einer der Höhepunkte dieser erfüllenden Woche, und ich habe das Gefühl, dass ich dort Kraft und Ruhe für die folgenden Tage tankte. Obwohl wir sehr viel gearbeitet haben, fühlte ich mich nie müde, sondern im Gegenteil immer voll Energie.

Montag Morgen. Der große Moment. Der erste Patient. Eine gewisse Unsicherheit war schon da. Meine Nervosität legte sich jedoch nach wenigen Minuten. Mit ein Verdienst von Lucija und Nusret, deren Übersetzungen hervorragend waren. Die beiden haben mittlerweile schon große Erfahrung und wirken gewissermaßen als Puffer, so dass das Arbeiten für mich vielleicht sogar weniger anstrengend war als in Deutschland.

Homöopathisch gesehen war die Woche eine tiefgehende Erfahrung. Dadurch dass wir im ständigen Wechsel in Mostar sind, ist eine sorgfältige Dokumentation unerlässlich. Eine Ausarbeitung, Repertorisation und Begründung der Verschreibung sollte bei jeder Medikation gemacht werden. Zuerst hatten wir geplant, dass jede/r KollegIn seine eigenen Patienten hat. Dies stellte sich bald als unrealistisch heraus. Wir behandeln jetzt alle Fälle. Das führt dazu, dass man sich über dramatische Heilungen der Kollegen freuen kann, aber nicht unbedingt die eigenen „Ergebnisse“ zu sehen bekommt. Das bedeutet natürlich auch, dass eigene Verschreibungen von KollegInnen korrigiert wurden oder dass ich solche der KollegInnen abänderte. Das führt dazu, dass man sich selbst nicht mehr so wichtig nimmt. So etwas ist natürlich nur durch gegenseitigen Respekt möglich. Der Respekt und das Vertrauen und die Freundschaft sind bei unserem ersten gemeinsamen Treffen im Januar 1997 entstanden. Diese Erfahrung im Januar war eine der schönsten Gruppenerfahrungen bisher.

Mittel für Schreckfolgen oder sogenannte Kummermittel waren nicht mehr als in Deutschland auch angezeigt. Mir scheint, dass die dramatischen Kriegserlebnisse nur die schon vor dem Krieg vorhandenen Krankheitsproblematiken akzentuiert haben.

Manchmal wirkt die Homöopathie sehr schnell. Am Dienstag wurde ein Mann mit dem Auto in die Praxis gebracht, da er keine 100 Meter ohne Herzschmerzen oder Atemnot gehen konnte. Herzinsuffizienz als Folge eines erworbenen Herzklappenfehlers lautete die Diagnose. Die bosnischen Ärzte sagten ihm, dass nur eine Operation ihm helfen könne. In Bosnien gibt es jedoch nicht die Möglichkeit für diese Operation. Man hatte ihm gesagt, dass die OP in Deutschland 30.000 DM kosten würde. Das Geld hat er natürlich nicht. Er hatte vor 15 Jahren Gelenkrheuma, nachdem er in der nassen Neretva gefischt hatte. Die Jahre danach verspürte er schon mal Atemnot beim Treppensteigen oder beim Bergangehen. Im Konzentrationslager, in dem viele unserer Patienten waren, musste er trotz Herzschmerzen, Atemnot und Rheuma arbeiten und wurde misshandelt. Seitdem hatte sich seine gesamte Krankheitsproblematik dramatisch verschlimmert. Drei Tage nach einer Gabe Kalmia 200 kam er 2,5 km zu Fuß in die Praxis und fragte lachend, ob wir ihm irgendwelche Drogen gegeben hätten. Die in den linken Arm ausstrahlenden „rheumatischen" Schmerzen waren verschwunden. Außerdem hatte er Aussicht auf eine Operation in den Emiraten. Vielleicht reicht das Medikament ja bis zur Operation aus. Vielleicht auch länger ...

Auffallend die Freundlichkeit der Leute. Sie helfen sich gegenseitig. Sie sprechen offen auch untereinander über ihr Post-War-Syndrom. Eine schizophrene Frau (Anac. 200) erzählte, dass sie durch ihre Schwiegermutter und ihren Mann große Unterstützung habe und bei ihnen auf viel Verständnis stoße. Das erhöht natürlich eventuelle Heilungsaussichten.

Lucija und Nusret waren mir in dieser Woche eine große Hilfe. Ihre sensiblen Übersetzungen und ihr Einfühlungsvermögen halfen manch kulturellen Unterschied leicht zu überbrücken. Nusret ist ein wahres Organisationstalent. Zur Zeit haben wir in der Praxis eine sechs- bis achtwöchige Wartezeit. Also haben wir wie in Deutschland eine Bestellpraxis. Bosnier sind es jedoch nicht gewohnt, Arzttermine zu haben. Man geht zum Arzt und kommt nach einer „angemessenen" Wartezeit dran. Das führt dazu, dass von den drei bis vier Erstanamnesepatienten, die pro Tag eingetragen sind, einer nicht auftaucht. Aber Nusret hat immer etwas in der Hinterhand. Sei es ein Hausbesuch oder ein Patient aus der näheren Umgebung, der Telefon hat, der dann kurzfristig eingeschoben wird. Langeweile kommt nicht auf.

Am Freitag Nachmittag kam als vorletzter ein weiterer Patient (80 Jahre) mit schwerster Herzinsuffizienz in die Praxis. Er könne kaum 20 Meter ohne

Schmerzen gehen. Außer in zwei Fällen habe ich mich während der ganzen Woche mit meinen Verschreibungen sicher gefühlt. Er war einer der beiden. Er war so freundlich, lieb und fröhlich, dass ich unbedingt das richtige Mittel finden wollte. Ich war leicht verzweifelt, weil er kaum Symptome für eine Verschreibung bot. In diesem Moment sagt diese Seele eines Menschen: „Ich bin nur hergekommen, damit ihr mich seht. Ich bin ein alter Mann, und wenn ihr mir auf meine alten Tage etwas Linderung verschaffen könnt, ist es gut; wenn nicht, ist es auch gut. Ich sehe ja, wie ihr euch anstrengt und euer Bestes gebt. Ich danke euch, dass ihr hier seid. Wir werden immer Freunde sein, egal ob ihr mir helfen könnt oder nicht. Hast du Frau und Kinder? Dann wünsch ich dir für euch alles, alles Gute."

Zum Abschluss noch ein weiterer Hoffnungsschimmer. Am Mittwoch bei einem der wenigen Ausflüge in den Westen der Stadt entdeckte ich ein Plakat, das ein Symphoniekonzert für den gleichen Abend ankündigte. In einem größeren Kellerraum spielte auf Klappstühlen das Dubrovnik-Symphonia-Orchestra, umsonst. Es war erhebend, in den Trümmern diese Kunst zu hören. So trägt jeder auf seine Art in dieser zerbombten Stadt zu mehr Freude, Hoffnung und Heilung bei.

Michael Gracher

5.6. Momentaufnahmen aus dem Tagebuch in Mostar

Hier treffe ich eine überaus nette Ersatzmutter für alle an. Sie verkörpert für mich „Mutter sein" als Lebensaufgabe.

Hannelore über eine bosnische Bekanntschaft

Warum fällt mir das Badezimmerfenster vor die Füße?! Hilfe, welches Mittel brauche ich dazu?

Elisabeth in der alten Praxis

Bitte, bitte, bitte, liebe Kollegen/innen, wechselt doch bitte nicht ein Mittel, dass Wirkung zeigte! Ich habe mir selbst einige Male in die Finger gebissen und nicht gewechselt!

Manfred bei den FUs

Neretva, die geheimnisvolle, gewaltsam rauschende Neretva mit ihren Müllufern im regnerischen, kalten Mostar. Der Vollmond in den klaren Nächten, die Stadt erleuchtend, verzaubernd; der berauschte liebe Nusret nach einer unfreiwilligen Lycopodium-Prüfung.

Sonja

Ich habe viel gelernt in Mostar und mein Herz wurde immer schwerer; jetzt schlepp ich es heim, zu verarbeiten.

Barbara

Bei aller Begeisterung sollten wir kritisch bleiben, was den anhaltenden Erfolg unserer Arbeit angeht.

Elisabeth

Und schwupp, stürze ich mich lustvoll in die Homöopathie. Ich bade mich gar darin.

Christine

Interessant sind die Fälle. Manchmal schon fast wütend über Verschreibungen bzw. Mittelwechsel bin ich bald wieder auf dem Boden meiner homöopathischen Tatsachen, wie Mittel verschrieben werden, die ich offensichtlich nicht gut genug kenne und die tolle Erfolge zeigen. Ich lerne soviel ...

Michael

Mit den Sprachen geht es besser als gedacht, viel Englisch kommt aus meinem Hinterkopf.

Gisela beim Unterrichten

6. Homöopathie im Praxisalltag

Die homöopathische Arbeit in der Praxis in Mostar unterschied sich in einigem von unserem Praxisalltag daheim.

Da wäre zunächst die Anwesenheit der Dolmetscher in der Anamnesesituation. Die gewohnte zweisame Atmosphäre der häuslichen Praxis, in der häufig mühelos auch intime Informationen fließen können, wurde dadurch schon aufgehoben. Als BehandlerInnen mussten wir uns auf die Energie des Patienten und die des Dolmetschers einlassen. Anfänglich führte dieser Umstand manches Mal zu Verwirrungen, bis wir erkannten, wie wichtig ein feines Zusammenspiel zwischen Dolmetscher und TherapeutIn ist. Es erforderte von uns eine Anpassung an die sprachlichen Bedürfnisse der ÜbersetzerInnen, die ihrerseits die unterschiedlichen Atmosphären in den Anamnesen ertragen lernen mussten. Viel von der Energie, die sonst zwischen PatientIn und TherapeutIn fließt, nahm hier den Umweg über die DolmetscherInnen. Das bedeutete für uns häufig deutlich weniger Erschöpfung nach Patientenkontakt, als wir es kennen. Die ÜbersetzerInnen jedoch mussten nach jeder Anamnese gewechselt werden, da diese Arbeitssituation für sie viel strapaziöser war als die gewohnte Arbeit. Bei ihnen blieb vieles von dem Gespräch zwischen den Zeilen hängen, was im Anschluss an eine Anamnese besprochen werden musste. So erhielten wir gefilterte Informationen aus zweiter Hand, aus unseren DolmetscherInnen wurden mit der Zeit scharfe Beobachter, die in der Lage waren, unübersetzbare Informationen zu benennen.

Für die TherapeutInnen hatte diese Situation den Vorteil, dass mehr Zeit zur Beobachtung zur Verfügung stand, während PatientInnen von ihrer Geschichte sprachen.

Wir bemühten uns, dafür zu sorgen, dass die Dolmetscher nach Geschlecht und Religion jeweils zu den unterschiedlichen Patienten passten. Ethnische (oder kulturelle) Konflikte, die in der Behandlungssituation keinen Platz haben sollten, wurden so weitgehend vermieden.

Im Großen und Ganzen gelang uns schließlich trotz Anwesenheit von Dolmetscher und AssistentIn, eine vertrauliche Behandlungsatmosphäre herzustellen, und die PatientInnen waren durchaus in der Lage, auch prekäre Themen zu besprechen.

Durch ihre Begegnung mit wechselnden HomöopathInnen wurde der Kontakt nicht so dicht, wie wir es in der heimischen Praxis oft erleben. Das bedeutete auch, dass die psychologische Betreuung, die ja oft neben der homöopathischen Behandlung stattfindet, in unserem Fall weitgehend entfiel. Es gab einige PatientInnen, die auch diese Betreuung wünschten. Die meisten von ihnen fanden einen besonderen Kontakt zu zweien oder dreien von uns und richteten sich dann auf deren Aufenthaltszeiten in Mostar ein. So konnte, zwar in eingeschränktem Umfang, auch diesem Bedürfnis Rechnung getragen werden.

Elisabeth von Wedel

7. Projektkritik und Blick in die Zukunft

Um im Nachhinein den Sinn unserer Arbeit zu beurteilen ist es sinnvoll, verschiedene Bereiche zu unterscheiden: einerseits Organisation und Aufbau, andererseits inhaltliche Arbeit.

Schon zum Zeitpunkt der Konzeption dieses Projektes erschien es notwendig, unsere Arbeitsschritte immer wieder einer kritischen Verlaufskontrolle zu unterziehen, um gegebenenfalls unser Vorgehen zu verbessern. So war das Konzept von Anfang an dynamisch und wurde den lokal auftretenden Schwierigkeiten angepasst.

Eines der großen Probleme im Laufe unserer Tätigkeit ergab sich zunächst aus der Tatsache, dass wir uns auf dem Gebiet der humanitären Arbeit als Laien bewegten. Es lagen keine Erfahrungen mit der Finanzierung solcher Projekte vor. Alles musste zum Teil mühevoll erfahren oder erarbeitet werden. Es fehlte an dieser Stelle professionelle Unterstützung, die mit dem notwendigen Know-how uns einiges an Nervenabrieb erspart hätte. Fast alle der an dem Projekt beteiligten Menschen hatten viel Erfahrung auf dem Gebiet der Homöopathie, welche sie gerne zur Verfügung stellten. Jedoch zeigte sich alsbald, dass zur Erhaltung des Projektes sehr viel Einsatz auch auf für uns zunächst fremdem Terrain nötig war.

Ideen und Kreativität auf dem Gebiet des Fund-raising waren gefragt. Finanzrechtliche und vereinsrechtliche Probleme mussten bewältigt und Versicherungsfragen geklärt werden. Wir mussten uns um Öffentlichkeitsarbeit kümmern und Spender und Spenderinnen informieren und betreuen. All das als Beiwerk sozusagen zu unserer eigentlichen Arbeit am Ort in Mostar führte phasenweise zu Überforderung und Überbelastung der TherapeutInnen.

In diesen vier Jahren haben wir große Schwankungen erlebt: Monate, in denen nicht klar war, ob wir die Praxis in Bosnien noch weitere Wochen finanziell halten können oder nicht. Die Verantwortung für die Mitarbeiter in Mostar und deren Familien ebenso wie für den sinnvollen Einsatz der Spendengelder wog oft sehr schwer.

Im Rückblick lässt sich dazu sagen, dass diese Probleme von der Gruppe wie auch von vielen uns nahe stehenden Personen sehr gut gemeistert wurden. Durch unermüdlichen persönlichen Einsatz haben wir auf dem Gebiet der Organisation viele wertvolle Erfahrungen gesammelt, die in Zukunft anderen Projekten zugute kommen werden. Das Projekt hat sich entgegen vielen anfänglichen Bedenken und Einwänden finanziell hervorragend getragen. Es wurde eine stabile, tragfähige Grundlage in Form des Vereins „Homöopathen ohne Grenzen e.V." geschaffen, der als notwendige Plattform für solche Projekte zur Verfügung steht.

Die Delegierung bestimmter Arbeitsschritte an Profis hätte uns jedoch einige Umwege erspart und wir hätten unsere Kräfte noch sinnvoller und stressfreier vor Ort einsetzen können.

Inhaltlich bietet das Projekt sicherlich einige Punkte, die kritisch betrachtet werden können.

Drei Jahre haben wir in dem schon beschriebenen Rotationssystem in Mostar behandelt. Wir mussten die von Kolleginnen oder Kollegen begonnenen Behandlungen fortführen, die PatientInnen mussten sich oft auf unbekannte Gesichter einstellen. Eine Tatsache, die von vielen HomöopathInnen argwöhnisch angesehen wurde.

Wir alle empfanden es sehr erschwerend, mit mehreren KollegInnen Patienten zu behandeln.

Es gab viele Fälle, in denen nicht ausreichend abgewartet wurde, bevor das Mittel gewechselt oder wiederholt wurde. Es dauerte lange, bis wir erkannten, wie wichtig es ist, ausreichend Zeit einzukalkulieren, um die vorangegangene Anamnese zu studieren, bevor wir den Patienten sahen. Häufig genug sahen sich die PatientInnen gezwungen dieselben Details ihrer Geschichte mehrfach zu erzählen. Oft war es schier unmöglich, die Wirkung der zuvor verordneten Arzneien zu beurteilen. Veränderung findet sich so manches Mal zunächst nur im Gesichtsausdruck, in der äußerlichen Verfassung oder in der Sprache der PatientInnen wieder, bevor sie subjektiv empfunden wird. Hierbei war uns die Beobachtungsgabe der Dolmetscher eine große Hilfe. Es gab Fallverläufe, deren Studium bei uns Klassischen HomöopathInnen ein entsetztes Stirnrunzeln verursachte, angesichts der vielen verschiedenen Mittel, die verabreicht wurden. Und dennoch kam es bei vielen über die Zeit zu gutem Erfolg. Und es gab Patienten, für die sich nicht das Simillimum finden ließ, es gab verhunzte Fälle, wo es trotz vieler Versuche zu keinem positiven Ergebnis kam. Aber wenn wir ehrlich sind, sind wir in jeder homöopathischen Praxis mit diesen Problemen konfrontiert.

Aufgrund der örtlichen Gegebenheiten ist eine Gesamtbeurteilung sehr schwierig (es gab viele Flüchtlinge, die ihren Wohnsitz zwischendurch wechseln mussten, Patienten, die nach erfolgreicher Verschreibung nicht mehr auftauchten etc.). Trotz widriger Umstände schätze ich den Erfolg der Arbeit dort ähnlich dem einer üblichen Praxis hierzulande ein. Um diesen Behandlungsstandard zu erreichen war eine große Bereitschaft zur Zusammenarbeit und zu gegenseitiger Akzeptanz innerhalb der Therapeutengruppe notwendig. Ohne die Treffen, die immer auch fachlichen Diskussionen dienten, woraus sich schließlich ein persönlicher Kontakt unter den TherapeutInnen entwickelte, wäre die Arbeit längst nicht so erfolgreich geworden. Besonders schwere Fälle unter den PatientInnen wurden unter der Leitung eines Kollegen behandelt, der stets fernmündlich konsultiert werden musste, bevor eine Arznei gewechselt wurde.

Eine Praxis auf diese Art und Weise zu führen bietet sicherlich keine optimalen Behandlungsbedingungen, zumal sich eine Beziehung zwischen TherapeutIn und PatientIn, wie wir sie hierzulande gewohnt sind, so kaum aufbauen lässt.

Für therapeutische Einsätze wie in Mostar wäre es empfehlenswerter, einen oder zwei erfahrene KollegInnen zu finden, die bereit wären für die Dauer von einem oder zwei Jahren in das gewählte Gebiet zu gehen. Das Geld, das in diesem Fall für die hohen Reisekosten verbraucht wurde, hätte als Gehalt für den Arbeitseinsatz ausgezahlt werden können.

Ein wichtiger Punkt, der bei der Gestaltung eines derartigen Projektes beleuchtet werden muss, ist die Frage der Verantwortung. Wer steht ein für therapeutische Missgeschicke, die nie vollständig ausschließbar sind trotz aller Sorgfalt? Hier war uns das Schicksal wohlgesonnen, es gab glücklicherweise in den vier Jahren keinen Anlass, der uns dazu zwang, uns mit dem Thema ernsthaft zu befassen. Das führt unweigerlich zu der Frage nach der Auswahl der eingesetzten Therapeuten. Unsere „Einstellungskriterien“ waren zunächst die fünf Jahre Praxiserfahrung, eine gewisse Flexibilität sowie Selbstsicherheit im Auftreten. Besonders das Kriterium von fünf Jahren Praxiserfahrung wurde häufig unter den KollegInnen diskutiert. Sagen fünf Jahre Erfahrung etwas über die Güte einer homöopathischen Arbeit aus? Wieviele unserer homöopathisch arbeitenden KollegInnen sitzen vier Jahre in einer schlecht frequentierten Praxis und sammeln dabei wenig Erfahrung? Wie lassen sich Qualität und verantwortungsbewusstes Handeln messen oder erfragen?

Als Projektleiterin lag es damals in meinem Ermessen, anhand ausführlicher Telefongespräche mit interessierten KollegInnen über eine Eignung zu entscheiden. Mangels Erfahrung auf diesem Gebiet wurden die Entscheidungen „aus dem Bauch heraus“ gefällt, und manches Mal habe ich mir die Frage dabei gestellt, mit welcher Berechtigung ich über andere entscheide. Zu dem damaligen Zeitpunkt habe ich mich als Leiterin zwar voll in der Verantwortung gefühlt, war aber nicht in der Lage abzuschätzen, was ein solcher Einsatz für jeden Einzelnen bedeuten könnte.

Die Erfahrung stellte sich dann erst im Laufe der Zeit ein, nämlich zu erkennen, was es heißt, in einem Krisengebiet zu arbeiten, und für mich als Projektleiterin, was es hieß, fremde Menschen Gefahrensituationen auszusetzen, die zu dem Zeitpunkt nicht einschätzbar waren. Je nach Persönlichkeit gingen die TherapeutInnen naturgemäß recht unterschiedlich mit ihren Erlebnissen um. Ob es sich um die Begegnung mit fremder Kultur, um die zum Teil schwierigen klimatischen Bedingungen, die spartanischen Aufenthalts- und Arbeitsräume handelte, um die Konfrontation mit geballtem Leid oder um die eigene Unsicherheit angesichts anhaltender politischer Unruhen, der Nachwehen des Krieges – all das löste bei manchen von uns ungeahnte Beklemmungs- und Angstzustände aus. Im Urlaub mag es attraktiv und entspannend sein, sich dem Eindruck anderer Kulturen und Lebensgewohnheiten auszusetzen, in fremden Situationen voller Konzentrations- und Leistungsdruck stellt es eine große Herausforderung dar.

Für das, was bei einigen von uns durch diese Erlebnisse ausgelöst wurde, gab es keine Unterstützung, kein Auffangbecken sozusagen. Im Rahmen unserer Zusammenkünfte versuchten wir dem Austausch über Erlebtes Platz zu lassen, der häufig aufgrund vieler drängender Themen und der Kürze der Zeit nur unzureichend möglich war. Erst gegen Ende unserer Arbeit tauchte die Frage auf, wo unsere Eindrücke bleiben und wie wir all die grausamen Geschichten, die wir zu hören bekamen, verarbeiten. Phasenweise wäre hier eine professionelle Begleitung für uns sehr hilfreich gewesen, wofür es uns aber zu dem Zeitpunkt an Zeit, Geld und Bewusstsein mangelte.

Im Nachhinein erscheint mir die Organisation des Projektes auf manchen Ebenen handgestrickt ohne Bewusstsein für all die Risiken, die eine Arbeit wie diese mit sich bringen kann. Wie ein Kind, das sich, ungestört von besorgten Erwachsenen, ohne Gefahrenbewusstsein die steile Treppe erobert, hat sich das Projekt seinen Weg gebahnt, erfolgreich und ohne größere Zwischenfälle.

Dennoch ist es für die Zukunft wichtig, die Verantwortlichkeiten eindeutig zu klären. Träger von letztendlicher Verantwortung kann keine einzelne Person sein, sondern nur eine Organisation. Die Auswahl von MitarbeiterInnen sollte in Zukunft durch ein Team von KollegInnen geschehen mit konkreter definierten Kriterien. Eventuell sollten je nach Einsatzgebiet eine psychologische Betreuung, Supervision und vor Einsatz Fachfortbildungen für die HomöopathInnen angeboten werden.

Zu erwähnen wäre dann der humanitäre Aspekt, der das Projekt in der ersten Hälfte stark geprägt hat und bis zu seinem Ende von großer Bedeutung war. Viele Menschen erfuhren homöopathische Unterstützung, manche kontinuierlich, manche nur kurzzeitig. Viele Schicksale konnten gemildert werden, einige erlebten große Erleichterung von ihren Beschwerden, für manche öffneten sich neue Horizonte. Viele dankbare und glückliche Gesichter begleiteten unseren Einsatz. Wie schön und erhebend war und ist das Gefühl, aus der eigenen saturierten Situation voller Überfluss heraus anderen Menschen in Notsituationen Hilfe zu leisten! Und dennoch müssen wir uns die Frage nach dem Sinn einer solchen Arbeit stellen. Wir hätten noch Jahre weiterarbeiten können und es bleibt stets nur der berühmte Tropfen auf den heißen Stein. Wird diese Arbeit eingestellt, ist der Effekt sofort verpufft, es bleibt nichts bestehen, es pflanzt sich nichts fort. Dieses Phänomen ist uns durchaus aus der Erfahrung mit der Entwicklungshilfe der letzten Jahrzehnte bekannt. Allzu leicht ist es, sich den Mantel der guten Tat überzuwerfen, ohne kritisch zu betrachten, wozu denn diese gute Tat dann schließlich führt. Wieviele Gegenden in Afrika kennen wir, die nach Beendigung eines Entwicklungshilfeprojektes der Armut alter Zeiten wieder anheim fielen, weil die eingeführten Veränderungen nicht dem Lebensstil oder dem Rhythmus der ortsansässigen Menschen entsprachen! Die niederländischen Milchkühe, auf industrielle Hochleistung gezüchtet, die an bosnische Bergbauern verschenkt wurden um die Landwirtschaft wieder anzukurbeln, ohne das gewohnte Antibiotikum im Futter, entwickelten hauptsächlich heftige Euterentzündungen, die es den Bauern unmöglich machten, die Kühe wirklich zu nutzen.

Speziell auf dem Gebiet des ehemaligen Jugoslawien hatte sich nach dem Krieg eine hohe Anzahl humanitärer Organisationen niedergelassen, um in verschiedensten Bereichen hilfreich tätig zu sein. Die Vielzahl der mildtätigen Gaben führte bei vielen Menschen im Laufe der Zeit sowohl zu dem Gefühl von Abhängigkeit als auch zu Passivität. Häufig war der Satz zu hören: „Wir haben ein Anrecht auf die Hilfe von Europa, schließlich sind wir die Opfer des Krieges.“ Damit wurde jegliches Fehlen von Eigeninitiative erklärt.

So hatten auch wir, nachdem wir den humanitären Anteil unserer Arbeit zurückgeschraubt hatten, zunächst den Eindruck, unsere Mühe sei umsonst gewesen.

Die Patienten, die nun ein geringes Entgelt für die Behandlung durch die fertig ausgebildeten bosnischen Homöopathen zahlen sollten, blieben zunächst fern oder misstrauisch. Sie koppelten die „gute Medizin“ in ihrem Verständnis an die Deutschen, die nun wie alle Hilfsorganisationen das Land wieder verlassen würden. Es dauerte einige Monate, bis sich dieses Verständnis änderte und Vertrauen zu den bosnischen Homöopathen gefasst wurde. Ohne diesen Prozess (der zu dem jetzigen Zeitpunkt noch nicht endgültig bewertbar ist) wäre höchstens der Schatten einer Ahnung von Homöopathie in Bosnien-Herzegowina zurückgeblieben.

Für die sorgfältige Betreuung unserer PatientInnen in Mostar im Laufe der Jahre war ein erheblicher personeller und finanzieller Aufwand nötig. Für Projekte wie dieses, die mit einem vergleichsweise geringen Spendenvolumen arbeiten, sollte die Frage des Kosten-Nutzen-Verhältnisses, so nüchtern sie klingen mag, erlaubt sein. Kann man überhaupt von dem Nutzen eines humanitären Einsatzes sprechen? Oder steht humanitäre Hilfe einfach so für sich? Wir haben dieses Problem häufig kontrovers diskutiert und sind zu keiner einheitlichen Meinung gekommen.

Es ist die Frage: Was ist nun und was wird bleiben in Bosnien nach vier Jahren Projektarbeit?

Durch den Ausbildungsgang von Peter Chapel (London College of Homeopathy) in Sarajevo, HoG in Mostar, die Behandlung vieler Menschen in Bosnien und eine starke Öffentlichkeitsarbeit hat sich in diesem Land in relativ kurzer Zeit eine breite Schicht von Interessenten gebildet.

Das Interesse der Öffentlichkeit ist für die derzeit und künftig anstehende politische Arbeit zur Etablierung der Homöopathie im offiziellen medizinischen System unerlässlich. Um auch weiterhin für ihre nachhaltige Verbreitung zu sorgen ist die gründliche Ausbildung von HomöopathInnen im Lande das wirksamste Handwerkszeug.

Nach vier Jahren Projektarbeit in Bosnien finden wir ca. 40 ausgebildete Laien und Ärzte (ausgebildet von HoG und Peter Chapel), die die Homöopathie in unterschiedlichem Umfang anwenden. Manche, die nur im Kreise ihrer Familie und Freunde behandeln, manche, die die Homöopathie im Rahmen ihrer Praxis anwenden. Um künftig die Homöopathie in Bosnien zu ihrer vollen Blüte zu treiben wird noch viel Arbeit nötig sein. Wir haben ein großes Interesse daran, auch in den nächsten Jahren für eine gute Ausbildung zu sorgen. Damit unterstützen wir die Arbeit der Gesellschaft für Klassische Homöopathie in Bosnien, einer Gruppe engagierter Menschen, die sich die Etablierung dieser Heilkunde in ihrem Land auf die Fahnen geschrieben haben.

Es wird die Aufgabe der genannten Gesellschaft sein, in Zukunft die Wege für die Homöopathie zu ebnen, sowohl in politischer als auch in ganz praktischer Hinsicht. Je größer die Anzahl gut ausgebildeter HomöopathInnen, desto größer ist die Chance für die Homöopathie, in Zukunft einen festen Platz in der Gesellschaft zu finden.

7.1. Blick in die Zukunft

Was unsere Arbeit in Bosnien-Herzegowina betrifft, wird es in den nächsten Jahren unsere Aufgabe sein, den eingebrachten Samen der Homöopathie zu bewässern durch Organisation von Unterricht und Fortbildung, in der Hoffnung, der dort herrschenden Passivität und zunehmenden Depression angesicht anhaltender wirtschaftlicher Not und Perspektivlosigkeit ein Stückchen Sinnhaftigkeit entgegenzusetzen.

Im Zuge der Projektarbeit hat sich in Deutschland der Verein „Homöopathen ohne Grenzen e.V." gegründet und etabliert. Hier finden sich klassisch homöopathisch arbeitende Ärzte, Ärztinnen und HeilpraktikerInnen zusammen, mit dem Ziel, sich für die Verbreitung der Homöopathie in der Welt einzusetzen. Vereine mit diesem Namen und Ziel existieren bereits u.a. in Frankreich, Spanien und Holland. Hier wurde ein spezielles Unterrichtssystem entwickelt, welches einen schnellen und effizienten Einstieg in die Homöopathie vermittelt. Die Adepten der Homöopathie werden rasch selbst in die Lage versetzt, ihrerseits das Wissen weiterzuvermitteln. Dieses System wird zur Zeit weiter bearbeitet und modifiziert, so dass es an den verschiedenen Einsatzorten sinnvoll angewendet werden kann.

Die im Zuge unseres Projektes in Bosnien gesammelten Erfahrungen fließen in die Gestaltung des Vereins mit ein, werden dort verarbeitet und dienen so der Optimierung künftiger Arbeitseinsätze.

Seit 1998 schon trägt der Verein ein Projekt in Togo, hier erhalten Ärzte vierteljährlich theoretisches sowie praktisches Training in Klassischer Homöopathie.

In Mazedonien erhält eine Gruppe von ca. 50 SchülerInnen regelmäßigen Unterricht in Homöopathie. Ein weiteres Projekt betreibt der Verein seit 2000 in Honduras, in dem zahlreiche Ärzte, Ärztinnen und andere MitarbeiterInnen von Waisenhäusern in die Homöopathie eingeführt werden.

Weitere Projekte befinden sich bereits im Stadium der Konzeption.

Unser Ziel für die Zukunft neben der Projektbetreuung ist es, die Anfänge eines internationalen Netzwerkes zu stabilisieren, um besser länderübergreifend kommunizieren und Projektarbeit leisten zu können.

Immer zahlreicher werden die KollegInnen, die bereit sind sich für die Verbreitung der Homöopathie zu engagieren und ihr Wissen zur Verfügung zu stellen.

Es ist ein großes Geschenk nach vielen Jahren teilweise mühevoller Arbeit in kleinem Rahmen, nun beobachten zu dürfen, wie Erfahrungen sinnvoll genutzt werden, wie Ideen, wenn sie nur ausreichend fokussiert werden, sich in Realität verwandeln und durch den Sand im Getriebe ein feiner Schliff entsteht.

Wir sind überzeugt davon, dass die Arbeit an Umfang und Wichtigkeit in Zukunft noch zunehmen wird. Angesichts der steigenden Not in vielen Erdteilen ist der verstärkte Einsatz dieser umfassenden und kostengünstigen Heilmethode ein sinnvoller Beitrag zur Erhaltung des Weltfriedens und der globalen Gesundheit.

Wir wünschen dem Verein und seinen MitarbeiterInnen für die kommenden Zeiten eine konstruktive, harmonische Zusammenarbeit und viel Erfolg für alle folgenden Projekte.

Elisabeth von Wedel

8. Die Geschichte Mostars und des Staates Bosnien-Herzegowina (BiH)

8.1. Das „Pulverfass Balkan"

Erinnert man sich an die zahlreichen Kriege und Kleinkriege im ehemaligen Jugoslawien seit 1991, so sind es vor allem die Bilder von Leid und Zerstörung, die im Gedächtnis bleiben, aber es stellt sich auch immer wieder die Frage: „Wie konnte es dazu kommen?" Leider viel zu schnell wird hier das Vorurteil von der „kriegerischen Balkanmentalität" hervorgeholt, weil durch die Medien oftmals wenig an Hintergrundinformation geliefert wurde, weshalb denn die Konflikte der verschiedenen Ethnien in dieser fürchterlichen Weise eskalieren konnten.

Endgültig zu klären wird diese Frage sicherlich nie sein. Auch die Historiker sind darüber geteilter Meinung, und dieses Kapitel wird sicherlich nicht im Entferntesten in der Lage sein, eine solche Grundsatzfrage zu beantworten. Einige Mitglieder unseres Teams, durchweg in friedvollen Zeiten aufgewachsen, hatten den Wunsch, die unheilvolle Dynamik eines Krieges verstehen zu lernen. Dafür schien das Engagement in dieser Region eine Möglichkeit zu bieten, gelungen ist es jedoch niemandem. So bleibt nur, anhand eines geschichtlichen Überblickes zu zeigen, in welchem politischen, kulturellen und religiösen Spannungsfeld dieses „komplizierteste Land Europas" (so der slowenische Literat Josip Vidmar bereits 1943) schon seit Jahrhunderten steht.

Bosnien-Herzegowina, das „ewige Land immer währender Kriege und Blutvergießens", wie es in einem Volkslied genannt wird, war schon lange der Fokus, in dem Großmachtinteressen aufeinanderstießen. Es handelte sich dabei im ausgehenden Altertum um solche aus dem byzantinischen und dem römischen Machtbereich. Seit dem Mittelalter kamen osmanisch-muslimische, slawisch-orthodoxe und habsburgisch-katholische Einflüsse hinzu. Eine solch wechselvolle und ständig fremdbestimmte Geschichte als Pufferzone rivalisierender Machtblöcke, wobei die Bevölkerung ständig vom jeweiligen Machthaber ausgebeutet, drangsaliert und als Grenztruppe missbraucht wird, schafft natürlich den Wunsch nach Unabhängigkeit und nationaler Identität. Doch was passiert, wenn in einem einzigen Lande drei grundverschiedene solcher Identitäten aufeinanderprallen, die gleichzeitig durch ihre Geschichte untrennbar verknüpft und vermischt sind? Abhängig von der Weisheit dessen, der die politische Macht in Händen hält, eine sehr fruchtbare kulturelle Mischung, auch solche Zeiten hat dieses Land erlebt, oder eine explosive Mixtur aus blindem Nationalismus und Ressentiments aus unbeglichenen Rechnungen, die vom Mittelalter bis in die Gegenwart reichen.

Dieses war, in sehr simplifizierter Form, die verbreitete Theorie vom „Pulverfass Balkan", mit der sich die jüngsten Ereignisse in Bosnien-Herzegowina logisch, aber zu vereinfacht, erklären ließen. Exemplarisch wäre möglich, wie in einem Mikrokosmos, die Ereignisse in Mostar anzuführen, doch stellt sich die Wahrheit sehr viel komplexer dar. Diese aufzuzeigen würde den Rahmen unseres Buches natürlich sprengen, daher sei dem interessierten Leser z.B. die Lektüre des Buches „Der Jugoslawienkrieg: Handbuch zu Vorgeschichte, Verlauf und Konsequenzen", herausgegeben von Dunja Melcic, Westdeutscher Verlag 1999, empfohlen.

Doch werfen wir einen Blick auf die Geschichte dieses Landes und wichtige Ereignisse seit dem Mittelalter.

8.2. Bosnien und Herzegowina im Mittelalter, die bosnische Kirche

Im 7. Jahrhundert nach Christus kamen slawische Stämme in das Gebiet zwischen den Flüssen Sava und Drina, welches zum ersten Male 948 als Bosnien urkundlich erwähnt wird. Sie vermischten sich mit der illyro-romanischen Bevölkerung. Im 10. Jahrhundert kam es erstmals zur Bildung eines „Bosnien" zwischen Ungarn und Byzanz sowie den serbischen und kroatischen Souveränitäten. Unter Ban (= Landesherr) Kulin (1180 – 1204) territoriale Konsolidierung. Im 14. und 15. Jahrhundert unter den Banschaften von Stjepan II. Kotromanic und seinem Nachfolger Tvrtko I. erlebte das mittelalterliche Bosnien eine friedliche kulturelle Blütezeit. Mit der Ankunft sächsischer Knappen wird der Bergbau und als Folge der Handel intensiviert. Neben der bosnischen Kirche, die trotz Kreuzzugsdrohungen aus Rom zunächst ihre Souveränität behielt, etablierten sich seit 1340 katholische Franziskanerklöster, die Orthodoxie und das Bogumilentum, eine auf die Manichäer zurückgehende Sekte, die oft irrtümlich mit der bosnischen Kirche gleichgesetzt wird. Während sich letztere lediglich kirchenpolitisch von

Rom distanzierte, vertraten die Bogumili (= Gottesfreunde) ähnliche religiöse Anschauungen wie die aus Frankreich bekannten Katharer: vor allem die Dualität der Welt als Gut und Böse, wobei das Böse sich in allem materiellen Besitz und aller weltlichen Macht verkörpert, was eine grundsätzliche Ablehnung des Katholizismus mit sich brachte. Die tatsächliche Bedeutung des Bogumilentums im mittelalterlichen Geistesleben Bosniens ist umstritten und gab Anlass zur Legendenbildung. Was von dieser sagenhaften, von ihren religiösen Gegnern als „bosnische Pest" diffamierten Ketzerbewegung übrig blieb, sind die etwa 60.000 Stecci oder Mramorovi (= Marmorsteine), bis dreißig Tonnen schwere, mit rätselhaften Reliefs bedeckte Grabmonolithe, die typischsten und einzigartigen Monumente des mittelalterlichen Bosnien.

Das bosnische Bogumilentum und die bosnische Kirche werden seit etwa 150 Jahren sowohl von der kroatischen als auch von der serbischen Nationalbewegung vereinnahmt, indem sie sie der katholischen bzw. der orthodoxen Kirche zurechnen und damit ihre jeweiligen Gebietsansprüche auf Bosnien-Herzegowina begründen. Die bosnisch-muslimische Geschichtsschreibung dagegen spricht davon, dass das „bosnische Bogumilenvolk" freiwillig geschlossen zum Islam konvertiert sei, um dem Druck der Katholiken und Orthodoxen zu trotzen. Im Sozialismus der Tito-Zeit hingegen wurde das Bogumilentum als modellhaft für den stolzen, häretischen Sozialismus des blockfreien Jugoslawien zelebriert, der sich nicht dem Druck des stalinistischen Moskau beugte.

Dieses kleine Beispiel mag illustrieren, in welchem Maße strittige historische Begebenheiten, die fünfhundert Jahre zurückliegen, von nationalistischer Propaganda jeglicher Seite instrumentalisiert wurden.

8.3. Die Zeit der osmanischen Herrschaft

Nach dem Ende der Herrschaft des Königs Tvrtko I. begann die allmähliche Ausbreitung des Islam und das Vordringen der Türken, was durch Auseinandersetzungen der Territorialherrscher in der Nachfolge des Königs begünstigt wurde. Nach jahrelangen kleinen Scharmützeln begann 1463 die Invasion unter Sultan Mehmed II., der als „Mehmed der Eroberer" in die Geschichte einging.

Eine Siedlung in der Herzegowina mit zwei Türmen und einer hölzernen Hängebrücke, deren Bewohner sich Mostari (= Wächter der Brücke) nennen, fällt 1468 in türkische Hand. Seit 1469 trägt sie den Namen Mostar. In diese Zeit, das genaue Entstehungsdatum ist nicht bekannt, fällt auch die Gründung des berühmten Derwischklosters in Blagaj an der Quelle der Buna, wenige Kilometer von Mostar entfernt, welches bis heute ein einzigartiges Kulturdenkmal darstellt und sogar vom Bürgerkrieg verschont blieb, obgleich sowohl Mostar als auch Blagaj größtenteils zerstört wurden.

Mit der Ausbreitung des Osmanischen Reiches nach Norden endete die kurze, aber glanzvolle Zeit des freien Königreiches Bosnien. Sie hatte nur etwa 70 Jahre gedauert, sollte aber bis zum 1. März 1992 die einzige Epoche Bosnien-Herzegowinas ohne Fremdherrschaft bleiben.

Die Eroberungsstrategie der Türken erwies sich als klug und effektiv. Zwar definierte der letzte bosnische König Stjepan Tomasevic Bosnien hoffnungsvoll als letztes Bollwerk des Abendlandes, aber sowohl die Uneinigkeit seiner Feudalherren als auch die ausbleibende Hilfe des Westens bereiteten den Türken ein leichtes Spiel. Er wurde im Jahre 1463 von diesen hingerichtet. Dennoch sollte es bis 1592, als die Stadt Bihac fiel, dauern, bis ganz Bosnien und die Herzegowina fest in das Osmanische Reich übergingen, eine 160 Jahre lange Zeit blutiger Eroberungsfeldzüge. Für unseren heutigen Zeitbegriff erscheint es unvorstellbar, dass beispielsweise allein die Stadt Jajce während 65 Jahren pausenlos umkämpft war.

Trotz dieser aggressiven Politik zeigen sich die neuen Machthaber als relativ milde: Sie gestatten Religionsfreiheit, die Orthodoxie und die Franziskanerklöster existieren weiter, und seit 1492 erweitert sich infolge des Massenexodus spanischer Juden das bosnische Kulturkonglomerat um die jüdisch-sephardische Kultur.

Während der vier Jahrhunderte Türkenherrschaft erlebt Mostar seine Blütezeit als politisches, kulturelles und religiöses Zentrum der Herzegowina. Im Jahre 1558 wird Kriva cuprija, die „krumme Brücke“ über die Radobolja, errichtet und nach deren Vorbild 1566 die weltberühmte Stari Most, deren kühner Steinbogen, von Dichtern mit einem Regenbogen verglichen, bis zu ihrer Zerstörung 1993 die Neretva überspannte. Als geschichtliche Anekdote sei vermerkt, dass ihr Baumeister Hajrudin ihre Fertigstellung nicht miterlebte, weil er sich nach dem fehlgeschlagenen ersten Versuch (die Brücke war eingestürzt) dem Zorn des Sultans durch Flucht entzog. Die Würdenträger der Religionen ließen sich in Mostar nieder, seit 1592 residierte dort der islamische Mufti, seit 1767 der orthodoxe Metropolit und seit Mitte des 18. Jahrhunderts war die Stadt Sitz des katholischen Bischofs.

Doch auch nach der Eingliederung ins Osmanische Reich mit einer gewissen inneren Stabilität und kultureller Blüte bleibt Frieden für die damalige Grenzprovinz gen Westen ein Fremdwort. In den ständigen Grenzkonflikten der Türken mit Venezien und Österreich-Ungarn wird die Bevölkerung als Grenztruppe zwangsverpflichtet, an allen Fronten werden Bosnier als Kanonenfutter verheizt.

8.4. Das Ende der Türkenherrschaft

Mit dem langsamen Nachlassen der Kräfte des Osmanischen Reiches wächst die Unzufriedenheit seiner bosnischen Lehnsherren, die als Spahijen und Janitscharen die Speerspitze türkischer Invasionsarmeen bildeten. Immer mehr von ihnen verweigern dem Sultan die Gefolgschaft, immer stärker wird die Ausbeutung der Landbevölkerung, lokale Aufstände verwüsten das Land, Chaos und Anarchie brechen aus. Durch die ständigen Kriege und Racheaktionen an den bosnischen Grenzen kommt es zu zahllosen Fluchtbewegungen der Bevölkerungsgruppen, wobei auch die Spannungen zwischen den verschiedenen religiösen Gruppierungen zunehmen.

1683 erleben die Türken eine katastrophale Niederlage vor Wien. Der „Retter des Abendlandes", Prinz Eugen von Savoyen, der Geschichte als „der edle Ritter" bekannt, verfolgt die türkische Armee bis nach Bosnien hinein, ein Feldzug, der bis 1699 dauern wird. Auch er und seine Armee verhalten sich in Bosnien alles andere als edelmütig, das Land wird gebrandschatzt, Sarajevo zerstört. Der Einmarsch des Savoyarden löst eine Massenflucht der islamischen Bevölkerung aus, sein Rückzug den Exodus der Katholiken, vor allem der Franziskanermönche, die seit dem Mittelalter den katholischen Teil der bosnischen Kultur repräsentierten und nun, obwohl von den türkischen Machthabern bislang geduldet, sogar protegiert, deren Rache fürchten müssen.

Auf diese Art und Weise, durch solche sich ständig wiederholenden Fluchtbewegungen einzelner Glaubens- und Volksgruppen und deren Furcht vor gegenseitigen Racheakten wachsen zwangsläufig die Spannungen zwischen ihnen, was von den europäischen Großmächten Russland und Österreich-Ungarn noch geschickt forciert wurde. Diese erhofften sich natürlich von einer Schwächung des türkischen Machtbereiches ein Machtvakuum auf dem Balkan, um dort endlich die eigenen imperialistischen Interessen durchsetzen zu können, was allerdings, wie seinerzeit die Eroberung durch die Türkei, fast zweihundert Jahre dauern sollte. Es folgten weitere zwei Jahrhunderte kulturelle Stagnation, Flucht und Kriege, Verarmung der Bevölkerung, wachsendes Misstrauen zwischen vormals guten Nachbarn – Bosnien als ausgeblutetes Grenzland eines sterbenden Reiches. Eine fürwahr finstere Zeit, in der die so genannte „Balkanisierung“, welche bis in die heutige Zeit nachwirkt, wesentliche Wurzeln hat.

Die türkischen Machthaber jedoch gaben sich nicht so schnell geschlagen, Perioden gut gemeinter, aber halbherzig durchgeführter Reformen wechselten mit Zeiten gnadenlosen Terrors ab, unter denen alle drei Bevölkerungsgruppen gleichermaßen zu leiden hatten, was zu zahllosen Aufständen führte, die anfangs noch blutig unterdrückt wurden.

Der Massenaufstand von 1875-78 in allen noch türkisch besetzten Gebieten bedeutete de facto das Ende der osmanischen Herrschaft, der Sieg Russlands gegen die Türken 1878 schien den Weg zu bahnen zu einer serbischen Vorherrschaft auf dem Balkan, doch wurde auf dem Berliner Kongress im selben Jahr Österreich-Ungarn die Okkupation Bosnien-Herzegowinas im Rahmen einer „zivilisatorischen Mission“ gestattet.

8.5. Die österreichisch-ungarische Herrschaft und der 1. Weltkrieg

Es herrschten noch recht unklare Ideen von einem oder mehreren Nationalstaaten ohne Fremdherrschaft, allen voran die serbische Vorstellung von der Vereinigung aller Südslawen (Slowenen, Kroaten, Serben, Makedonier, Bosniaken, Montenegriner) zu einem Staat unter serbischer Dominanz. Diese Vorstellung wurde vom zaristischen Russland unterstützt.

Ähnlich wie die einstige Konsolidierung der osmanischen Herrschaft, brachte auch die österreichische Okkupation und schließliche Angliederung Bosniens an die Donaumonarchie (1908) dem leidgeprüften Land eine kurze Periode von Blüte und Frieden. Es entwickelten sich Ansätze zur Industrialisierung, einmal mehr entstanden wichtige Baudenkmäler wie das Hotel Neretva und das Gymnasium am Spanischen Platz in Mostar oder das berühmte Nationalmuseum in Sarajevo.

Es gelang jedoch auch den Österreichern nicht, die sozialen Fragen des Landes zu lösen und der Verarmung der Landbevölkerung entgegenzuwirken, noch der drängenden Unabhängigkeitsbestrebungen der so lange wechselnden Fremdherrschaften unterworfenen Völker Herr zu werden. Auf diesem Boden wuchs der serbische Nationalist Gavrilo Princip heran, Mitglied der Befreiungsorganisation Mlada Bosna (Jungbosnien), dessen Mordanschlag auf den österreichischen Thronfolger Franz Ferdinand und seine schwangere Gattin Sophie am 28. Juli 1914 in Sarajevo die Katastrophe des Ersten Weltkrieges ins Rollen brachte.

Die österreichischen Machthaber nutzten dieses Attentat als „glückliche moralische Position" für einen militärischen Angriff auf Serbien in der Hoffnung, dadurch ihre Ausgangsstellung auf dem Balkan weiter Richtung Osten, gegen Russland, verschieben zu können, mit den bekannten fatalen Folgen eines Weltkrieges. Ein weiteres Mal sind es die Menschen aus Bosnien (Serben, Kroaten, Bosniaken und Juden), die, diesmal unter der Flagge der Donaumonarchie, auf allen Schlachtfeldern Europas einen sinnlosen Tod sterben.

Noch vor Ende des Krieges kommt es in ehemaligen österreichisch-ungarischen Ländern zu spontanen Rebellionen der sogenannten „Grünen Kader", einer Gruppe von Deserteuren, die Industriebetriebe, Großgrundbesitze und Gendarmeriestationen überfallen.

Auf den Ruinen der Habsburger Monarchie, die im Herbst 1918 aufhört zu existieren, entstehen neue Staaten mit denselben alten sozialen Verhältnissen. Die ersten, die den neuen Verfassungsorganen zum Opfer fallen, sind die „Grünen Kader". Sie alle werden mit dem Tode bestraft, etwa fünfzigtausend an der Zahl.

8.6. Das Königreich der Südslawen

Bosnien-Herzegowina tritt mit dem Ende des Ersten Weltkrieges der neugegründeten Staatengemeinschaft des Königreichs der Serben, Kroaten und Slowenen (SHS) bei. Die Bevölkerung ist dezimiert, die ethnisch-religiösen Beziehungen aufs Schwerste belastet, die Menschen leben am Rande des Existenzminimums. Nur 7% der staatlichen Industriebetriebe befinden sich im Lande, das Analphabetentum liegt noch in den dreißiger Jahren bei etwa 70%.

Regiert wurde das Reich von König Alexander aus dem Geschlecht der Karadjordje, der das Land streng zentralistisch unter serbischer Vormacht beherrschte. Der ohnehin schwachen Position Bosnien-Herzegowinas wurde keinerlei Rechnung getragen, es existierte faktisch nicht mehr. 1929 erfolgte die Umbenennung des SHS-Staats in Jugoslawien (Königreich der Südslawen).

König Alexander fiel 1934 in Marseille einem Attentat zum Opfer, was die Position der Kroaten im Königreich stärkte und das Land mit Ausnahme Sloweniens in einen serbischen und einen kroatischen Machtbereich aufteilte, ohne Mitspracherecht Bosniens.

8.7. Der Zweite Weltkrieg

Zu Beginn des Zweiten Weltkrieges versuchte das Königreich zunächst neutral zu bleiben, trat aber 1941 mit der Unterzeichnung des Dreimächtepaktes auf die Seite Italiens und Deutschlands, was einen umgehenden serbischen Militärputsch zur Folge hatte. Dieser wiederum führte sofort zur Bombardierung Belgrads durch die deutsche Luftwaffe und zum Einmarsch deutscher und italienischer Truppen, die nach knapp zwei Wochen das ganze Land erobert hatten.

In Kroatien etablierten die neuen Machthaber einen faschistischen Vasallenstaat (NDH, Unabhängiger Staat Kroatien) unter Ante Pavelic, dem Führer der Ustaschas (d. h. der kroatischen Faschisten), der mit seinen Säuberungsaktionen gegen Serben, Juden und Roma seine Vorbilder Hitler und Mussolini an Grausamkeit zu übertrumpfen suchte. Tatsächlich haben sich sogar deutsche Militärs in Berlin über Pavelics „unnötig grausame Vorgehensweise" gegen die serbischen Bevölkerungsteile beschwert, nicht natürlich über sein Vorgehen gegen die Juden, deren Kultur auch in Bosnien, welches dem NDH einverleibt worden war, komplett ausgelöscht wurde. Von vierzehntausend bosnischen Juden fielen zwölftausend dem Holocaust zum Opfer.

Zwei weitere Kriegsparteien etablierten sich in den blutigen Wirren des Zweiten Weltkrieges: Zunächst die ultranationalistischen serbischen Tschetniks, glühende Verehrer des großserbischen Königtums, die mit ihrem Credo „Überall, wo serbische Gräber sind, ist serbisches Land" wahllos alle Nichtserben dahinmetzelten, deren sie habhaft werden konnten, was sie gleichwohl nicht davon abhielt, mit Ustascha und Deutschen zu koalieren, wenn es um aufständische serbische, muslimische oder kroatische Milizen ging. Auf der anderen Seite die Partisanenarmee des Marschalls Josip Broz Tito, die die Hauptlast der Befreiung von den Faschisten trug und von Ustaschas, Tschetniks, Deutschen und Italienern gleichermaßen erbittert bekämpft wurde. Tito gelang es, aus wenigen tausend Kämpfern bis zum Kriegsende eine schlagkräftige Armee von 800.000 Leuten aufzubauen, was ihm die Sympathien der damaligen freien Welt einbrachte (siehe z.B. den Film „Bitka na Neretvi“ [„Die Schlacht an der Neretva“], D-I-YU 1968, von Veljko Bulajic, einen Klassiker mit Yul Brynner und Hardy Krüger, der zwar ideologisch verbrämt, aber historisch richtig einen Teil des Befreiungskrieges zeigt).

Doch auch Titos Partisanen verfielen in die Barbarei: Die Reste der Ustaschas und Tschetniks sowie slowenische Landwehrsoldaten und andere Kollaborateure, mindestens 80.000 Soldaten, hatten sich zur österreichischen und italienischen Grenze zurückgezogen, um sich den Westalliierten zu ergeben, wurden von diesen jedoch der Partisanenarmee überstellt. Als der Krieg bereits beendet war, wurden mehrere Zehntausende von Kriegsgefangenen, die Zahl wird niemals genau zu klären sein, Opfer einer beispiellosen Racheorgie der siegreichen Partisanen.

Der Historiker Slavko Goldstein schreibt, dass sich an den jugoslawischen Kriegsschauplätzen des Zweiten Weltkrieges drei verschiedene Kriege zu einem einzigen überlagerten: der Selbstverteidigungskrieg gegen die Besatzer und das Ustascha-Regime, der interethnische Krieg mit jeweiligen nationalistischen Zielsetzungen, ethnischen Säuberungen und gegenseitigen Rachefeldzügen, der Bürgerkrieg um die Erhaltung oder Veränderung der Machtverhältnisse im Nachkriegsstaat.

Es ist unschwer zu erkennen, dass gerade die Ereignisse im Zweiten Weltkrieg bei den am schwersten betroffenen Bevölkerungsgruppen fast unüberwindliche Ressentiments hervorbrachten, auf der anderen Seite war es jedoch Tito, unter Vereinigung von Teilen aller Ethnien, gelungen, Jugoslawien ohne Hilfe von außen vom faschistischen Joch zu befreien, was sicherlich eine gute Grundlage für ein neues, stolzes jugoslawisches Nationalgefühl hätte sein können. Doch diese Chance wurde mehrfach verschenkt, erstmals sicherlich bei den Massakern der Partisanenarmee nach Kriegsende.

8.8. Im sozialistischen Jugoslawien

Bereits im November 1943 wurde durch den ZAVNOBiH (Antifaschistischen Rat der Volksbefreiung Bosnien-Herzegowinas) der Status des auf dem Papier nicht mehr existenten, aber gleichwohl in den Herzen seiner Bewohner lebendigen Landes gegenüber den anderen Ländern eines zukünftigen föderativen Jugoslawien klar definiert: Gleichberechtigung der Serben, Muslime und Kroaten Bosnien-Herzegowinas, das ihre gemeinsame und unteilbare Heimat ist.

Die Realität unter Tito stellte sich jedoch anders dar. Bis Mitte der sechziger Jahre wurde das Land, obwohl als eigenständige Teilrepublik wie Slowenien, Kroatien, Serbien, Makedonien und Montenegro definiert, streng stalinistisch unter Zuhilfenahme eines omnipräsenten Polizeiapparates und der allmächtigen KP regiert, beide unter serbischer Dominanz. Die Gefängnisse, Lager und Zwangsbaustellen waren überfüllt mit Intellektuellen, Geistlichen aller Religionsgemeinschaften, ehemaligen bürgerlichen Grundbesitzern und anderen „Abweichlern“ jeglicher Couleur, die auch nur den Verdacht hervorriefen, sich der Gleichschaltung zu widersetzen.

Die Wende, die diesen sozialen Schwelbrand hätte löschen können, kam 1966 auf der Parteikonferenz in Mostar. Den Teilrepubliken Jugoslawiens wurde stärkere Autonomie zugesichert und Tito sprach den Kroaten, Serben und Muslimen BiHs den Status eigener Volksgruppen zu. Diese Tatsache war besonders für das Selbstverständnis der Muslime ein Entgegenkommen, da sich diese selbst immer als Bosniaken sahen, von anderen aber entweder als Serben oder Kroaten muslimischen Glaubens definiert wurden.

Mit dieser Lockerung der restriktiven Politik blüht das Land auf, innerhalb weniger Jahre werden alleine 3000 km Asphaltstraßen gebaut (nachdem es nach dem Krieg nur noch 56 km an befestigten Straßen gegeben hatte, die Städte eingeschlossen), Hotels, Schulen und Kulturzentren entstehen, Gotteshäuser aller Religionen werden renoviert oder neu errichtet. Durch die Spende seines Geldes aus dem Literaturnobelpreis 1961 lässt der Schriftsteller Ivo Andric die öffentlichen Bibliotheken aufblühen, die Kommunikation mit der ganzen Welt wird besser, es entstehen liberale, für den damaligen Ostblock völlig undenkbare Reisemöglichkeiten.

Ein Aufwärtstrend, der auch nach Titos Tod 1980 anhält und dessen Höhepunkt sicherlich die Ausrichtung der Olympischen Winterspiele 1984 in Sarajevo darstellt, ein Ereignis, welches erfolgreich ein multiethnisches, weltoffenes Land präsentiert, das mit sich und der Welt im Einklang steht.

Mit dem neuen Selbstbewusstsein der jugoslawischen Teilrepubliken Slowenien, Kroatien und Bosnien-Herzegowina schwand natürlich auch mehr und mehr der zentralistische Einfluß der nach wie vor serbisch dominierten

KP aus Belgrad, die schließlich 1990 auf ihre Vormachtstellung verzichtete, was unweigerlich das Auseinanderdriften der Teilrepubliken zur Folge haben musste und damit den Zerfall Jugoslawiens einleitete. Einen Zerfall, der zu diesem Zeitpunkt vielleicht historisch unausweichlich war, aber noch nicht zwangsläufig zur Katastrophe führen musste, schließlich verlief ja auch die Trennung der Slowakei von Tschechien friedlich und im Einvernehmen.

8.9. Krieg und Nachkrieg

Mit dem Verzicht der KP auf ihre Vormachtstellung wurden in allen jugoslawischen Teilrepubliken neue Parteien mit nationalistischen und separatistischen Tendenzen gegründet, die im Laufe des Jahres bei Wahlen in Kroatien, Slowenien und BiH die Altkommunisten in die Bedeutungslosigkeit zurückfallen ließen.

Durch diese deutlichen Signale angeregt, begann sich die Situation zuzuspitzen: Staatschef Slobodan Milosevic, die serbischen Nationalistenführer der einzelnen Republiken sowie die ebenfalls serbischen Militärs drohten unmissverständlich, dass eine Loslösung der Teilrepubliken vom serbisch-montenegrischen Kernland nicht ohne Grenzveränderungen im Sinne der Zusammenfassung aller von Serben bewohnten Gebiete ablaufe.

Dennoch erklärten Slowenien und dann Kroatien im Sommer 1991 ihre Unabhängigkeit, woraufhin ein offener Krieg ausbrach, nachdem sich die serbisch bewohnten Gebiete in Kroatien ihrerseits für unabhängig erklärt hatten.

In kurzer Zeit wurde die Jugoslawische Nationale Volksarmee (JNA), eine der modernsten und stärksten Armeen Europas, die auf der Befehlsebene seit jeher serbisch dominiert war, zum Instrument der Rache der um Einfluss und Gebiete fürchtenden Serben, wobei die Slowenen mit ihrer gut ausgebildeten und postierten Miliz den Konflikt nach 13 Tagen relativ unblutig beenden konnten. Umso härter traf die Aggression der JNA das auf einen Krieg nicht vorbereitete Kroatien, wo es hauptsächlich durch mittlerweile hochgerüstete serbische Milizenverbände die ersten Verbrechen an der Zivilbevölkerung gab, Massaker, blutige Vertreibungen und Massenvergewaltigungen, bei denen es sich keineswegs um Einzelfälle, sondern um kalkulierte psychologische Kriegführung handelte, um den Gegner zu demütigen, einzuschüchtern und zu vertreiben, was mit dem euphemistischen Begriff der „ethnischen Säuberung", wohl dem Unwort des Jahrhunderts, verbrämt wurde.

Ende 1991 wurde unter UN-Vermittlung ein Waffenstillstand geschlossen, nach dem sich die JNA von Kroatien nach Bosnien zurückzog, wo der Führer der mittlerweile ebenfalls militarisierten bosnischen Serben, Radovan Karadzic, im Januar 1992 die Republika Srpska ausrief.

Ein Referendum im Februar/März 1992 über die Unabhängigkeit Bosnien-Herzegowinas „als Staat gleichberechtigter Bürger und Völker von Muslimen, Serben, Kroaten und allen anderen, die darin leben", ergab eine Zustimmung von 99,4% bei einer Beteiligung von 63,7%, weil die Serben von Karadzic angehalten waren, das Referendum zu boykottieren.

Trotz internationaler Anerkennung der Souveränität BiHs begann auch dort alsbald die Aggression der JNA und paramilitärischer Einheiten wie der berüchtigten Drina-Tiger, der Privatarmee des Waffenschiebers „Arkan" Zeljko Raznatovic, gegen die nicht-serbische Bevölkerung sowie gegen alle Serben, die für ein souveränes BiH gestimmt hatten. Ziel der Kriegsführung waren möglichst große Gebietsgewinne und deren umgehende „ethnische Säuberung" nach der bekannten barbarischen Methode: Vertreibung der Menschen unter Beschlagnahmung von Hab und Gut, Verschleppung in Konzentrationslager, Mord, Folter und Vergewaltigung und schließlich die komplette Auslöschung des kulturellen Erbes (Gotteshäuser, Friedhöfe, Kulturdenkmäler).

Die internationale Staatengemeinschaft sah diesem Treiben tatenlos zu und verhängte sogar ein striktes Waffenembargo über BiH, obwohl es sich um ein souveränes Land handelte, das der Aggression einer hochgerüsteten Armee schutzlos ausgeliefert war. Bis 1993 hatten die JNA, die sich mittlerweile aus diplomatischen Erwägungen heraus in „Armee der bosnischen Serben" umbenannt hatte, um ihren Genozid an Kroaten und Muslimen als „Bürgerkrieg" hinstellen zu können, und die serbischen Milizen etwa 70% des Territoriums besetzt.

Die nächste Tragödie, die zeitversetzt zur serbischen Aggression gegen Bosnien ablief, war, dass der kroatische Staatschef Tudjman in BiH Gebietsansprüche anmeldete. Der kroatische Verteidigungsrat HVO, ein ursprünglich aus Kroaten und zahlreichen Muslimen bestehendes Verteidigungsbündnis gegen die Serben, wurde plötzlich zum Werkzeug gegen die muslimische Zivilbevölkerung, die sich ihrerseits nun durch die von dem fanatischen kroatischen Nationalisten Mate Boban ausgerufene „Kroatische Union Herzeg-Bosna" (Hauptstadt: Mostar) denselben Drangsalen wie durch die Serben ausgesetzt sieht. So werden auch muslimische HVO-Kämpfer von den eigenen Leuten entwaffnet und als „gefangene Serben" in KZs verschleppt. Gleichzeitig beginnen die Bosnier mit der Aufstellung der Armija BiH (Armee von Bosnien-Herzegowina), die überwiegend aus Muslimen besteht und teils Seite an Seite mit der HVO Gebiete gegen die Serben verteidigt, aber auch die muslimische Bevölkerung, wie in Mostar, vor den Übergriffen ebendieser HVO zu schützen versucht.

Spätestens an dieser Stelle wird klar, wie kompliziert und chaotisch sich die gesamte Kriegssituation in BiH darstellt und wie schwierig es ist, Ursprünge und Zusammenhänge zu verstehen. Speziell die Stadt Mostar und ihre Umgebung hatten unter dem seit 1993 ausgebrochenen „Krieg im Kriege" der HVO gegen die Armee BiH zu leiden, der im März 1994, zumindest auf dem Papier, durch die Gründung der kroatisch-muslimischen Föderation BiH infolge des Washingtoner Abkommen beendet wurde.

Dadurch hatte das Morden aber noch lange nicht sein Ende gefunden. Im Juli 1995 eroberten die Serben die UN-Schutzzone Srebrenica. Dort wurde unter den Augen der Weltöffentlichkeit an über 7000 Muslimen das größte Massaker in Europa nach Ende des Zweiten Weltkrieges begangen. Die Kroaten annektierten im August 1995 die von Serben bewohnte Kraijna und vertrieben die Bevölkerung. Auch die Armee BiH machte sich, wenn auch in geringerem Maße, verschiedener Kriegsverbrechen schuldig, und es sind die Kriegsverbrechen der beteiligten Parteien, die die schwerste Hypothek für einen künftigen dauerhaften Frieden in diesem seit so langer Zeit unter kriegerischen Heimsuchungen leidenden Stück Erde bilden werden.

8.10. Konsequenzen

Am 14. Dezember 1995 wird das Friedensabkommen von Dayton in Paris unterzeichnet. Seine wesentlichen Punkte sind:

Bosnien-Herzegowina bleibt in seinen bisherigen Grenzen als einheitlicher Staat erhalten.

Der Staat besteht aus der Federacije BiH (muslimisch-kroatisches Gebiet, 51% der Landesfläche) und der Republika Srpska (49%).

Sarajevo bleibt die vereinte Hauptstadt des Landes.

Die Heimkehr von Flüchtlingen in ihre Heimat wird gewährleistet.

Die Einhaltung der Menschenrechte wird von einer unabhängigen Kommission und einer internationalen Polizeieinheit überwacht.

Eine internationale Friedenstruppe (IFOR, später SFOR) unter NATO-Kommando überwacht die Einhaltung des Waffenstillstandes.

Auch heute noch sind viele Gebiete, hauptsächlich in der Republika Srpska, „ethnisch rein", weil die rückkehrwilligen Flüchtlinge sich noch immer zu Recht vor Übergriffen fürchten.

Das momentane Landesterritorium umfasst etwa 51.000 km^2, die Bevölkerung beträgt knapp 4,4 Millionen Menschen, davon etwa 44% Moslems, 31% Serben, 17% Kroaten, 8% andere.

So schwer und lang der Weg zum Frieden in diesem Land sein wird, die Versöhnung der Ethnien trotz aller Schuld und gegenseitig zugefügter Wunden wird der einzig gangbare Weg bleiben. Zum Abschluss dieses Kapitels sei noch ein nüchterner, aber durchaus hoffnungsvoller Auszug aus einer Rede des bosnischen Präsidenten Alija Izetbegovic zitiert:

„Was ist Bosnien nach allem, was passiert ist? Was ist Bosnien heute? Ich könnte sicherlich sagen, was es nicht ist. Es ist nicht, was es gestern war. Es ist nicht, was es vor langer Zeit war. Egal, ob gut oder schlecht, Bosnien ist anders geworden. Es hat sich verändert. Zweihunderttausend Menschen wurden getötet, nach den vorsichtigsten Schätzungen, sechshunderttausend wurden aus ihrer Heimat vertrieben, achthundert Moscheen wurden niedergerissen, Hunderte von Dörfern und Städten zerstört. Als Folge von alledem haben sich die Gefühle der Menschen verändert. Bosnien mag besser oder schlechter sein als vorher, aber es ist jetzt sicherlich ein anderes. Wir wollen natürlich, und wir glauben daran, dass es ein besseres sein wird."

Steffen Jung

Literatur: Dunja Melcic (Hrsg.), „Der Jugoslawien-Krieg".
Westdeutscher Verlag 1999
Ivan Lovrenovic: Bosnien und Herzegowina - Eine Kulturgeschichte.
Folio Verlag Wien 1998
Mostar – 99 Bilder.
Micro Book Publ.-House, BiH 1998
Muhamed Filipovic: BiH
Alija Izetbegovic : Odbranigovori, pisma, izjave i intervjui.
Zagreb 1995

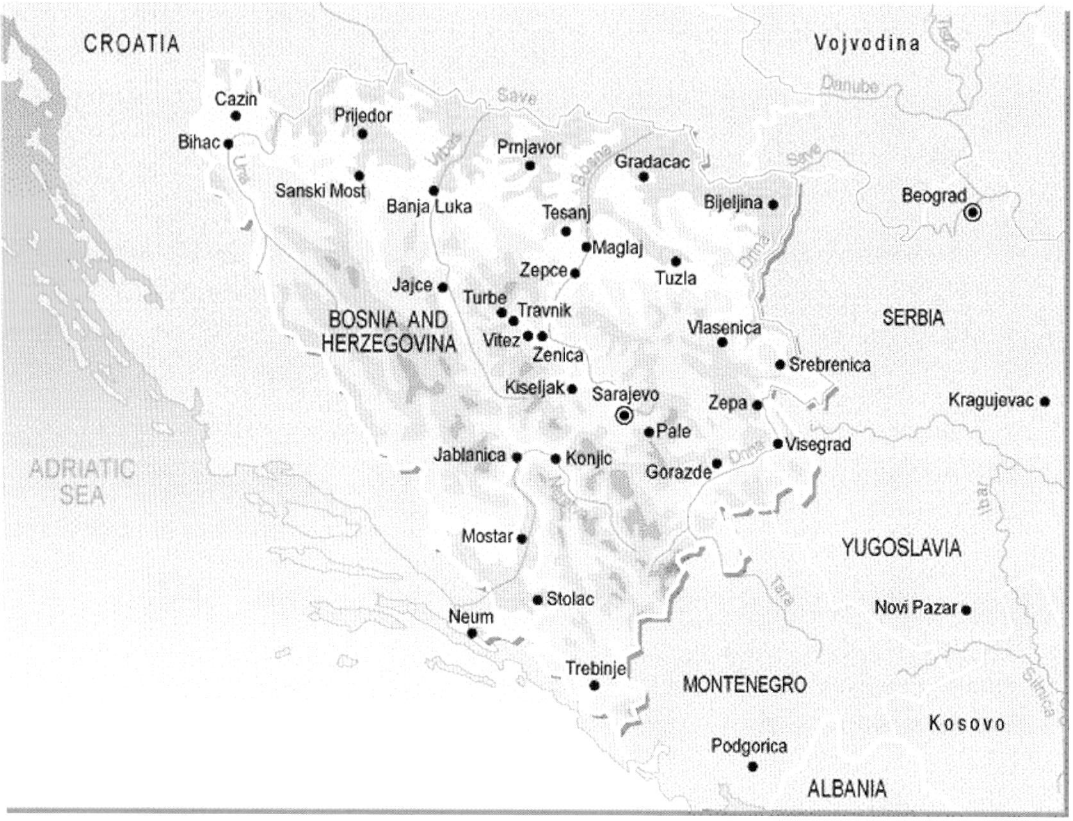
CROATIA
Vojvodina
Danube
Save
Cazin
Prijedor
Bihac
Una
Prnjavor
Gradacac
Sanski Most
Banja Luka
Bosna
Bijeljina
Beograd
Tesanj
Maglaj
Drina
Zepce
Tuzla
Jajce
Turbe
Travnik
BOSNIA AND
HERZEGOVINA
SERBIA
Vitez
Zenica
Vlasenica
Srebrenica
Kiseljak
Sarajevo
Zepa
Kragujevac
Pale
Jablanica
Konjic
Gorazde
Visegrad
ADRIATIC
SEA
Ibar
Mostar
YUGOSLAVIA
Stolac
Tara
Neum
Novi Pazar
Trebinje
MONTENEGRO
Kosovo
Podgorica
ALBANIA

9. Krieg und Nachkriegszeit in Mostar

Im nachfolgenden Bericht geht es darum, die Kriegs- und Nachkriegsereignisse in Mostar chronologisch darzustellen. Der Leser kann sich ein Bild von der zum Teil verwirrenden Kriegsgeschichte machen und erhält weitere Informationen über das Leben in Mostar nach dem Krieg. Unserer Meinung nach ist es ratsam, dieses Kapitel zu studieren, um die Geschichten der Patienten besser verstehen zu können, da viele Erkrankungen mit dem Ost-West-Konflikt der Stadt zusammenhängen, wie in den dokumentierten Fällen zu sehen.

9.1. Die Kriegszeit

Erster Krieg

CHRONIK :

19. September 1991:

Die Jugoslawische Volksarmee (JNA), bestehend aus Serben und Montenegrinern, erreicht Mostar, wo rund 17.000 Reservisten in den Kasernen der Stadt Quartier beziehen.

26. Oktober 1991:

Erster Zwischenfall nach Ankunft der Reservisten: ein Hubschrauber der Jugoslawischen Volksarmee wird im Süden der Stadt von Einheimischen beschossen.

Januar 1992:

Die Jugoslawische Volksarmee beginnt ihre Kasernen mit Minenfeldern abzusichern.

Hauptzulieferwege nach Mostar sind gesperrt, was zu Versorgungsengpässen in der Stadt führt. Die Einwohner flüchten aus der Stadt.

Am 15. März wird auf ein Café in der Innenstadt, in dem überwiegend serbische Reservisten verkehren, ein Sprengstoffanschlag verübt.

Kroaten und Moslems, die stärksten ethnischen Gruppen der Stadt Mostar, bilden gemeinsam paramilitärische Verbände gegen die serbischen Reservisten.

Die Serben reagieren darauf mit Straßensperren, die Mostar weitgehend von der Außenwelt abschneiden.

April 1992:

Ausbruch des sogenannten „1. Krieges“

Kroaten und Moslems kämpfen Seite an Seite in den Truppen des Kroatischen Verteidigungsrates (HVO) gegen die Jugoslawische Volksarmee.

14. Juni 1992:

Die Stadt erlebt das bis dahin schlimmste Bombardement. Serbische Truppen nehmen mit schwerer Artillerie Moscheen, Kathedralen und zivile Einrichtungen unter Beschuss. Täglich werden Tausende von Granaten auf den Ostteil der Stadt abgefeuert. Viele Menschen sterben beim Überqueren einer Straße oder beim Verlassen ihres Hauses.

16. Juni 1992:

Die HVO startet eine Großoffensive gegen die Serben, die dazu führt, dass sich die Jugoslawische Volksarmee aus der Stadt zurückziehen muss. Sie verschanzt sich auf dem östlich gelegenen Velez-Massiv.

Herbst 1992:

Zu dieser Zeit gibt es erste bewaffnete Konflikte zwischen Moslems und Kroaten. Die Situation kippt. Ehemalige Waffenbrüder sind jetzt Feinde. Nach serbischem Vorbild werden auf kroatischer wie auf moslemischer Seite Konzentrationslager (KZs) errichtet.

Zweiter Krieg

9. Mai 1993:

Ausbruch des sogenannten „2. Krieges“, ausgelöst durch einen militärischen Präventivschlag der Kroaten als Antwort auf die Aufstellung eines Armeekorps auf moslemischer Seite.

Im Zuge „ethnischer Säuberungen“ werden Tausende von Moslems durch kroatische Militärs aus ihren Häusern im Westteil der Stadt geholt und in den Osten (moslemischen Teil) getrieben oder in Lager deportiert. Die Kroaten kontrollieren alle wichtigen Zufahrtstraßen der Stadt. – Der Ostteil ist isoliert: Es gibt kein Wasser, keine Stromzufuhr und keine Medikamente für die rund 55 000 Muslime, von denen rund ein Viertel Flüchtlinge sind.

Von den umliegenden Bergen Velez und Forza aus betreiben die Serben mit Artilleriebeschuss eine Zermürbungstaktik gegen die Stadt, der nach einer im Juni getroffenen Einschätzung der UNO eine Hungersnot droht.

9. November 1993:

Die Alte Brücke (Stari Most), das Wahrzeichen der Stadt, wird von einem kroatischen Panzer zerstört. Damit wird der letzte Verbindungsweg über die Neretva unterbrochen. Einzelne moslemische Stadtteile sind nun ganz voneinander getrennt und isoliert.

23. Februar 1994:

Die Unterzeichnung eines allgemein als „Wende“ bezeichneten Waffenstillstands zwischen den bosnischen Kroaten (Westteil Mostars) und Moslems (Ostteil Mostars) bedeutet offiziell das Ende des „2. Krieges“.

Das „Washingtoner Abkommen“ vom 18. März sieht die Bildung einer Föderation zwischen Moslems und Kroaten in Bosnien-Herzegowina vor mit dem späteren Ziel, eine Konföderation mit Kroatien einzugehen. Zu dieser Konföderation ist es bis Mai 2000 nicht gekommen, da die territorialen Verhältnisse in BiH völlig ungeklärt sind.

Am 22. Juli 1994 übernimmt die EU für 2 Jahre die Verwaltung der Stadt, die zuvor offiziell entmilitarisiert worden ist, leider nicht wirklich, wie man später noch sehen wird.

Der ehemalige Bürgermeister Bremens, Hans Koschnick, tritt sein Amt als EU-Administrator an. Am 11. September entgeht er knapp einem Panzerfaust-Anschlag, der beweist, wie es mit der sog. Entmilitarisierung steht.

Stefan Warken

Literatur:

Hans Koschnick / Jens Schneider
Brücke über die Neretva
DTV 1995

Martin Grzimek
Mostar, Skizzen und Splitter
Universitätsverlag C.Winter, Heidelberg

9.2. Die Nachkriegszeit in Mostar

Einleitung

Das nachfolgende Kapitel möchte dem Leser einen Überblick über die so genannte „Nachkriegszeit" in Mostar vermitteln. Es würde den Rahmen des Artikels sprengen, wenn man alle Bemühungen die Stadt wieder aufzubauen detailliert darstellen wollte, zumal viele Hilfsorganisationen, wie auch unser Team, an verschiedenen Stellen gleichzeitig tätig waren.

Außerdem sollte man die „Nachkriegszeit" und den Wiederaufbau Mostars aus mindestens zwei verschiedenen Blickwinkeln betrachten, das heißt, aus der östlichen (moslemischen) und der westlichen (kroatischen) Sicht.

Wie schon in dem Kapitel „Kriegszeit in Mostar" erwähnt, war die Stadt ja während des 2. Krieges in zwei Teile gespalten (zu vergleichen mit Berlin nach dem Mauerbau).

Die Frontlinie der beiden verfeindeten Kriegsparteien lief in einer Nord-Süd-Achse durch die ganze Stadt. Da Ost-Mostar zum Ende des 2. Krieges von kroatischen Artillerieverbänden komplett eingekesselt wurde und ca. 250.000 Granaten in diesem Kessel niedergingen, kann man sich die verheerende Wirkung vorstellen, der Mensch und Materie ausgeliefert waren.

West-Mostar wurde, außer an der Frontlinie, von den Zerstörungen weitgehendst verschont, was an der Tatsache liegen mag, dass dieser Teil der Stadt im Zuge der kriegerischen Auseinandersetzungen nach allen Seiten frei zugänglich war und nicht von feindlichen Verbänden belagert wurde.

Es fiel dem neutralen Betrachter in jener Zeit auf, dass die Beschädigungen der Gebäude und Straßen, das Elend und Leid der Menschen in beiden Teilen der Stadt sehr verschieden waren. Es mag dem Leser gefärbt oder parteiisch vorkommen, wenn von den „armen Moslems" auf der Ostseite der Stadt und von den „bösen Kroaten" auf der Westseite gesprochen wird. Allerdings wurde dieser Eindruck auch von offizieller Seite wie UNHCR, EU-Administration und anderen internationalen Hilfsorganisationen voll bestätigt.

Hauptteil

Die einstige „Perle des Balkans", die sowohl von türkischem als auch altösterreichischem Einfluss geprägt wurde, zeigte sich beim Eintreffen der EU-Verwaltung im Sommer 1994 nach den oben beschriebenen zahlreichen Bombardierungen in Schutt und Asche gelegt, gekennzeichnet von Kriminalität, Armut und fehlender Infrastruktur.

Als zwei Homöopathen des Mostar-Teams im Februar 1997 das erste Mal nach Mostar kamen, um die Praxis einzurichten und mit den Behandlungen zu beginnen, hatte sich oberflächlich gesehen seit 1994 leider nicht allzuviel verändert. Die Praxisräume von ca. 40 Quadratmeter Größe galten unter den damaligen Bedingungen in der Stadt schon als Luxus, da sie relativ dichte Fenster und Türen hatten und wir über fließend warmes Wasser verfügten. Nach westlichem Standard hätte man eher von einer bescheidenen Unterkunft gesprochen. Allerdings galt der Praxiszustand auch als Spiegel der allgemeinen Lebens- und Wohnsituation in Ost-Mostar.

Überall in der Stadt wurde der Müll in großen Containern verbrannt, so dass riesige giftige Rauchschwaden durch die Straßen zogen. Eine Müllabfuhr gab es in diesem kalten Winter 1997 in Ost-Mostar nicht. Viele Menschen litten an Atemwegserkrankungen, welche eindeutig von den beißenden giftigen Rauchschwaden herrührten. Kälte, Feuchtigkeit, Armut und Mangelernährung trugen ihr Übriges zur schlechten Gesundheitssituation der Bevölkerung bei. Selbst für uns Therapeuten war es schwierig, in dieser kalten Jahreszeit gesund zu bleiben, da sogar in der Praxis für unser Empfinden arktische Temperaturen herrschten.

Drei Jahre zuvor, nämlich 1994, war es die Aufgabe einer rund 100-köpfigen EU-Gruppe unter der Leitung des ehemaligen Bürgermeisters von Bremen, Hans Koschnick, die Vorbereitungen für die Rückkehr von Flüchtlingen, eine von beiden Volksgruppen gebildete Polizeitruppe, gemeinsame Wahlen und die Wiederherstellung der ehemals vorhandenen „Multikultur" Mostars zu leisten.

An dieser Stelle sollte erwähnt werden, dass Hans Koschnick während seiner 24-monatigen Amtszeit als EU-Administrator in Mostar das Ziel mehrerer Anschläge war, die er wie durch ein Wunder überlebte. Der letzte Anschlag, der mit einer Panzerabwehrrakete durchgeführt wurde, verwüstete im Hotel „Ero", in dem Koschnick wohnte, große Teile einer ganzen Etage.

Koschnick war zum Zeitpunkt des Attentats in einer Besprechung in einem anderen Teil des Hotels. Hier kann man nun erahnen, wie die Situation 1994 in der offiziell befriedeten Stadt aussah.

Zum Teil war unser Team auch gefährdet, obwohl wir erst drei Jahre später, nämlich 1997, unsere Arbeit aufnahmen. Nächtliche Gewehrgranatenangriffe auf unser Wohnviertel sowie tätliche Angriffe auf den Straßen West-Mostars gehörten damals (1997) noch zur Tagesordnung. Auch war es für die damals dort stationierten SFOR-Truppen nicht leicht, feindliche Übergriffe der beiden ethnischen Parteien zu unterbinden, was z.B. der gewalttätige Überfall vom 12.2.97 zeigt, bei dem ein 60-jähriger Moslem getötet und weitere 20 Menschen zum Teil schwer verletzt wurden.

Die Moslems wollten an diesem Tag in der Fastenzeit, dem Ramadan, ihrer Toten auf einem Friedhof im Westteil der Stadt gedenken, als mehrere hundert gewaltbereite Kroaten ihnen den Zugang zur Totenstätte verwehrten und sie mit Steinwürfen und Schüssen vertrieben. Diese Ereignisse führten in Mostar wie in ganz Bosnien-Herzegowina zu einer politischen Krise, in die sogar der damalige deutsche Außenminister Klaus Kinkel involviert war, der zwischen Moslems und Kroaten zu vermitteln versuchte.

Wie man fairerweise erwähnen sollte, spielten sich am Tage nach dem Ereignis auf dem Friedhof ähnliche Szenen im Ostteil der Stadt ab, bei denen der Verfasser dieses Artikels Augenzeuge war. Eine Handvoll Moslems, meist Jugendliche, schlugen mit Eisenstangen Autos zu Schrott, die ein kroatisches Kennzeichen aus West-Mostar trugen. Über das Schicksal der Insassen der PKWs kann nur mit Schaudern spekuliert werden.

Infolge dieser gewalttätigen Auseinandersetzungen war es für die damals dort ansässigen internationalen Hilfsgruppen wie UNHCR, THW-Deutschland, Internationales Rotes Kreuz, Ärzte ohne Grenzen und für die EU-Administration etc. natürlich nicht einfach, den Wiederaufbau der Stadt und die Befriedung voranzutreiben. Allerdings wurde in kurzer Zeit gerade vom THW und Hans Koschnick vieles erreicht, was ihnen großen Respekt bei Ost- und West-Mostari einbrachte.

Hans Koschnick wurde sogar der Spitzname „Hassan“ oder „Koschnicko“ zuteil, da er durch Unerschrockenheit, Zielstrebigkeit und Mut aufgefallen war.

Viele Rückschläge von beiden ethnischen Seiten, nicht eingehaltene Vereinbarungen, Anschläge auf die sogenannten „Europäer", die „Psychopathen und Träumer", wie sie von den Einheimischen genannt wurden, die Beseitigung von Blockaden und Minen waren die Probleme, die viel Zeit in Anspruch nahmen.

Gemeinsame kulturelle Veranstaltungen scheiterten ebenso an beiderseitigem Widerstand wie die Errichtung einer einheitlichen Polizeitruppe. Die einzige ernst zu nehmende Ordnungsmacht zu dieser Zeit waren die starken, bis an die Zähne bewaffneten SFOR-Einheiten, die damals in Mostar aus fünf verschiedenen Nationen kamen (Frankreich, Italien, Spanien, USA, Deutschland).

Diese so genannte „Friedenstruppe" der UN patrouillierte Tag und Nacht durch die Straßen Mostars und überwachte wichtige Verkehrsknotenpunkte und Brücken, die ein Bindeglied zwischen Ost- und West-Mostar darstellten.

Für alle Beobachter war es damals unstrittig, dass nur die starke SFOR-Präsenz neue gewalttätige Auseinandersetzungen zwischen Ost und West verhinderte.

Dennoch schaffte es die EU-Administration, in kurzer Zeit eine Strom- und Wasserversorgung aufzubauen. Kindergärten und Schulen wurden vor allem durch das THW schnell wieder instand gesetzt, ebenso wurde eine minimale Infrastruktur geschaffen.

Ein weiteres Problem nach Beendigung des Krieges war der große Rückwanderungsstrom von Flüchtlingen, die Mostar während der schweren Bombardements des 2. Krieges verlassen hatten, sofern dies noch möglich war.

Da ein Großteil der Häuser und Wohnungen zerstört war und man Vertreibungen der Moslems aus West-Mostar nicht ausschließen konnte, mussten die Flüchtlinge in so genannten „Wohncontainern" untergebracht werden, die von den Hilfsorganisationen zur Verfügung gestellt wurden. Andere Flüchtlinge, die ihre Häuser nach ihrer Rückkehr wieder beziehen wollten, fanden fremde Menschen vor, die nun dort wohnten und sich weigerten, ihr neues Heim zu verlassen.

Erneuter Hass und Scharmützel waren die Folge. Wir behandelten damals viele Patienten, die mit den beschriebenen Flüchtlingsschicksalen krank und verzweifelt zu uns in die Praxis kamen. In einigen der Kasuistiken sind diese Schicksale näher dargestellt.

Im Westen Mostars ist im März 1997 nicht viel vom Krieg zu sehen gewesen.

Die Auslagen der Supermärkte waren voll mit Obst und Gemüse, aus den zahllosen Cafés entlang der Hauptstraße hämmerte Techno-Musik.

An den Türen zu den Bürogebäuden, Banken und Versicherungen herrschte reger Betrieb, gut gekleidete junge Menschen fuhren in frühabendlichem Korso durch die Straßen. Blumenhändler boten ihre Ware feil. Man sah kaum von Granaten zertrümmerte Häuser, nur vereinzelte Einschusslöcher. Es war verblüffend, welche unterschiedlichen Eindrücke die beiden Stadtteile vermittelten.

Auf der anderen Seite der Neretva flanierten die jungen Paare allabendlich durch Ruinen, in deren Erdgeschossen sich notdürftig die für den Süden lebensnotwendige Infrastruktur, bestehend aus Cafés, Bars und Kleingewerbe, etabliert hatte. Sogar ein paar Souvenirhändler gab es an den Resten der alten Brücke, der „Stari Most", die heute nicht mehr existiert, weil die Kanoniere des Kroatengenerals Tuta am 9.11.93 den Befehl hatten, dieses alte Wahrzeichen der Stadt in die Schlucht stürzen zu lassen.

Die Brücke wurde von den SFOR-Einheiten später dann durch eine Hängebrücke ersetzt.

Die „Stari Most" galt in Jugoslawien als Symbol des Zusammenlebens verschiedener ethnischer Gruppen und wurde von der UNESCO als kulturelles Denkmal der höchsten Kategorie eingetragen. Somit gehörte sie zum „Weltkulturerbe".

Ehrgeizige Projekte, wie z.B. der „Verein zum Wiederaufbau der Alten Brücke Mostar e.V." mit Sitz in Dortmund, erstreben den Wiederaufbau und sehen ihn als Schlüssel zum Friedensprozess der Stadt, ähnlich wie Berlin bei der Wiedervereinigung Deutschlands eine Schlüsselrolle spielt. Der Verein konnte sogar den ehemaligen deutschen Fußballmeister Borussia Dortmund gewinnen, der mit Benefizspielen dieses Projekt unterstützt.

Selbst der weltberühmte Tenor Luciano Pavarotti hat sich in Mostar verewigt.

Er ließ für die Menschen der Stadt eine Musikschule bauen, die mit ihrer eigenwilligen modernen Architektur nicht so recht in das vom Krieg zerstörte Stadtbild passen will. Namhafte Stars der internationalen Pop-Szene wie Brian Eno, Bono von U2 und Sting haben Pavarotti bei der Errichtung des multikulturellen Musikzentrums geholfen.

Viele kleinere Hilfsgruppen wie z.B. „Hilfe Direkt e.V." konnten seit Beendigung des Krieges Großartiges leisten. Es gelang dieser Gruppe in kurzer Zeit, den Kindergarten „Jasmin" mit 150 Plätzen zu schaffen. Unvorstellbar sind dabei die Arbeitsbedingungen der Kindergärtnerinnen: sechs Gruppen à 25 Kinder werden in zwei Schichten (vormittags und nachmittags) von den Erzieherinnen betreut. Zu dieser physischen Belastung kommen noch die psychischen Probleme: grausame Kriegserlebnisse, ärmliches Flüchtlingsdasein in Notquartieren, emotionale Verwahrlosung und Traumatisierung und nicht zuletzt Mangelernährung machen den pädagogischen Umgang mit den Kindern oft unerträglich schwer. Dazu kommt noch die eigene Lebenssituation der Kindergärtnerinnen, eine ungewisse Zukunft, und das alles bei einem monatlichen Gehalt von umgerechnet ca. DM 40,00.

Auf der anderen Seite haben ehrgeizige Investoren aus dem Nahen Osten dafür gesorgt, dass Moscheen und andere moslemische Einrichtungen wieder schnell aufgebaut wurden. Weiß strahlen die Minarette vor den Häusern der verwinkelten Altstadt mit ihren bloßliegenden Trockenmauern. Mostar sollte bald wieder so aussehen, als hätten die Türken erst gestern die Stadt verlassen. Da aber viele Mostaris eng zusammengepfercht in viel zu kleinen Wohnungen lebten, wurde das Ansehen der Missionare aus Saudi-Arabien und dem Iran getrübt. Eine Lastwagenladung mit Datteln, gespendet von einer moslemischen Hilfsorganisation, wurde z.B. einfach einen Hang runtergekippt, da niemand die Datteln haben wollte.

Dieses Beispiel zeigt, wie schwierig es ist, sinnvolle Hilfe zu leisten, wenn man nicht die Bedürfnisse der leidenden Bevölkerung kennt.

Nach dem Krieg haben sich in Mostar einige kleinere bosnische Hilfsorganisationen etabliert: Sudo Krpo z.B., der unzählige Tassen türkischen Mokka trinkt und 40 – 60 Zigaretten am Tag raucht, ist Mitarbeiter einer solchen Organisation.

Sudo kümmert sich als ehemaliger Militär besonders um die Versehrten des Krieges.

Vor seinem Büro, wo er die Besucher mit ihren Anliegen empfängt, war früher vor dem Krieg der Stadtpark, der aber wegen „Platzmangels" für die vielen Toten zum Friedhof umfunktioniert wurde. Besucht man diese Stätte, fällt einem die Gegensätzlichkeit von idyllischem Park und tödlichem Kriegsgeschehen auf.

Sudo fragt sich, woher das Geld für den Wiederaufbau der Stadt kommen soll.

In einiger Zeit, so Sudo, würden viele Projekte von Hilfsorganisationen auslaufen. Auch die Spenden, die ihn zur Verteilung erreichen, würden immer seltener.

„Wir steuern einer Katastrophe entgegen, aber es muss weitergehen – und es geht weiter“, sagt er!

Vorausschau

„Vergessen, verdrängen, verarbeiten“ – die Rückkehr des Friedens erfordert Zeit!

„Die Friedensarbeit ist eine schwierige Aufgabe, auf der einen Seite befriedigend, auf der anderen Seite unzufriedenstellend“ ... so der ehemalige EU-Stadtrat für den Wiederaufbau des Schulwesens, Mag. Helmut Bachmann.

Die Bevölkerung der Hauptstadt der Herzegowina ist nach wie vor durch den Bürgerkrieg gespalten, und es fällt den beiden Seiten sehr schwer, der Gegenseite auch nur kleinste Zugeständnisse zu machen. Eine partielle menschliche Annäherung haben wir allerdings in unserer Praxis im Ostteil Mostars erleben können, wo Moslems und Kroaten im Wartezimmer zusammenkamen und sich auch eine Art „vorsichtige Kommunikation“ ergab.

Eher zweifelhaft erscheint trotz aller Bemühungen die Annahme, dass es in naher Zukunft ein multikulturelles Mostar geben wird. Es ist nach heutigem Wissensstand anzunehmen, dass eher ein „Nebeneinander“ als ein „Miteinander“ möglich ist.

Ein recht verbitterter Patient sagte mir einmal im Gespräch: „Wie kann ich mit den Mördern meiner Eltern in einer Straße zusammenleben ?“

Diese Aussage veranschaulicht sehr genau mit einem Satz die Situation in Mostar.

Nach Helmut Bachmanns Meinung sind keine einheitlichen Lösungen für Bosnien-Herzegowina möglich; zu unterschiedlich seien die Bedingungen und Voraussetzungen.

Sicherlich werde es noch viele Jahre dauern, bis die Kriegsfolgen beseitigt seien.

„Vieles wurde in den Jahren 1994 – 2000 erreicht, vieles wird noch zu tun sein!“

Auch als unser Team im Sommer 2000 die Praxis, Ausbildungsstätte und den neu gegründeten Verband für Klassische Homöopathie in BiH feierlich an unsere bosnischen Nachfolger übergab, spürten wir die Angst vor der ungewissen Zukunft bei unseren ehemaligen Dolmetschern und Schülern. Ein großes Problem bei allen Projekten „Hilfe zu Selbsthilfe" ist es sicherlich, dass die „Kinder", die irgendwann „laufen" lernen, Angst vor dem „Umfallen" haben. Dieses Phänomen kann man auch bei anderen Hilfsprojekten beobachten.

So ist nun die gesamte Bevölkerung Mostars sowie Bosnien-Herzegowinas gefragt, am Wiederaufbau der Stadt und des Landes mitzuwirken.

Eigeninitiative und Mut werden alle Menschen in Bosnien benötigen, die Kriegsschrecken werden sie verarbeiten und vor allem verzeihen lernen müssen, um in eine friedvolle und stabile Zukunft blicken zu können.

Allerdings werden die steinernen Zeugen des Krieges schneller beseitigt sein als die Wunden in den Herzen und Seelen der Menschen.

Alle in Mostar damals ansässigen Hilfsorganisationen sowie auch die „Homöopathen ohne Grenzen e.V. " haben als „Wegweiser" fungiert – diesen vorgegebenen Weg müssen die Mostaris jetzt weitergehen, um ihre Zukunft selbst zu gestalten.

Abschließend möchte der Verfasser dieses Artikels noch einen Spruch aus dem Französischen anfügen:

„Important est, de ne jamais désespérer."

„Es ist wichtig, niemals zu verzweifeln."

Stefan Warken

Literatur: Hans Koschnick / Jens Schneider
Brücke über die Neretva
DTV 1995
Martin Grzimek
Mostar, Skizzen und Splitter
Universitätsverlag C.Winter,Heidelberg
Diverse Quellen und Berichte aus dem Internet

10. Abkürzungen

10.1. Arzneimittelnamen

Acon.	:	Aconitum napellus
Anac.	:	Anacardium orientale
Arn.	:	Arnica montana
Ars.	:	Arsenicum album
Bell.	:	Belladonna
Calc.c.	:	Calcium carbonicum
Caust.	:	Causticum
Dig.	:	Digitalis purpurea
Glon.	:	Glonoinum
Hyos.	:	Hyoscyamus niger
Ign.	:	Ignatia amara
Lach.	:	Lachesis muta
Lyc.	:	Lycopodium clavatum
Nat.m.	:	Natrium muriaticum
Nat.s.	:	Natrium sulphuricum
Nux v.	:	Nux vomica
Op.	:	Opium
Phos.	:	Phosphor
Puls.	:	Pulsatilla pratensis
Sep.	:	Sepia succus
S.L.	:	Saccharum lactis
Spig.	:	Spigelia anthelmia
Staph.	:	Staphisagria
Stram.	:	Stramonium
Sulf.	:	Sulphur

10.2. Sonstige Abkürzungen / Begriffserklärungen

Agg./ agg.	:	Aggravation, Verschlimmerung
Amel./ amel.	:	Amelioration, Verbesserung
ASS	:	Acetylsalizylsäure
Ca.	:	Karzinom, Krebs
CT	:	Computertomographie
DD	:	Differentialdiagnose
EA(s)	:	Erstanamnese(n)
EEG	:	Elektroenzephalographie
FU(s)	:	Follow-up(s), Folgebehandlungen
Gl.	:	Globulus, Globuli
HoG	:	Homöopathen ohne Grenzen
HVO	:	Kroatischer Verteidigungsrat
HWS	:	Halswirbelsäule
IFOR	:	Implementation Force (internationale militärische Truppe der NATO)
PAP-Index	:	Einteilung zytologisch-gynäkologischer Befunde
p.d.	:	per diem, pro Tag
PTSD	:	Post-Traumatic Stress Disorder
PWS	:	Post-War-Syndrom
Rep.	:	Repertorisation
RR.	:	Riva Rocci, Blutdruck
SFOR	:	Stabilisation Force (internationale Friedenstruppe der NATO)
Simillimum	:	das den Symptomen des Patienten am meisten entsprechende homöopathische Arzneimittel
TL	:	Teelöffel
UNHCR	:	United Nations High Commissioner for Refugees (Der Hohe Flüchtlingskommisar der Vereinten Nationen)
WHO	:	World Health Organisation, Weltgesundheitsorganisation
ZAVNO BiH	:	Antifaschistischer Rat der Volksbefreiung Bosnien-Herzegowinas von 1943
<	:	Verschlimmerung
>	:	Verbesserung

11. Therapeutenliste

Barbara Fischer* – 12107 Berlin
Caroline Geiger-Demling – 29494 Trebel
Christine Lauterbach – 86150 Augsburg
Claudia Trainer* – 40474 Düsseldorf
Dagmar Fürst* – 66111 Saarbrücken
Doris Krummenauer – 66538 Neunkirchen
Elisabeth Godfrin – 45472 Mülheim
Elisabeth von Wedel – 26441 Jever
Elke Schulte-Güstenberg – 26316 Varel
Gesine Seck – 14057 Berlin
Gisela Schweighardt – 72764 Reutlingen
Gregor Kindelman – 20357 Hamburg
Hannelore Huber – 29416 Liesten
Hella Rebel – 10709 Berlin
Helma Nastali – 10709 Berlin
Johanne Penning-Frick – 73453 Untergröningen
Jochen Veil – 83339 Chieming-Stöttham
Lucija Kelava* – BIH-71 Sarajevo
Maike Wittorf – 10557 Berlin
Manfred Braig – 45219 Essen-Kettwig
Matthias Strelow – 22767 Hamburg
Michael Gracher – 66130 Saarbrücken
Michael Kübler – 79100 Freiburg
Nermin Puzic* – BIH-88 Mostar
Nusret Hodzic* – BIH-88 Mostar
Oliver Müller – 93047 Regensburg
Raimund Albert – 99423 Weimar
Sonja Weinmann – 31224 Peine
Stefan Warken – 66119 Saarbrücken
Steffen Jung – 66399 Mandelbachtal
Ute Lühring – 40670 Meerbusch

* waren als AssistentInnen bzw. DolmetscherInnen tätig

Danksagung

Um ein Projekt und schließlich ein Buch in dieser Form zu ermöglichen, bedarf es einer vielfältigen Unterstützung.

An dieser Stelle möchten wir uns bei den zahlreichen Menschen und Institutionen bedanken, die bereit waren, das Projekt sowohl finanziell als auch mit Rat und Tat zu unterstützen.

Besonders erwähnen möchten wir bei dieser Gelegenheit:

Air Bosna, Robert-Bosch-Stiftung, Deutsche Homöopathische Union, Enzian-Apotheke, Michael Gracher, Gudjons-Apotheke, Hahnemann-Institut für Klassische Homöopathie, Robert Hodgovic, Homeoden, Friedegund Kumrow, Leonardus-Apotheke, Mac Repertory, Peter Schmitz, Jan Scholten, Sunrise Verlag, George-Vithoulkas-Stiftung, Laboratoire Schmidt-Nagel.

Für jeden einzelnen mögen es kleine Taten gewesen sein, im Zusammenwirken ließen sich dadurch große Dinge bewegen.

Homöopathen ohne Grenzen e.V.

Ein spezieller Dank der Autoren richtet sich zum Schluß an den Verein Homöopathen ohne Grenzen e.V. (HoG).

Ohne die tatkräftige Unterstützung des Vereins wäre weder die Kontinuität unserer Arbeit in Bosnien noch die Entstehung dieses Buches gewährleistet gewesen.

Homöopathen ohne Grenzen e.V. - Deutschland engagiert sich mittlerweile in Togo, Honduras und Mazedonien. Weitere Projekte in Kenia sowie in der Türkei befinden sich in Planung.

Wer den Verein finanziell oder persönlich unterstützen möchte oder weitere Informationen wünscht, wende sich an folgende Vereinsadresse:

Homöopathen ohne Grenzen e.V.
c/o Matthias Strelow
strelowm@freenet.de
Bernstorffstraße 117
22767 Hamburg
Tel. : 040 / 43 27 47 02
Fax : 040 / 43 27 47 01

Im Internet unter: www.homoeopathenohnegrenzen.de